国家基本药物临床应用指南

（中成药）

·2018年版·

·国家基本药物临床应用指南和处方集编委会·

人民卫生出版社

图书在版编目（CIP）数据

国家基本药物临床应用指南．中成药：2018 年版 / 国家基本药物临床应用指南和处方集编委会组织编写．—北京：人民卫生出版社，2019

ISBN 978-7-117-28691-6

Ⅰ. ①国… Ⅱ. ①国… Ⅲ. ①药物 – 临床应用 – 指南 ②中成药 – 临床应用 – 指南 Ⅳ. ①R97-62②R286-62

中国版本图书馆 CIP 数据核字（2019）第 157697 号

国家基本药物临床应用指南

（中成药）2018 年版

组织编写：国家基本药物临床应用指南和处方集编委会
出版发行：人民卫生出版社（中继线 010-59780011）
地　　址：北京市朝阳区潘家园南里 19 号
邮　　编：100021
E - mail：pmph @ pmph.com
购书热线：010-59787592　010-59787584　010-65264830
印　　刷：三河市宏达印刷有限公司（胜利）
经　　销：新华书店
开　　本：710 × 1000　1/16　　**印张**：21
字　　数：388 千字
版　　次：2019 年 10 月第 1 版　2020 年 12 月第 1 版第 2 次印刷
标准书号：ISBN 978-7-117-28691-6
定　　价：66.00 元

2018年版国家基本药物临床应用指南和处方集编委会成员名单

2018年版国家基本药物临床应用指南和处方集编委会办公室成员名单

2018年版《国家基本药物临床应用指南（中成药）》编写组成员名单

前言

党的十九大以来，以习近平新时代中国特色社会主义思想为指导，坚持以人民健康为中心，我国卫生健康事业开启新的征程。国家基本药物制度是医疗卫生领域基本公共服务的重要内容，党中央、国务院高度重视基本药物制度建设，这对于推进药品回归临床价值，强化基本药物“突出基本、防治必需、保障供应、优先使用、保证质量、降低负担”的功能定位，健全药品供应保障体系、保障群众基本用药、减轻患者用药负担发挥重要作用。

2018年，国务院印发了《关于完善国家基本药物制度的意见》，出台了2018年版《国家基本药物目录》，含化学药品和生物制品以及中成药（含民族药）685种，增加了187种药品，包括新增肿瘤用药12种、临床急需儿童用药22种等。同以往相比，新版目录在优化目录结构、规范剂型规格、强化临床必需、突出基本用药需求的同时，更加注重儿童等特殊人群用药。为进一步加强基本药物配备使用，2019年1月国家卫生健康委员会和国家中医药管理局出台了《关于进一步加强公立医疗机构基本药物配备使用管理的通知》，加大力度，推动各级各类公立医疗机构全面配备、优先使用基本药物。为做好目录实施和药品使用管理工作，国家卫生健康委员会适时启动了新一轮临床应用指南和处方集的修订工作。

按照科学、严谨、简明、实用的原则，2018年版《国家基本药物临床应用指南（中成药）》发挥中医药“简、便、验、廉”的优势和特色，力求内容通俗易懂、简明扼要、便于使用。本书在内容编写中注重与临床常见病、慢性病以及负担重、危害大疾病和公共卫生等方面基本用药需求的衔接，覆盖199个中医病（证），对应218个西医疾病，按照国家药品监督管理局、国家药典委员会提供的药品标准及药品说明书，对2018年版《国家基本药物目录》收载的268个中成药品种进行了系统核查，确保编制内容的准确性、科学性和权威性。

2018年版《国家基本药物临床应用指南（中成药）》是实施国家基本药物制度的重要技术指南，主要用于指导各级公立医疗机构医务人员科学规范使用基本药物,形成科学规范的用药理念,引导广大患者建立科学规范的用药习惯和素养。本指南也可供其他医疗机构医务人员参考使用。由于各地用药水平和习惯存在差异,在临床使用过程中,医务人员应当依法依规,结合实际,最大限度地发挥临床应用指南的指导作用,促进安全用药、合理用药。

本书的编写和出版,得到中国中药协会和人民卫生出版社的大力支持,来自全国各地高等院校、医疗机构的医药专家积极参加编写审校,本书凝聚了专家们的智慧和汗水,在此,谨致以诚挚敬意和由衷感谢!

编委会办公室

2019 年 7 月

说　明

一、本书按照科学、严谨、简明、实用的原则，以指导临床安全合理用药为目的，根据2015年版《中华人民共和国药典》等国家标准，对2018年版《国家基本药物目录》收载的268种中成药进行了重点介绍。

二、全书正文分为总论、各论两个部分。

总论部分简要介绍中成药的命名、分类及组成，中成药的常用剂型、用法用量、使用注意、合理应用、不良反应，以帮助广大医务人员和社会公众全面了解中成药的基本概念、科学内涵及相关内容，以便指导临床合理、科学地选用中成药。

各论部分分为内科用药、外科用药、妇科用药、眼科用药、耳鼻喉科用药、骨伤科用药、儿科用药七个部分。各部分收载品种参照2018年版《国家基本药物目录》的中成药功效分类进行介绍。每个品种项下按【药品名称】【药物组成】【功能主治】【方解】【临床应用】【药理作用】【不良反应】【禁忌】【注意事项】【用法用量】【剂型规格】撰写，延续了2012年版《国家基本药物临床应用指南（中成药）》的编写体例。

1.【药品名称】 统一使用国家标准中收载的中成药名称。一药有多个剂型，药物组成、功能主治相同者合并介绍；药物组成、功能主治不同者则分别介绍。对同名异方品种的药物组成、功能主治不同者亦分别予以介绍。药名标注"△"表示药品应在具备相应处方资质的医师或专科医师指导下使用，并应加强使用监测和评价。

2.【药物组成】 处方中药物名称统一使用国家标准中收载的名称。处方中药物排列顺序严格按照国家标准表述。

3.【功能主治】 严格执行国家标准。首选2015年版《中华人民共和国药典》及其增补本收载的功能主治进行表述，对2015年版《中华人民共和国药典》没有收载的品种，则选择能够充分体现中医辨证用药规律、功能主治相对规范的国家标准进行表述。同时，按照出版要求，规范其名词术语。

4.【方解】 根据君、臣、佐、使制方之法，精练地分析方剂配伍。单味药制剂方解从单味药物的药性、功能结合现代药效学研究基础等方面加以阐述。特大处方、中西合方等难以按君、臣、佐、使分析的品种，按功效分类简述其配伍用药的目的，以充分体现理法方药有机结合的遣药组方规律。

5.【临床应用】 根据国家标准，对收载品种确定的功能主治，按病证不同分项叙述，突出辨证用药的理法特色，保持功能与主治的完整和统一。主治病证中涵盖西医病症名称时，注明中医证候特点，把中医辨证与西医辨病有机地结合起来。

6.【药理作用】 简要介绍核心期刊报道的该品种的药效学研究结论，以准确反映当代中药药效学研究成果，为指导临床合理用药提供科学依据。

7.【不良反应】 主要根据国家药品不良反应监测中心发布的药品不良反应报告撰写，并参照药品说明书及国家药品监督管理局关于修订说明书的公告进行综合归纳，力求客观准确地反映该品种不良反应的情况，以指导临床安全用药。

8.【禁忌】 主要介绍孕妇及过敏体质等特殊人群应禁用的情况。

9.【注意事项】 主要说明中医病证，服药期间饮食，特殊人群如哺乳期妇女、老年人、儿童、过敏体质者不宜用或慎用的情况。中药配伍禁忌中，十八反药物包括甘草反大戟、芫花、海藻、甘遂；藜芦反人参、党参、丹参、沙参、玄参、苦参、太子参、细辛、白芍、赤芍；乌头反半夏、瓜蒌、贝母、白蔹、白及。十九畏药物包括硫黄反朴硝，水银反砒霜，巴豆反牵牛子，丁香反郁金，牙硝反三棱，川乌、草乌反犀角，人参反五灵脂，肉桂反赤石脂。凡是含有上述十八反、十九畏药物的中成药品种在使用过程中，须注意配伍禁忌。由于本书篇幅所限，对于含十八反、十九畏药物的中成药品种的配伍禁忌在此统一说明，具体品种中不再逐一赘述，临床应用时注意忌与相关药物配伍同用。

10.【用法用量】 按照国家标准介绍该品种的用法用量，坚持用法用量与剂型规格相匹配的原则，具体品种用法用量的描述严格参照国家批准的药品说明书来编写。同时，按照出版要求，对相关内容与格式进行了统一规范。

11.【剂型规格】 按照2018年版《国家基本药物目录》介绍该品种的剂型规格。即品种的剂型主要依据2015年版《中华人民共和国药典》“制剂通则”等有关规定进行归类处理，未归类的剂型以2018年版《国家基本药物目录》中标注的为准。同一品种剂量相同但表述方式不同的暂视为同一规格；未标注具体规格的，其剂型对应的规格暂以国家药品管理部门批准的规格为准。

三、在本书编写过程中，编委会广泛收集、整理和参考了大量国家药品标准资料，并认真听取和吸纳了来自不同领域专家、学者的意见，对涉及临床辨证、药品毒理、不良反应等内容存在的不同见解，也给予了高度关注。我们期望，随着国家药品标准不断更新，药品不良反应监测和预警水平不断提高，药品上市后再评价和中成药毒理学研究等工作不断深入，本书的相关内容将进一步得以丰富充实，为修订完善打下更为坚实的基础。

四、书后附有笔画索引与拼音索引。

2018 年版

《国家基本药物目录》

目　录

总　论

各　论

总 论

中成药是在中医药理论指导下，以中药材（饮片）为原料，按照国家药品管理部门规定的处方、生产工艺和质量标准制成一定剂型的药品。它是我国历代医药学家经过百年医疗实践创造、总结的有效方剂的精华，具有疗效显著、便于携带、使用方便、副作用小等特点。近年来随着中医药事业的发展，中成药越来越受到广大临床医师和患者的青睐。

一、中成药的命名、分类及组成

（一）中成药的命名

中成药品种繁多，掌握其命名规律将有助于更好地理解和使用中成药。通过药物名称可了解该药的处方来源、主要药物、主要功效、主治病证、使用方法等某一方面的特点，方便文献查询及临床用药。现将中成药的命名规律介绍如下：

1. 以处方来源命名　此种命名方法便于查找中成药处方的来源。如济生肾气丸出自《济生方》等。

2. 以药物组成命名　多以方中主要药物命名，若为单方制剂或药味较少的小复方则以全方组成命名，便于医师根据药物的组成合理选方。如板蓝根颗粒、双黄连胶囊等。

3. 以药味数目命名　以该中成药的全部组成药物的味数为命名依据，如四神丸、六味地黄丸、八珍颗粒、九味羌活丸等。

4. 以功能主治命名　此种命名方法比较直观，便于医生和患者选用。如养阴清肺丸、明目上清丸等。

5. 以其他方法命名　有以服用剂量命名的，如七厘散，每次服用剂量为七厘等；还有以服用方法命名的，如川芎茶调散用清茶调服等。

（二）中成药的分类方法

中成药的分类方法虽各有不同，但均是为了满足临床用药的需要。归纳起来，有以下几个方面：

1. 按功效分类　此种分类方法便于临床辨证用药。如解表剂、祛暑剂、泻下剂、温里剂、止咳平喘剂、开窍剂、固涩剂、扶正剂等。

2. 按病证分类　此种分类方法便于临床辨病用药。如感冒类、咳嗽类、头痛类、胃痛类、食滞类、便秘类、腹泻类、眩晕类、失眠类等。

3. 按各科分类　此种分类方法便于临床分科用药。如内科类、外科类、妇科类、眼科类、耳鼻喉科类、骨伤科类、儿科类等。

4. 按剂型分类　此种分类方法便于满足患者对于剂型的不同需求以及便于经营保管服务。如蜜丸、水丸、糊丸、散剂、煎膏剂(膏滋)、膏药、药酒、片剂等。

5. 按笔画、拼音分类　此种分类方法便于检索查阅。

6. 按管理分类　此种分类方法便于加强临床医师用药的规范性。如国家基本药物、国家基本医疗保险和工伤保险药品、处方药、非处方药等。

(三) 中成药的处方来源

1. 传统方　指源于古典医籍，方证明确、组方严谨、疗效可靠的著名方剂。

2. 经验方　包括民间流传较广的有效经验方、名医的经验方、医院根据临床医师的经验由名家集体拟定的处方。

3. 科研方　是指根据现代药学和医学的研究成果而拟定的配方。

(四) 中成药的处方结构

中成药的处方是在辨证论治、理法方药的指导下，按照君、臣、佐、使的关系配伍而成。

1. 君药(主药)　是针对主病或主证起主要治疗作用的药物，是方剂中必不可少的主要药物。

2. 臣药(辅药)　有两种意义：①辅助主药加强治疗主病或主证作用的药物；②针对中药的兼病或兼证起主要治疗作用的药物。

3. 佐药　有三种意义：①佐助药，即协助主、辅药以加强治疗作用，或直接治疗兼证的药物；②佐制药，即用以消除或减弱主、辅药的毒性或能制约主、辅药峻烈之性的药物；③反佐药，即在病重邪甚，可能拒药时，配用与主药性味相反，而又能在治疗中起相成作用，以防止药病格拒的药物。

4. 使药　有两种意义：①引经药，即能引方中诸药至特定病所的药物；②调和药，即具有调和方中诸药作用的药物。

综上所述，中成药处方的构成应当包括君药(主药)、臣药(辅药)、佐药、使药四个部分，典型处方的君、臣、佐、使应当悉俱，但由于病情繁简不一，药物功效多寡不等，亦不必一概俱全。然而，每一处方中君药(主药)是必不可少的，它是整个处方的核心。此外,有些药味繁多的中成药,君、臣、佐、使难辨,则应按其药物功效主治的不同分类介绍,讲清组方配伍意义即可。

二、中成药的常用剂型

药物剂型是指将原料药加工制成适合于医疗或预防应用的形式,简称剂型。中成药的剂型是以中药饮片为原料加工而成的,常用剂型主要包括两类:①中药传统剂型,如丸剂、散剂、煎膏剂(膏滋)、酒剂、露剂、胶剂、茶剂、膏药等;②中药现代剂型,如颗粒剂、片剂、注射剂、胶囊剂、合剂、酊剂、软膏剂、贴膏剂、栓剂等。随着现代科学技术的发展,中成药的剂型日益丰富,其剂型选用常遵循"三效"(速效、高效、长效)、"三小"(剂量小、副作用小、毒性小)、"五方便"(生产、运输、储藏、携带、使用方便)的原则。2018 年版《国家基本药物目录》涉及的中成药剂型有:

(一) 片剂

片剂系指中药提取物、中药提取物加饮片细粉或饮片细粉与适宜辅料混匀压制或用其他适宜方法制成的圆形或异形的片状固体制剂,有浸膏片、半浸膏片和全粉片等。片剂是临床常用的现代剂型之一。中药片剂具有体积小、剂量准确、易崩解、起效快,且生产效率高、成本低、服用及储运方便的优点。

(二) 胶囊剂

胶囊剂系指将中药饮片用适宜方法加工后,加入适宜辅料填充于空心胶囊或密封于软质囊材中的制剂,可分为硬胶囊、软胶囊(胶丸)、缓释胶囊、控释胶囊和肠溶胶囊,主要供口服用。胶囊剂可掩盖药物不良气味,提高药物稳定性,与片剂、丸剂相比崩解更快。

硬胶囊(通称为胶囊)系指将中药提取物、中药提取物加饮片细粉或饮片细粉或与适宜辅料制成的均匀粉末、颗粒、小片、小丸、半固体或液体等,填充于空心胶囊中的胶囊剂。

软胶囊系指将中药提取物、液体药物、固体原料药物溶解或分散在适宜辅料中制备成溶液、混悬液、乳状液或半固体,密封于软质囊材中的胶囊剂。软胶囊可用滴制法或压制法制备。软质囊材一般是由胶囊用明胶、甘油或其他适宜的药用辅料单独或混合制成的。

(三) 颗粒剂

颗粒剂系指中药提取物与适宜辅料或饮片细粉制成的具有一定粒度的干燥颗粒状制剂。颗粒剂可分为可溶性颗粒(通称为颗粒)、混悬颗粒、泡腾颗粒、肠溶颗粒、缓释颗粒和控释颗粒等。颗粒剂既保持了汤剂吸收快、起效迅速的特点,又具有携带、运输、贮存方便的优势。

（四）合剂

合剂系指中药饮片用水或其他溶剂，采用适宜的方法提取制成的口服液体制剂（单剂量灌装者也可称为“口服液”）。合剂可根据需要加入适宜的附加剂。山梨酸和苯甲酸的用量不得超过0.3%（其钾盐、钠盐的用量分别按酸计），羟苯酯类的用量不得超过0.05%，必要时可加入适量的乙醇。合剂若加蔗糖，含蔗糖量一般不高于20%（g/ml）。合剂具有吸收快、奏效迅速的特点，服用方便，尤其适用于儿童和老年人。

（五）糖浆剂

糖浆剂系指含有中药提取物的浓蔗糖水溶液，一般含蔗糖量应不低于45%（g/ml）。糖浆剂可根据需要加入适宜的附加剂，如芳香性物质、防腐剂等。山梨酸和苯甲酸的用量不得超过0.3%（其钾盐、钠盐的用量分别按酸计），羟苯酯类的用量不得超过0.05%，必要时可加入适量的乙醇、甘油或其他多元醇。

（六）散剂

散剂系指中药饮片或提取物（或与适宜辅料）经粉碎、均匀混合制成的干燥粉末状制剂。散剂可分为口服散剂和局部用散剂。口服散剂一般溶于或分散于水、稀释液或者其他液体中服用，也可直接用水送服。局部用散剂可供皮肤、口腔、咽喉、腔道等处应用。散剂具有服用后分散快、奏效迅速、制法简便、携带方便等优点。

（七）丸剂

丸剂系指中药饮片细粉或提取物加适宜辅料制成的球形或类球形固体制剂。中药丸剂包括蜜丸、水蜜丸、水丸、糊丸、浓缩丸和滴丸等。

1. 蜜丸　系指中药饮片细粉以炼蜜为黏合剂制成的丸剂。其中每丸重量在0.5g以上（含0.5g）的称大蜜丸，每丸重量在0.5g以下的称小蜜丸。蜜丸具有作用缓慢、持久的特点。

2. 水蜜丸　系指中药饮片细粉以炼蜜和水为黏合剂制成的丸剂。水蜜丸的特点与蜜丸相似，作用缓慢、持久，丸粒较小，光滑圆润，易于吞咽。因水蜜丸制成后经过干燥，故含水量低、易保存和服用。

3. 水丸　系指中药饮片细粉以水（或根据制法用黄酒、醋、稀药汁、糖液、含5%以下炼蜜的水溶液等）为黏合剂制成的丸剂。水丸体积小，表面致密光滑，便于吞服，不易吸潮，一般较蜜丸崩解快，便于吸收。

4. 糊丸　系指中药饮片细粉以米粉、米糊或面糊等为黏合剂制成的丸剂。糊丸质地坚硬，在体内崩解慢，能减少某些毒性药物的释放或减缓刺激性药物对胃肠的刺激。一般刺激性较大或有毒药物宜制成糊丸。不含毒性或刺激性药物制成的糊丸可含化或加水磨成汁服用。

5. 浓缩丸 系指中药饮片或部分饮片提取浓缩后，与适宜辅料或其余饮片细粉，以水、炼蜜或炼蜜和水为黏合剂制成的丸剂。根据所用黏合剂的不同，浓缩丸分为浓缩水丸、浓缩蜜丸和浓缩水蜜丸。浓缩丸体积小，有效成分含量大，易于服用，贮运方便。

6. 滴丸 系指中药饮片经适宜的方法提取、纯化后与适宜的基质加热熔融混匀，滴入不相混溶的冷凝介质中制成的球形或类球形制剂。滴丸剂易服用，在体内溶化快，奏效迅速，可以含化或吞服。

（八）酊剂

酊剂系指中药饮片用规定浓度的乙醇提取或溶解而制成的澄清液体制剂，也可用流浸膏稀释制成。酊剂供口服或外用。酊剂具有剂量准确、吸收迅速、起效快的特点。

（九）煎膏剂（膏滋）

煎膏剂系指中药饮片用水煎煮，取煎煮液浓缩，加炼蜜或糖（或转化糖）制成的半流体制剂，又称膏滋。煎膏剂具有药物浓度高、体积小、稳定性好、作用持久、便于服用的特点。

（十）酒剂

酒剂系指中药饮片用蒸馏酒提取制成的澄清液体制剂，又称药酒。内服用酒剂应以谷类酒为原料。酒剂可加入适量的糖或蜂蜜调味。

（十一）注射剂

注射剂系指中药饮片经提取、纯化后，或与适宜辅料制成的供注入体内的无菌制剂。注射剂可分为注射液、注射用无菌粉末与注射用浓溶液。注射剂具有药物吸收快、作用迅速的特点，适用于危重患者的抢救及不能口服给药的患者。

1. 注射液 系指中药饮片经提取、纯化后，或与适宜辅料制成的供注入体内的无菌液体制剂，包括溶液型或乳状液型注射液。注射液可用于皮下注射、皮内注射、肌内注射、静脉注射、静脉滴注、鞘内注射或椎管内注射等。其中，供静脉滴注用的大容量注射液（除另有规定外，一般不小于100ml）也可称为输液。

2. 注射用无菌粉末 系指中药饮片经提取、纯化后，或与适宜辅料制成的供临用前用无菌溶液配制成注射液的无菌粉末或无菌块状物，一般采用无菌分装或冷冻干燥法制得。

3. 注射用浓溶液 系指中药饮片经提取、纯化后，或与适宜辅料制成的供临用前稀释后静脉注射用的无菌浓溶液。

（十二）软膏剂、乳膏剂

软膏剂系指中药提取物、饮片细粉与油脂性或水溶性基质混合制成的均匀的半固体外用制剂。根据原料药物在基质中分散状态的不同,软膏剂分为溶液型软膏剂和混悬型软膏剂。溶液型软膏剂为原料药物溶解(或共溶)于基质或基质组分中制成的软膏剂;混悬型软膏剂为原料药物细粉均匀分散于基质中制成的软膏剂。

乳膏剂系指中药提取物、饮片细粉溶解或分散于乳状液型基质中形成的均匀半固体制剂。乳膏剂由于基质不同,可分为水包油型乳膏剂与油包水型乳膏剂。

软膏剂与乳膏剂可根据需要加入保湿剂、抑菌剂、增稠剂、稀释剂、抗氧剂及透皮促进剂。软膏剂与乳膏剂具有保护、滑润皮肤和局部治疗作用的特点。

(十三) 贴膏剂

贴膏剂系指中药提取物、饮片细粉或和化学药物与适宜的基质制成膏状物,涂布于背衬材料上供皮肤贴敷,可产生全身性或局部作用的一种薄片状制剂。贴膏剂包括凝胶膏剂(原巴布膏剂或凝胶膏剂)和橡胶贴膏(原橡胶膏剂)。凝胶膏剂具有载药量大、透气、耐汗、易于透皮吸收、使用方便、不污染衣物、可反复贴用的特点。橡胶贴膏具有携带方便、不易污染衣物等特点。

(十四) 膏药

膏药系指中药饮片、食用植物油与红丹(铅丹)或宫粉(铅粉)炼制成膏料,摊涂于裱背材料上制成的供皮肤贴敷的外用制剂。前者称为黑膏药,后者称为白膏药。膏药是中成药的传统剂型,既可起局部的治疗作用,也可起全身的治疗作用。

(十五) 气雾剂

气雾剂系指中药提取物、饮片细粉或和附加剂与适宜的抛射剂共同装封于具有特制阀门系统的耐压容器中,使用时借助抛射剂的压力将内容物呈雾状物喷出,用于肺部吸入或直接喷至腔道黏膜、皮肤的制剂。内容物喷出后呈泡沫状或半固体状,则称之为泡沫剂或凝胶剂/乳膏剂。气雾剂具有易于吸收、奏效迅速、使用方便、用药剂量较准确的特点。

(十六) 喷雾剂

喷雾剂系指中药提取物、饮片细粉或与适宜辅料填充于特制的装置中,使用时借助于手动泵的压力、高压气体、超声振动或其他方法将内容物呈雾状物释放,用于肺部吸入或直接喷至腔道黏膜及皮肤等的制剂。喷雾剂因不含抛射剂,可避免对大气层的污染,增加药物的稳定性,减少副作用和刺激性。

(十七) 眼用制剂

眼用制剂系指由中药提取物、饮片极细粉制成的直接用于眼部发挥治疗作用的无菌制剂。眼用制剂可分为眼用液体制剂(滴眼剂、洗眼剂、眼内注射液等)、眼用半固体制剂(眼膏剂、眼用乳膏剂、眼用凝胶剂)、眼用固体制剂(眼用散剂、眼用膜剂）等。眼用液体制剂也可以固态形式包装，另备溶剂，临用前配成溶液或混悬液。眼用制剂具有使用方便、刺激性小、作用迅速等优点。

（十八）栓剂

栓剂系指中药提取物或饮片细粉与适宜基质制成供腔道给药的固体制剂。栓剂因施用腔道的不同，分为直肠栓、阴道栓和尿道栓。直肠栓为鱼雷形、圆锥形或圆柱形等；阴道栓为鸭嘴形、球形或卵形等；尿道栓一般为棒状。栓剂既可起局部作用，也可起全身作用。栓剂可避免肝脏首关效应，也可减少对胃的刺激性和药物对肝脏的毒副作用。

三、中成药的用法用量

由于中成药剂型多样，药性各异，主治病证各不相同，故使用方法、使用剂量亦不相同。因此，正确地掌握中成药的使用方法及使用剂量，采取合理给药途径，对保证安全有效地使用中成药，具有十分重要的意义。

（一）中成药的使用方法

中成药的使用方法主要包括内服、外用、注射等。

1. 内服　中成药中内服剂占绝大多数，但由于剂型、药性、功效、主治的不同，具体的服药途径也各异。常用的服药途径有直接服用，如口服液、合剂等液体药物；液体送服，如丸剂、片剂、胶囊剂等固体药物；含服法，如滴丸剂；吸入法，如气雾剂；鼻饲法，常用于神志昏迷、牙关紧闭者，不能正常服药时可将中成药用温开水调成稀糊状，鼻饲服用。

就服药时间来说，一般内服的中成药宜空腹服用；但特殊疾病应特殊对待，需根据病情而定。如补养类中成药宜饭前服，对胃肠有刺激的中成药饭后服为宜，驱虫药最好清晨空腹服，安神药睡前服效果佳，调经药宜在临近经期前数日服用，呕吐者应少量多次服用。对于急性病，须遵医嘱，视病情及药物特点决定用法。

2. 外用　外用中成药中，除少数疗伤止痛、息风止痉的药物，如七厘散可内服外用外，绝大多数外用药均不能内服，尤其含有汞、铅、砷等有毒成分的外用药，切忌入口。

外用中成药由于剂型多样、治疗目的各异，用药方法也不完全一样，例如如意金黄散等，需用适当液体制成糊状外敷，利用辅料作用来加强药物的疗效；冰硼散等五官科散剂类药物，采用吹入的治疗方法；眼、耳鼻喉科外用药，则多用点入法，如珍珠明目滴眼液；膏药或中成药膜剂，需直接贴敷患处，可使药物在局部或全身发挥治疗作用，如狗皮膏等。栓剂，需将药物置于肛门或阴道中等。

3. 注射　中药注射主要分为皮下、肌内、静脉、穴位及患处局部等不同给药方法，其中静脉给药又分推注和滴注两种。中药注射剂的无菌操作要求和西药注射剂完全相同。

（二）中成药的使用剂量

上市中成药的说明书中已明确规定使用剂量，所标剂量是按照国家研发规定严格制定的，有科学可信的试验数据支撑，无论医生临床用药或患者自行购用，都应按照说明书的规定剂量用药。然而，由于病情轻重、病势缓急、病程长短、体质强弱、发病季节不同，医生要因病、因药、因人、因时而宜，合理确定中成药的使用剂量，才能取得良好的治疗效果，达到安全有效的用药目的。

虽然大多数中成药由临床常用中药饮片制成，毒性低，安全系数大，但临床报道由于医生用量过大，或长期连续用药而引起中成药中毒的病例屡见不鲜。因此，临床医师必须结合患者的个体特点，确定最佳用量，防止用量过小、药力不足或用量过大、克伐正气的现象；尤其对含有毒成分及作用猛烈的中成药，更要严格控制使用剂量，中病即止，不可过服，以免引起过量或蓄积中毒事故的发生。此外，小儿用药剂量应严格按照国家批准的药品说明书服用，对于只标明“儿童酌减”的品种以及与成人通用的品种要注明“严格在医生指导下使用”。一般情况下可参照 3 岁以内的可服 1/4 成人量，3~5 岁的可服 1/3 成人量，5~10 岁的可服 1/2 成人量，10 岁以上的与成人量相差不大即可。

四、中成药的使用注意

随着中成药品种不断增多、临床应用范围逐渐扩大，中成药越来越受到广大医务工作者及患者的关注。但是，任何药物都有一定的宜忌，为了合理使用中成药，更好地服务于临床，必须掌握中成药的禁忌事项。

（一）证候禁忌

中医强调辨证论治，只有对证治疗才能达到最佳疗效。每种中成药都有其特定的功效和适用范围，对于临床证候都有所禁忌，称证候禁忌。如安宫牛黄丸能清热解毒、镇惊开窍，属于凉开宣窍、醒神救急之品，主治中风、热厥、小儿急惊风证，用于心肝有热、风痰阻窍所致高热烦躁、面赤气粗、两拳握固、牙关紧闭、舌绛脉数的热闭神昏证。若见面青身凉、苔白脉迟、寒闭神昏者，则当禁用本药，应选用温开宣窍之苏合香丸。因此，不仅临床医生要严守病机，审因论治，充分了解药物的组成、功能主治，辨证用药；患者自行购用时，也必须搞清药物的功效、主治病证及禁忌病证，必要时须在医生指导下购药服用。由此可见，使用中成药时坚持辨证用药，注意证候禁忌是至关重要的。

（二）配伍禁忌

中药的配伍禁忌是指某些药物合用会产生剧烈的毒副作用或降低和破坏药效，因而应该避免配合应用。历版《中华人民共和国药典》一直明确规定应避免含相反药物的中成药合用，把“十八反”与“十九畏”作为配伍禁忌。对于此配伍禁忌，通过检索文献、临床实践、实验研究等方面的探讨，有认为属绝对配伍禁忌的，也有认为合用不会产生不良反应，甚至有增效作用的，众说纷纭，至今尚无定论。因此在没有充分科学依据的情况下，应持审慎态度，遵从《中华人民共和国药典》标准。

对于中成药与西药配伍，由于中成药的成分复杂，二者合用的方法、规律等方面的研究目前尚不充分，一般应尽量避免配伍使用，若必须合用，建议间隔使用，同时注意药物的相互作用，避免发生不良反应。但注射剂之间不能混合滴注，在没有开展相关安全配伍应用的研究前，必须单独应用。

(三) 妊娠禁忌

妊娠禁忌是指妇女妊娠期治疗用药的禁忌。某些药物具有损害母体及胎元以致引起堕胎的副作用，应该作为妊娠禁忌药物。根据药物对母体及胎元损害的程度不同，可分为禁用药与慎用药两类。凡禁用药，妊娠期间绝对不能使用；慎用药，可根据孕妇体质及病情需要审慎使用。

禁用药多是大毒的药物、引产堕胎药、破血消癥药、峻下逐水药，如含有砒霜、雄黄、轻粉、斑蝥、蟾酥、麝香、马钱子、川乌、草乌、土鳖虫、水蛭、虻虫、三棱、莪术、商陆、甘遂、大戟、芫花、牵牛子、巴豆等的品种。慎用药包括含有通经祛瘀类的桃仁、红花、牛膝、蒲黄、五灵脂、穿山甲、王不留行、凌霄花、虎杖、三七等的品种；含有行气破滞类的枳实、厚朴、大黄、芒硝、番泻叶等的品种；含有辛热燥烈类的附子、干姜、肉桂等的品种；含有滑利通窍类的冬葵子、瞿麦、木通、通草等的品种。含有上述成分的中成药，也就相应被视为妊娠禁用药或妊娠慎用药。

(四) 饮食禁忌

在服药期间对某些饮食要有所禁忌，简称食忌，又叫忌口。在古代文献中曾记载有“甘草忌猪肉、菘菜、海菜；薄荷忌鳖肉；麦冬忌鲫鱼；常山忌生葱、生菜；鳖甲忌苋菜；牡丹皮忌蒜、胡荽；丹参、茯苓、茯神忌醋及一切酸；威灵仙、土茯苓忌面汤、茶”等。这说明在服用某些药物时，要忌食某些食物，以免降低、破坏药效，或发生不良反应。另外，在服药期间，一般应忌食生冷、腥膻、油腻等不易消化及有刺激性的食物。

由于病性、药性和食性不同，故用药时要注意饮食的禁忌，如阳热证忌食辛辣、油炸及温补性的食物，阴寒证忌食生冷、瓜果、清凉饮料及清泄性的食物。痰热咳嗽、肺痈吐脓、劳嗽咳血忌食辛辣、鱼肉、油腻、甜黏食物及酒等刺激性饮品，以免助火生痰。胸痹心痛、心悸失眠的患者忌食肥肉、动物内脏等食物及烟、酒、茶、咖啡及辛辣刺激性物品。脾胃虚弱、胃脘疼痛、消化不良、泄泻痢疾的患者要忌食生冷寒滑、油炸坚硬等黏腻壅滞、阻塞气机的食物。湿热黄疸、肝郁胁痛、肝阳眩晕、癫痫发狂等患者应忌食肥甘、动物脂肪、动物内脏及胡椒、辣椒、大蒜、白酒等辛热助阳、蕴湿积热之品。肾病水肿、淋病涩痛的患者应忌食盐碱过多和酸辣太过的刺激性食物;疮疡肿毒、风疹瘙痒及过敏性紫癜、过敏性哮喘的患者应忌食发物如香菌、蘑菇、羊肉、鸡头、鱼、虾、蟹等食物,以免影响药效的发挥,加重病情。

(五) 特殊人群禁忌

中成药的使用注意事项还包括除孕妇外的一些特殊人群,如儿童、老年人、运动员等用药时的注意事项。其中,儿童应严格按照药品说明书的规定服用药物,避免滥用滋补类药物和注射液,尽量避免使用含有毒性成分较多的中成药。老年人因机体组织器官衰老,对药物的吸收、代谢速度减慢,应避免使用对心脏、肝脏、肾脏、血管等器官有损害的药物。运动员因其职业特殊性,应避免使用含有兴奋性成分的药物。原国家食品药品监督管理局2008年公布了"含兴奋剂目录所列物质的中药品种名单",含有相应物质的中成药品种的说明书中均已标明"运动员慎用"的警示语,运动员对这些中成药品种应避免使用。

五、中成药的合理应用

(一) 辨证合理用药

1. 辨证论治　辨证论治是中医诊断和治疗疾病的基本原则,是中医学的精髓。中成药是在中医理论指导下,结合现代技术制成的成品药剂,也是临床用于治疗疾病的重要武器之一,故也必须在辨证论治思想的指导下有的放矢,才能保证安全、有效、合理地用药。

中医学认为,疾病的本质和属性往往通过"证"的形式表现,辨证使用中成药就是根据患者的临床表现,将望、闻、问、切四诊所收集的资料进行综合分析,辨清疾病的病因、性质、部位以及发展趋向,确立疾病的证候属性,根据辨证的结果,确定相应的治疗方法,进而立法、处方、用药,即"法随证立,方从法出",必须充分体现理法方药、辨证统一的精神。

辨证论治作为指导临床诊治疾病的基本法则,既要看到同一疾病在不同的发展阶段可以出现不同的证型,又要看到不同的疾病在其发展过程中又可能出现同样的证型。因此,在治疗疾病时就可以分别采取"同病异治"或"异病同治"的原则。

(1) 同病异治:中医学认为,感冒由于四时受邪不同而有外感风寒、外感风热、挟暑、挟湿的区分,虚人外感又有气虚、血虚、阴虚、阳虚的不同,小儿外感又有感冒挟食、挟痰、挟惊的不同特点,因此在选用中成药时必须对证选药,才能取得良好的治疗效果。如风寒感冒者,治宜发汗解表、疏散风寒,可选用感冒清热颗粒、正柴胡饮颗粒等；若属风热感冒者，治宜疏散风热、清热解毒，可选用银翘解毒丸、芎菊上清丸等；若属感冒挟湿者，治宜解表祛湿，可选用九味羌活丸等；若属感冒挟暑挟湿者，治宜解表化湿祛暑，可选用藿香正气水等；若属小儿外感挟食、挟痰、挟惊者，治宜解表、消食、化痰、定惊，可选用小儿宝泰康颗粒等。

(2) 异病同治：如六味地黄丸功能滋阴补肾，临床见头晕耳鸣、腰膝酸软、骨蒸潮热、盗汗遗精、消渴等属于中医肝肾阴虚证时，均可选用本品治疗。又如逍遥丸功能疏肝健脾、养血调经，用于肝郁脾虚所致的郁闷不舒、胸胁胀痛、头晕目眩、食欲减退、月经不调，也均可选用本品治疗。这充分体现了中医学"异病同治"，即"同证同治"的辨证用药原则。

2. 辨病辨证相结合　临床实践中，辨证论治与辨病论治灵活结合，往往能取得满意的临床效果。目前上市的中成药中，凡是主治病证的西医病名和中医证候属性明确的，可采用辨证辨病相结合的方法，合理使用。如冠心病、心绞痛属于中医胸痹范畴，主要病机是心脉痹阻，常分为瘀血阻络、气滞血瘀、寒凝心脉、心气不足、气阴两虚等证候类型，因此临床应用时需在明确冠心病、心绞痛诊断的基础上，根据中医的证候表现不同对证选药。其中：①瘀血阻络证，症见胸部刺痛，痛有定处，心悸失眠，舌质紫暗，脉沉涩，可选用银杏叶胶囊、灯盏花素片等活血化瘀通络的药物治疗；②气滞血瘀证，症见胸部憋闷，刺痛，心悸失眠，舌见瘀斑，脉沉弦等，可选用心可舒胶囊、血府逐瘀丸等行气活血、通络止痛的药物治疗；③寒凝心脉证，症见胸闷心痛，形寒肢冷，舌质淡，有瘀斑，可选用冠心苏合丸等；④心气不足证，症见胸闷憋气，心前区刺痛，心悸自汗，气短乏力，少气懒言，舌质淡有瘀斑，脉细涩或结代，可选用血栓心脉宁胶囊等；⑤气阴两虚证，症见心悸气短，胸闷心痛，神疲倦怠，五心烦热，夜眠不安，舌红少苔，脉细数，可选用生脉饮等。

（二）配伍合理用药

由于疾病可以表现为数病相兼，或表里同病、虚实互见、寒热错杂的复杂病情，因此中成药在临床具体应用中，常与其他药物联合使用。常用的配伍形式有：中成药之间的配伍、中成药与汤药的配伍、中成药与药引子的配伍及中成药与西药的配伍。配伍的目的是适应复杂病情，提高疗效，降低毒副作用。例如中气下陷、久泻脱肛，又兼见肾阳不足、腰膝冷痛者，可用补中益气丸配合金匮肾气丸；气血不足、内有热毒的痛经、月经不调者，可用八珍汤配伍金刚藤糖浆。对于复杂疾病，应综合考虑，全面兼顾，合理选择中成药配伍使用。外感风寒或脾胃虚寒之呕吐泄泻，常用生姜、大枣煎汤送服中成药，以增强散风寒，和脾胃之功。此外，为了满足某些疾病在治法上的特殊需要，如妇科、外科、皮肤科、五官科、骨伤科等许多疾病，常采用内服与外用两种不同使用方法的中成药配合应用,才能取得良好的治疗效果。例如火毒上攻、咽喉肿痛,可内服一清颗粒,外用冰硼散吹喉,共奏清热解毒、消肿利咽之效;筋骨折伤者,可内服舒筋活血丸,外敷七厘散,共奏活血伸筋、疗伤止痛之功。

(三) 安全合理用药

1. 正确使用药品说明书　药品说明书包含了药品安全性、有效性的重要科学信息,是指导医师和药师用药的法律依据。如2007年发布的《处方管理办法》(卫生部令第53号)第14条指出:“医师应当根据医疗、预防、保健需要,按照诊疗规范、药品说明书中的药品适应证、药理作用、用法、用量、禁忌、不良反应和注意事项等开具处方。”第33条指出:“药师……向患者交付药品时,按照药品说明书或者处方用法,进行用药指导,包括每种药品的用法、用量、注意事项等。”同时,药品说明书也是广大患者自我药疗,购买和使用非处方药品的主要依据。

药品说明书作为使用药品的重要参考,对于安全、有效用药起着决定性作用。因此在医疗实践中,临床医师、药师以及患者都应高度重视药品说明书作为用药依据的重要地位,要仔细阅读药品说明书给出的各项信息,学会使用药品说明书,以保证安全、有效、合理地用药,尽可能避免和减少药品不良反应。

2. 恰当合理选用含毒性饮片品种　尽管有毒药物使用不当会产生毒副作用,但一些传统品种在我国具有悠久的使用历史,临床应用广泛,并取得满意疗效;新上市品种都已经过严格的安全性实验室检验,按常规应用,一般不会引起不良反应。而且按中医以毒攻毒的理论,有毒药物运用得当,同样能够攻克顽疾。20世纪90年代,就有应用传统中药砒霜中的主要成分三氧化二砷治疗急性早幼粒细胞白血病(acute promyelocytic leukemia,APL)患者取得疗效的报道,并发现砷剂诱导白血病细胞分化和凋亡的双重药理学机制。这充分说明科学合理地使用有毒中药,以毒攻毒,也能取得良好的效果。恰当合理地使用含毒性饮片的中成药品种,应注意以下几个问题:

(1) 注意剂量疗程:有毒药、剧毒药在安全剂量范围内是某些疾病的有效治疗药物,但如果治病求愈心切而一味地提高药物的剂量和延长用药的时间,就容易引起严重的后果。诸多中药的不良反应都与超剂量、长期使用有关。如《中华人民共和国药典》规定制川乌的每日服用剂量是1.5~3g,有学者统计了157例乌头类中药中毒病例,其平均使用剂量为22.94g,超过常规用量7.65~15.29倍。因此,应针对病情的轻重缓急、患者的体质强弱,正确使用药物,中病即止,不可过服,以防过量和蓄积中毒。

(2) 注意用药方法:服用含乌头类的中成药时,常有因感受风寒、饮食生冷或大量饮酒而引起不良反应事件发生的报道。因此,注意服用方法,合理使用药物也是避免不良反应所不容忽视的一个方面。

(3) 注意个体差异:某些毒性药材对特定人群或机体的特定器官具有严重的损害作用,相关人群应尽量避免使用。

3. 安全使用中药注射剂　中药注射剂是中医药文化的重要组成部分,是现代药物制剂技术与传统中医药相结合的产物,是基于长期临床验证的传统中药的一个创新剂型。由于其在继承传统中药疗效的基础上,拓展了中药的使用范围,因而成为临床治疗危重急症的独特武器。中药注射剂在防治病毒性疾病、心脑血管疾病甚至肿瘤等方面的优势越来越突出。在2003年的全球严重急性呼吸综合征(即非典型性肺炎,severe acute respiratory syndrome,SARS)和2009年甲型H_1N_1流感流行中,清开灵注射液等一些中药注射剂发挥了重要的作用,并得到了WHO的认同。

《关于印发中成药临床应用指导原则的通知》(国中医药医政发〔2010〕30号)中规定:“中药注射剂应按照药品说明书推荐的剂量、调配要求、给药速度和疗程使用药品,不超剂量、过快滴注和长期连续用药”。为保障医疗安全和患者用药安全,在国家相关政策的指导下,应严格按照中药注射剂临床使用基本原则,安全使用中药注射剂。①中药注射剂必须凭医师处方才能购买、使用。②临床要辨证用药,严格按照药品说明书的功能主治使用,禁止超范围用药。③严格按照药品说明书推荐剂量、调配要求、给药速度、疗程使用药品。④根据适应证,合理选择给药途径。能口服给药的不选用注射给药,能肌内注射给药的不选用静脉注射或静脉滴注给药,必须静脉注射或静脉滴注的应加强监测工作。⑤中药注射剂应单独使用,严禁与其他药品混合配伍使用。如确需联合使用其他药品时,应谨慎考虑与中药注射剂的间隔时间以及药物相互作用等问题。⑥对老年人、儿童、肝肾功能异常患者等特殊人群应慎重使用,加强监测。初次使用的患者,用药前应仔细询问过敏史,过敏体质者应慎用。对需长期使用的患者,在每个疗程间要有一定的时间间隔。⑦加强用药监护。用药前要认真检查药物,如出现混浊、沉淀、变色、漏气、破损等情况,不得使用。用药过程中应密切观察用药反应,特别是开始30分钟。发现异常应立即停药,积极采取救治措施,救治患者。

六、中成药的不良反应

(一) 药品不良反应和不良事件

WHO国际药物监测合作中心对药品不良反应(adverse drug reaction,ADR)的定义是:为了预防、诊断或治疗人的疾病、改善人的生理功能,而给予正常剂量的药品时所出现的任何有害且非预期的反应。

我国《药品不良反应报告和监测管理办法》关于药品不良反应的含义为:合格药品在正常用法用量下出现的与用药目的无关的有害反应。对于已上市的医药产品，药品不良反应是指用正常剂量在预防、诊断及治疗疾病或调节人体生理功能时发生的有害或不期望的药物反应。药品不良反应主要包括副作用、毒性作用、后遗效应、变态反应、继发反应、特异质反应、药物依赖性、致癌、致突变、致畸作用等。

药品不良反应事件是指药品治疗过程中出现的不利临床事件，但该事件未必与药物有因果关系。不良事件包含临床新出现的偶然事件及药品不良反应，例如在使用某种药物期间出现的病情恶化、并发症、实验室检验结果异常、各种原因的死亡等。

(二) 药品不良反应的表现

中成药的不良反应呈现多样化，常累及多器官、多系统。①免疫系统：可出现变态反应症状，如皮肤瘙痒、弥漫性出血点等，严重者引起过敏性休克，甚至死亡。②消化系统：可出现恶心、呕吐、腹痛、腹泻、肝损害、黄疸等。③心血管系统：可出现胸闷、面色苍白、血压下降、心律不齐等。④神经系统：可出现头痛、失眠，甚至抽搐等。⑤血液系统：可出现白细胞减少、血小板减少、出血等。⑥呼吸系统：可出现胸闷、憋气、喘咳、呼吸困难、肺炎、发绀，严重者可见呼吸衰竭等。⑦泌尿系统：可出现血尿、蛋白尿、水肿、肾功能衰竭等。⑧骨骼系统：可出现骨质疏松、骨折等。此外，还可出现药物热、静脉炎、药物依赖性、汞中毒、铅中毒等。

(三) 药品不良反应的原因

1. 药物质量欠佳　引起药品不良反应的原因，从药物本身来看，与药材质量欠佳、滥用伪品、炮制不当、剂型选择不合理、生产工艺不规范有着密切的关系。①饮片原料品种混乱，滥用伪品，如龙胆泻肝丸，过去配方使用了具有肾毒性的马兜铃科的关木通引起了严重的肾毒不良反应，改用川木通和白木通后，不良反应得到了有效的控制。②炮制粗制滥造，尤其是含毒性成分如马钱子、川乌、草乌等药材，由于炮制不当，没有达到降低毒性的目的，也是引起不良反应的原因之一。③对饮片成分的理化性质认识不清，剂型选用不当，也容易出现不良反应，在这方面注射剂表现尤为突出。④生产工艺未能严格按照GMP标准规范管理，也是目前一些上市品种产生不良反应的又一主要原因。

2. 方药证候不符　辨证论治是中医理论的核心之一，也是长期以来中医临床诊治疾病的根本方法。《内经》中早已提出“寒者热之”“热者寒之”“实者泻之”“虚者补之”的治疗原则。中成药均有其确定的中医证候及主治，如不在中医理论指导下使用，则会违反此原则，势必出现药物乱用，药不对证现象，故而达不到其应有的疗效，甚至出现不良反应。

3. 用法用量违规　超量使用是发生中药不良反应的主要原因。中药的剂量范围比较大，在常用剂量下，发生不良反应的机会较少，而加大剂量或长期用药,尤其是含毒性成分的中成药则极易发生不良反应,甚至中毒死亡。如含蟾酥的中成药,使用不当会导致心脏损害;含马钱子的中成药,使用过量会引起神经系统损害。此外,文献上记载无毒的药物,如果过量或长期服用也有可能产生不良反应,如长期服用含有大黄、番泻叶等具有泻下作用的中成药,可产生继发性便秘等不良反应。此外,中成药与西药的不合理配伍,也是发生不良反应的主要原因。

4. 个体差异　不同性别、年龄、体质、生理状况的患者,对药物敏感性、反应性、耐受性不同。某些药物的处方剂量虽在安全范围之内,但因个体差异、年老体弱等因素而致中毒。过敏体质者对某种药物特别敏感,不论用量如何,只要所使用的中成药中含有这味药,即可发生过敏反应。儿童、老年人、孕妇、哺乳期妇女这类特殊人群较一般人更易发生不良反应,该类人群用药也应特别注意其敏感性和反应性。

(四) 药品不良反应的预防

1. 加强管理,保证质量　保证药品质量是预防中成药不良反应发生的基本条件,凡与药品质量有关的各个环节,都应严格地科学管理,如药品的来源、炮制、加工、调配、制剂均应有具体的规程。制备中成药时必须严格控制药品来源,饮片要符合《中华人民共和国药典》标准,遵循国家中药炮制规范,合理选择中药剂型,严格制定生产工艺;尤其中药注射剂必须达到安全、有效、可靠、稳定的要求,其生产工艺必须具有严格的、全程的技术控制条件和质量控制标准,必须符合 GMP 的要求。对于有毒中药材的使用必须遵循国务院《医疗用毒性药品管理办法》的有关规定,切实加强有毒中药的购销、加工、使用及保管工作,以保障临床用药的安全。

2. 药证相符,合理用药　合理用药是预防中药不良反应发生的根本措施。临床医生均须在中医理论指导下,遵循辨证用药原则,针对患者的具体情况,审证求因,辨证论治,根据临床治疗疾病的需要,结合中成药的功能主治,选择适宜的品种,药证相符,确保安全有效地用药。

3. 严控剂量,规范用法　应根据病情、年龄、体质等因素,在医生指导下按说明书规定剂量服用,不宜随意变动。尤其对于含有毒性或药性猛烈的药物更应如此。老年人和婴幼儿更应该严格控制用药剂量,严格按照药品说明书规定服用药物,以保证用药安全。同时注意避免中西药不合理的配伍使用,并根据药物制剂及主治病证特点,恰当选用服用方法。如滋补药宜饭前空腹服;对胃肠有刺激或欲使药力停留上焦较久的中成药,宜在饭后服;有些中成药在服用时需加药引以助药效,如藿香正气水在治疗呕吐时,宜用生姜煎汤送下,以增强祛寒止呕作用。

4. 特殊人群,尤须重视　对儿童、老年人、孕妇、哺乳期妇女及经期妇女应分别针对其生理特点，慎重用药，了解患者重要脏器的功能状态，避免使用对其相关脏器有害的药物。过敏体质患者，使用容易致敏的中成药时要格外注意，尤其是中药注射剂品种。必须严格遵守说明书中的禁忌及使用注意，来规范特殊人群的用药。

5. 加强监控，安全用药　应加强中成药不良反应的监察报告工作，注重对中药不良反应资料的全面搜集，弄清药物与不良反应之间的因果关系，力求划清不良反应与不良反应事件的界限，及时上报给国家药品不良反应监测中心提出警示，及时做好药品不良反应的善后工作，做好出现不良反应患者的救治工作，并积极采取有效措施，以杜绝此类不良反应事件的再次发生。

中成药不良反应发生的原因是复杂多样的，涉及产、购、供、销、用、管等多个环节。在今后的工作中，我们应认真贯彻执行国家有关中成药管理方面的现行法规及建立配套的具体实施方法，加强对医疗单位，特别是基层医疗单位进药渠道的管理与监督，对基层医院相关人员进行严格的业务培训与考核，提高从业人员的整体素质，提高医疗质量，最大限度降低和减少中成药不良反应的发生。

中成药历史久远，内容丰富，只有全面系统了解中成药的概况，才能更好地合理使用，使其发挥最佳疗效。作为2018年版《国家基本药物临床应用指南（中成药）》的总论内容，编者期望通过系统介绍中成药的命名、分类及组成，常用剂型，用法用量，使用注意，合理应用及不良反应六个方面的内容，使广大中西医医务人员认真贯彻国家基本药物制度，加深对中成药尤其是国家基本药物涵盖的中成药的认识与理解，提升合理、安全、有效使用中成药的能力，为做好医疗保健工作，提高人民健康水平，作出应有的贡献。

各论

第一章 内科用药

第一节 解表剂

一、辛温解表

1. 九味羌活丸(颗粒)

【药物组成】羌活、防风、苍术、细辛、川芎、白芷、黄芩、甘草、地黄。

【功能主治】疏风解表,散寒除湿。用于外感风寒挟湿所致的感冒,症见恶寒、发热、无汗、头重而痛、肢体酸痛。

【方解】方中羌活性味辛温,散风寒,祛风湿,利关节,止痛行痹,为君药。防风辛甘微温,长于祛风胜湿,散寒止痛;苍术辛苦温燥,可发汗祛湿,二药共助君药散寒祛湿止痛,为臣药。细辛、川芎、白芷散寒祛风通痹,以止头身疼痛;黄芩、地黄清泄里热,地黄并可防辛温燥烈之品伤阴之弊,共为佐药。甘草调和诸药,为使药。诸药配伍,共奏疏风解表,散寒除湿之功。

【临床应用】感冒　因外感风寒湿邪所致,症见恶寒发热,肌表无汗,头痛项强,肢体酸楚疼痛,口苦而黏者。

【药理作用】本品有解热、镇痛、抗炎作用。

【注意事项】

1. 本品用于风寒挟湿、内有郁热证,风热感冒或湿热证慎用。
2. 孕妇慎用。
3. 服药期间,忌食辛辣、生冷、油腻食品。

【用法用量】丸剂:

规格①大蜜丸,口服。一次3~4.5g,一日2次;用姜葱汤或温开水送服。

规格②、③水丸,口服。一次6~9g,一日2~3次;用姜葱汤或温开水送服。

规格④小蜜丸,口服。一次3~4.5g,一日2次;用姜葱汤或温开水送服。

颗粒剂:

规格①姜汤或开水冲服。一次 5g,一日 2~3 次。

规格②姜汤或开水冲服。一次 1 袋,一日 2~3 次。

【剂型规格】丸剂:①每丸重 9g;②每袋装 6g;③每袋装 9g;④每 10 丸重 1.8g。

颗粒剂:①每袋装 5g;②每袋装 15g。

2. 感冒清热颗粒(胶囊)

【药物组成】荆芥穗、薄荷、防风、柴胡、紫苏叶、葛根、桔梗、苦杏仁、白芷、苦地丁、芦根。

【功能主治】疏风散寒,解表清热。用于风寒感冒,头痛发热,恶寒身痛,鼻流清涕,咳嗽咽干。

【方解】方中荆芥穗、防风辛温,祛风解表散寒,为君药。紫苏叶、白芷解表散寒,柴胡、薄荷、葛根发表解肌,清散伏热,以上五药加强君药解表退热之功,共为臣药。芦根清肺胃之热,生津止渴,苦地丁清热解毒,桔梗祛痰利咽,苦杏仁降气止咳,共为佐药。诸药合用,共奏疏风散寒,解表清热之功。

【临床应用】感冒　因外感风寒化热或兼有郁热所致,症见头痛发热,恶寒身痛,鼻流清涕,咳嗽,咽干,舌红,苔薄白或薄黄,脉浮。

【药理作用】本品具有解热、抗病毒(呼吸道合胞病毒等)等作用。

【禁忌】对本品过敏者禁用。

【注意事项】

1. 风热感冒不宜用。
2. 不宜在服药期间同时服用滋补性中成药。
3. 忌烟、酒及辛辣、生冷、油腻食物。
4. 本品不宜与环孢素同用,可能引起环孢素血药浓度升高。

【用法用量】颗粒剂:规格①、②、③开水冲服。一次 1 袋,一日 2 次。

胶囊:口服。一次 3 粒,一日 2 次。

【剂型规格】颗粒剂:①每袋装 3g;②每袋装 6g;③每袋装 12g。

胶囊:每粒装 0.45g。

3. 正柴胡饮颗粒

【药物组成】柴胡、陈皮、防风、甘草、赤芍、生姜。

【功能主治】发散风寒,解热止痛。用于外感风寒所致的发热恶寒、无汗、头痛、鼻塞、喷嚏、咽痒咳嗽、四肢酸痛;流感初起、轻度上呼吸道感染见上述证候者。

【方解】方中以柴胡疏散解表，为君药。防风祛风解表，胜湿止痛，生姜发汗解表，温肺止咳，共为臣药。陈皮理气健脾和中，赤芍散瘀止痛，共为佐药。甘草祛痰止咳，调和诸药，用为使药。全方共奏发散风寒，解热止痛之功。

【临床应用】感冒　因外感风寒所致，症见发热恶寒，头痛，身痛，鼻塞流涕，无汗，咽痒咳嗽，四肢酸痛，舌质淡红，苔薄白，脉浮或浮紧；流感初起、轻度上呼吸道感染见上述证候者。

【药理作用】本品有解热、镇静、镇痛、抗炎、抗病毒（副流感病毒、合胞病毒、肠道孤儿病毒、柯萨奇 B 族病毒等）、抗过敏等作用。

【禁忌】

1. 对本品过敏者禁用。

2. 孕妇禁用。

【注意事项】

1. 风热感冒不宜使用。

2. 忌烟、酒及辛辣、生冷、油腻食物。

3. 不宜在服药期间同时服用滋补性中药。

【用法用量】规格①开水冲服。一次 3g，一日 3 次；小儿酌减或遵医嘱。

规格②开水冲服。一次 10g，一日 3 次；小儿酌减或遵医嘱。

【剂型规格】颗粒剂：①每袋装 3g；②每袋装 10g。

二、辛凉解表

4. 柴胡注射液△

【药物组成】北柴胡。

【功能主治】清热解表。用于治疗感冒、流行性感冒及疟疾等的发热。

【方解】柴胡苦辛微寒，辛散苦泄，微寒退热，善于解表退热，疏解少阳之邪，为治疗外感发热、疟疾发热的良药，单药为方，可收解表退热之功。

【临床应用】

1. 感冒　因外感风热所致，症见发热，微恶风，头胀痛，汗出，咽干或咽痛，鼻塞流浊涕，咳嗽，咯黄黏痰，口渴欲饮，舌边尖红，苔薄白或薄黄，脉浮数。

2. 时行感冒　因外感时邪所致，症见高热恶寒，头身疼痛，口干口渴，舌红苔薄白，脉浮数；流行性感冒见上述证候者。

3. 疟疾　因感受疟邪，邪伏少阳，正邪交争所致，症见寒战高热，头痛，烦渴。

【药理作用】本品有解热、抗炎、抗病毒(呼吸道合胞病毒等)、保肝等作用。

【不良反应】过敏反应:皮肤潮红或苍白、皮疹、瘙痒、呼吸困难、心悸、发绀、血压下降、过敏性休克、过敏样反应等。全身性反应:畏寒、寒战、发热、疼痛、乏力等。皮肤及其附件:可表现多种皮疹,以荨麻疹、皮炎伴瘙痒为主。呼吸系统:憋气、呼吸急促、呼吸困难等。心血管系统:心悸、胸闷、发绀、血压下降等。神经及精神系统:头晕、头痛、麻木、眩晕、晕厥、抽搐、意识模糊等。消化系统:口干、恶心、呕吐、腹痛、腹泻等。用药部位:疼痛、皮疹、瘙痒、局部红肿硬结等。

【禁忌】

1. 对本品或含有柴胡制剂及成分中所列辅料过敏或有严重不良反应病史者禁用。

2. 儿童禁用。

3. 孕妇禁用。

4. 本品为肌内注射剂,禁止静脉注射给药。

【注意事项】

1. 本品不良反应包括过敏性休克,应在有抢救条件的医疗机构使用,使用者应接受过过敏性休克抢救培训,用药后出现过敏反应或其他严重不良反应须立即停药并及时救治。

2. 严格按照药品说明书规定的功能主治使用,禁止超功能主治用药。

3. 本品为退热解表药,无发热者不宜用。

4. 严格按照药品说明书推荐的用法用量使用,尤其注意不超剂量、不长期连续用药。

5. 用药前应仔细询问患者情况、用药史和过敏史。有药物过敏史或过敏体质者慎用。

6. 有家族过敏史者慎用。

7. 本品保存不当可能会影响药品质量,用药前应认真检查本品,发现药液出现混浊、沉淀、变色、结晶等药物性状改变以及瓶身有漏气、裂纹等现象时,均不得使用。

8. 严禁混合配伍,谨慎联合用药。本品应单独使用,禁忌与其他药品混合配伍使用。

9. 对老年人、孕妇、肝肾功能异常患者等特殊人群和初次使用中药注射剂的患者应慎重使用,加强监测。

10. 加强用药监护。用药过程中,应密切观察用药反应,特别是开始 30 分钟。发现异常应立即停药,采用积极救治措施,救治患者。

【用法用量】肌内注射。一次2~4ml,一日1~2次。

【剂型规格】注射剂:每支装2ml。

5. 金花清感颗粒

【药物组成】金银花、石膏、蜜麻黄、炒苦杏仁、黄芩、连翘、浙贝母、知母、牛蒡子、青蒿、薄荷、甘草。

【功能主治】疏风宣肺,清热解毒。用于单纯型流行性感冒轻症,中医辨证属风热犯肺证者,症见发热,头痛,全身酸痛,咽痛,咳嗽,恶风或恶寒,鼻塞流涕,舌质红,舌苔薄黄,脉数。

【方解】方中金银花味甘性寒,善清热解毒,疏风透表,石膏味辛甘性寒,辛以透热于外,寒可泄热于肺,二药合用,解表宣肺,外解内清,共为君药。蜜麻黄辛温,宣肺平喘,炒苦杏仁味苦性温,宣降肺气,止咳平喘,黄芩善清肺热,燥湿解毒,连翘清热解毒,疏散风热,四药合用,辅助君药增强疏风解表,宣降肺气,清热解毒之功,共为臣药。浙贝母清肺热化痰止咳,知母清热泻火,润肺止咳,牛蒡子透散邪热,利咽消肿,化痰止咳,青蒿清透邪热,薄荷疏风散热,清咽利喉,上五味药,佐助君药增强透散疫毒邪热,化痰利咽之效,共为佐药。甘草清热解毒,化痰止咳,调和诸药,引药入经,为佐使药。诸药配伍,共奏疏风宣肺,清热解毒之功。

【临床应用】时行感冒 因外感时邪,肺失宣肃所致,症见发热,头痛,全身酸痛,咽痛,咳嗽,恶风或恶寒,鼻塞流涕,舌质红,舌苔薄黄,脉数;单纯型流行性感冒轻症见上述证候者。

【不良反应】

1. 可见恶心、呕吐、腹泻、胃部不适、烧心、纳差等胃肠道不良反应。
2. 偶见用药后肝功能异常、心悸或皮疹。

【禁忌】对本品过敏者禁用。

【注意事项】

1. 运动员及脾胃虚寒者慎用。
2. 本品尚无研究数据支持用于体温≥39.1℃,或血白细胞(WBC)>11.0×10^9/L,或中性粒细胞>75%,或重症流感者。
3. 既往有肝脏病史或服药前肝功能异常者慎用。
4. 服药期间不宜同时服用滋补性中药。
5. 服用期间忌烟、酒及辛辣、生冷、油腻食物。
6. 本品尚无研究数据支持用于孕妇、哺乳期妇女、儿童及老龄人群。

【用法用量】开水冲服。一次1袋,一日3次。疗程3日。

【剂型规格】颗粒剂:每袋装5g(相当于饮片17.3g)。

6. 银翘解毒丸(颗粒、胶囊、软胶囊、片)

【药物组成】金银花、连翘、薄荷、荆芥、淡豆豉、牛蒡子(炒)、桔梗、淡竹叶、甘草。

【功能主治】疏风解表,清热解毒。用于风热感冒,症见发热头痛、咳嗽口干、咽喉疼痛。

【方解】方中金银花、连翘辛凉透邪,清热解毒,为君药。薄荷、荆芥、淡豆豉辛散表邪,透热外出,为臣药。其中,淡豆豉、荆芥虽为辛温解表之品,但温而不燥,又与金银花、连翘同用,温性被制约,而增强其疏散表邪的能力。炒牛蒡子、桔梗宣肺止咳,清利咽喉,淡竹叶甘凉轻清,以清热生津止咳,均为佐药。甘草调和诸药,用作使药。诸药合用,共奏疏风解表,清热解毒之功。

【临床应用】感冒 因外感风热所致,症见发热,微恶风寒,鼻塞,流黄浊涕,身热,无汗,头痛,咳嗽,口干,咽喉疼痛,舌苔薄黄,脉浮数。

【药理作用】本品有解热、抗病原微生物(金黄色葡萄球菌、枯草杆菌、沙门氏菌、铜绿假单胞菌、肺炎链球菌、流感病毒等)、抗炎、抗过敏、镇痛作用。

【禁忌】对本品过敏者禁用。

【注意事项】

1. 风寒感冒者不宜用。
2. 孕妇慎用。
3. 忌烟、酒及辛辣、生冷、油腻食物。
4. 不宜在服药期间同时服用滋补性中成药。

【用法用量】丸剂:

规格①浓缩蜜丸,口服。一次 1 丸,一日 2~3 次;用芦根汤或温开水送服。

规格②大蜜丸、水蜜丸,口服。一次 1 丸,一日 2~3 次;用芦根汤或温开水送服。

规格③浓缩丸,口服。一次 0.7~0.8g,一日 3 次。

颗粒剂:

规格①开水冲服。一次 5g,一日 3 次;重症者加服 1 次。

规格②开水冲服。一次 15g,一日 3 次;重症者加服 1 次。

胶囊:口服。一次 4 粒,一日 2~3 次。

软胶囊:口服。一次 2 粒,一日 3 次。

片剂:规格①、②、③口服。一次 4 片,一日 2~3 次。

【剂型规格】丸剂:①每丸重 3g;②每丸重 9g;③每 10 丸重 1.5g。

颗粒剂:①每袋装 2.5g;②每袋装 15g。

胶囊:每粒装 0.4g。

软胶囊:每粒装 0.45g。

片剂:①每片重 0.3g;②素片每片重 0.5g;③薄膜衣片每片重 0.52g。

7. 芎菊上清丸(颗粒、片)

【药物组成】川芎、菊花、黄芩、栀子、炒蔓荆子、黄连、薄荷、连翘、荆芥穗、羌活、藁本、桔梗、防风、甘草、白芷。

【功能主治】清热解表,散风止痛。用于外感风邪引起的恶风身热,偏正头痛、鼻流清涕、牙疼喉痛。

【方解】本方以川芎、菊花合用,清热解表,行气活血,祛风止痛,共为君药。连翘、薄荷、炒蔓荆子疏散风热,清利头目,祛风止痛,黄芩、栀子、黄连清热泻火,解毒止痛,辅助君药清热解表,祛风止痛,共为臣药。羌活、藁本、防风、白芷、荆芥穗祛风解表,通络止痛,共为佐药。桔梗宣肺利咽,载药上行,甘草调和诸药,共为使药。全方共奏清热解表,散风止痛之功。

【临床应用】

1. 头痛 因感受风邪,清阳受阻,脉络不畅所致,症见偏正头痛,头晕目眩,头目不清,恶风,苔薄黄,脉浮数。

2. 感冒 因外感风邪所致,症见鼻塞流涕,喷嚏,发热恶风,头疼,头晕,口苦咽干,舌质红,苔薄黄,脉浮数。

【禁忌】对本品过敏者禁用。

【注意事项】

1. 肝火上攻或风阳上扰所致的头痛慎用。
2. 体虚者慎用。
3. 忌烟、酒及辛辣、油腻食物。
4. 不宜在服药期间同时服用滋补性中药。

【用法用量】丸剂:

规格①大蜜丸,口服。一次 1 丸,一日 2 次。

规格②、③水丸,口服。一次 6g,一日 2 次。

颗粒剂:开水冲服。一次 10g,一日 3 次。

片剂:规格①、②口服。一次 4 片,一日 2 次。

【剂型规格】丸剂:①每丸重 9g;②每袋装 6g;③每 100 粒重 6g。

颗粒剂:每袋装 10g。

片剂:①糖衣片片芯重 0.25g;②糖衣片片芯重 0.3g。

8. 牛黄清感胶囊

【药物组成】黄芩、金银花、连翘、人工牛黄、珍珠母。

【功能主治】疏风解表,清热解毒。用于外感风热,内郁化火所致的感冒发热,咳嗽,咽痛。

【方解】本方以金银花、连翘辛凉宣散,疏风解表,清宣上焦风热邪毒,共为君药。黄芩苦寒,善于清泻肺热;人工牛黄清热解毒,并能祛痰利咽,二者同用,增强清热解毒,祛痰利咽之功,为臣药。珍珠母清热平肝,镇心安神,与人工牛黄同用,可协同加强泻火之功,为佐药。全方共奏疏风解表,清热解毒之功。

【临床应用】感冒 因外感风热,内郁化火所致,症见发热重,微恶寒,咽喉肿痛,咳嗽,舌红苔黄,脉浮数。

【药理作用】本品有抗病毒(合胞病毒、甲型 H_3N_2 流感病毒)作用。

【禁忌】

1. 对本品过敏者禁用。
2. 孕妇禁用。

【注意事项】

1. 风寒感冒者不宜使用。
2. 脾胃虚寒者慎用。
3. 忌烟、酒及辛辣、生冷、油腻食物。
4. 不宜在服药期间同时服用滋补性中药。

【用法用量】口服。一次 2~4 粒,一日 3 次;儿童酌减或遵医嘱。

【剂型规格】胶囊:每粒装 0.3g。

9. 祖卡木颗粒

【药物组成】山柰、睡莲花、薄荷、大枣、洋甘菊、破布木果、甘草、蜀葵子、大黄、罂粟壳。

【功能主治】调节异常气质,清热,发汗,通窍。用于感冒咳嗽,发热无汗,咽喉肿痛,鼻塞流涕。

【方解】方中洋甘菊发汗祛风,清热解毒,止咳平喘;薄荷疏散风热,宣肺利咽,清利头目,针对外感风热之邪,能疏散外邪,宣肺止咳,共为君药。蜀葵子解毒并祛风,能助洋甘菊祛风解毒之功;破布木果化痰止咳,罂粟壳敛肺止咳,协助君药宣肺散邪,止咳化痰,共为臣药。以睡莲花清热消暑,山柰辟湿浊,祛秽气,和中止痛,顾护中焦;大黄苦降,清热泻火,使上炎之火得以下泄,用为佐药。大枣益气养脾安中,甘草调和诸药,共为使药。全方共奏清热,发汗,通窍之功。

【临床应用】感冒 因感受风热所致,症见发热,微恶风寒,无汗,咳嗽,咽喉肿痛,鼻塞流涕等。

【药理作用】本品有解热、镇痛、抗炎等作用。

【禁忌】孕妇、哺乳期妇女及儿童禁用。

【注意事项】

1. 风寒感冒者不宜用。
2. 运动员慎用。
3. 忌烟、酒及辛辣、生冷、油腻食物。
4. 不宜在服药期间同时服用滋补性中成药。

【用法用量】规格①口服。一次1袋,一日3次。

规格②口服。一次12g,一日3次。

【剂型规格】颗粒剂:①每袋装6g;②每袋装12g。

10. 复方银花解毒颗粒

【药物组成】青蒿、山银花、荆芥、薄荷、野菊花、大青叶、连翘、鸭跖草、淡豆豉、前胡。

【功能主治】疏风解表,清热解毒。用于普通感冒、流行性感冒属风热证,症见发热,微恶风,头痛,鼻塞流涕,咳嗽,咽痛,全身酸痛,苔薄白或微黄,脉浮数。

【方解】方中山银花味甘性寒,连翘苦而微寒,二药既能解表透邪,疏散风热,又能清热解毒,针对主要病机,共为君药。薄荷辛凉,疏散风热,清头目,利咽喉;荆芥味辛微温,疏风解表透邪;淡豆豉解表除烦,宣发郁热,三者共用,辅助君药增强疏散风热,清利头目,宣发郁热之效,故为臣药。青蒿苦寒清热,芳香透邪,退热力胜;大青叶、野菊花、鸭跖草清热解毒,凉血利咽;前胡宣散风热,降气化痰,五药合用,佐助君药透散邪热,解毒利咽,降气消痰,共为佐药。诸药配伍,共奏疏风解表,清热解毒之功。

【临床应用】

1. 感冒 因外感风热所致,症见发热,微恶风,头痛,鼻塞流涕,咳嗽,咽痛,全身酸痛,苔薄白或微黄,脉浮数者;普通感冒见上述证候者。

2. 时行感冒 因外感时邪所致,症见高热,恶风,头痛,鼻塞流涕,咳嗽,咽痛,全身酸痛,苔薄白或微黄,脉浮数者;流行性感冒见上述证候者。

【不良反应】个别患者偶见恶心,呕吐,腹痛。

【禁忌】对本品过敏者禁用。

【注意事项】

1. 风寒感冒者不宜使用。
2. 服药期间,忌食辛辣、生冷、油腻食物。

【用法用量】开水冲服。一次1袋,一日3次,重症者加服1次。

【剂型规格】颗粒剂:每袋装15g。

三、清热解毒

11. 金叶败毒颗粒

【药物组成】金银花,大青叶,蒲公英,鱼腥草。

【功能主治】清热解毒。用于风温肺热病热在肺卫证,症见发热,咽痛或乳蛾红肿,流涕,咳嗽,咯痰,头痛,口渴等。

【方解】方中金银花性味甘寒,清热解毒,疏散风热,善散肺经热邪,透热达表,为君药。大青叶性味苦寒,清热解毒,利咽消肿为臣药。鱼腥草性辛味微寒,清热解毒,消肿排脓;蒲公英清热解毒,消肿散结,配合君臣治疗肺卫咽喉热毒之邪,二者共为佐药。四药配伍,共奏清热解毒之功。

【临床应用】风温肺热病　因外感风热,热在肺卫所致,症见发热,咽痛或乳蛾红肿,流涕,头痛,咳嗽,痰黏或黄,口渴,舌边尖红或红,苔薄黄,脉浮数。

【药理作用】本品有抗炎、抗巨细胞病毒感染、提高机体免疫功能等作用。

【不良反应】临床研究中发现个别病例服药后谷丙转氨酶(ALT)、血尿素氮(BUN)轻度异常,是否与服用本品有关尚不明确。

【注意事项】对肝、肾功能异常者,服药期间应予复查。

【用法用量】开水冲服。一次10g,一日3次。

【剂型规格】颗粒剂:每袋装10g。

四、表里双解

12. 防风通圣丸(颗粒)

【药物组成】防风、荆芥穗、薄荷、麻黄、大黄、芒硝、栀子、滑石、桔梗、石膏、川芎、当归、白芍、黄芩、连翘、甘草、白术(炒)。

【功能主治】解表通里,清热解毒。用于外寒内热,表里俱实,恶寒壮热,头痛咽干,小便短赤,大便秘结,瘰疬初起,风疹湿疮。

【方解】方中麻黄、荆芥穗、防风、薄荷疏风解表,使外邪从汗而解,共为君药。大黄、芒硝泄热通便,滑石、栀子清热利湿,使里热从二便分消,石膏、黄芩、连翘、桔梗清热泻火,解毒利咽,共为臣药。当归、白芍、川芎养血和血,炒白术健脾燥湿,为佐药。甘草益气和中,调和诸药,为使药。诸药合用,汗、下、清、利四法俱备,共奏解表通里,清热解毒之功。

【临床应用】

1. 感冒　因外感风寒、内有蕴热所致,症见恶寒壮热,头痛,咽干,小便短赤,大便秘结,舌红,苔黄厚,脉浮紧或弦数。

2. 风疹　因内蕴湿热、复感风邪所致,症见恶寒发热,头痛,咽干,风疹瘙痒,疹块色红,小便短赤,大便秘结。

3. 湿疮　因内蕴湿热、复感风邪所致,症见恶寒发热,头痛,咽干,湿疹瘙痒,渗液流滋,小便短赤,大便秘结。

4. 瘰疬　因痰火凝聚所致,颈部一侧或两侧见结块肿大如豆,或兼见恶寒发热,小便短赤,大便秘结。

【药理作用】本品有通便、降血脂、降血糖、解热、抗炎、抑菌(金黄色葡萄球菌、化脓性链球菌、肺炎链球菌、流感嗜血菌等)等作用。

【不良反应】防风通圣颗粒偶见腹泻。

【禁忌】

1. 对本品过敏者禁用。
2. 防风通圣颗粒脾虚便溏者忌用。

【注意事项】

1. 虚寒证者慎用。
2. 孕妇慎用。
3. 运动员慎用。
4. 服药期间忌烟、酒及辛辣、生冷、油腻食物。
5. 不宜久服。

【用法用量】丸剂:

规格①大蜜丸,口服。一次1丸,一日2次;或遵医嘱。

规格②浓缩丸,口服。一次8丸,一日2次。

规格③水丸,口服。一次6g,一日2次。

颗粒剂:口服。一次1袋,一日2次。

【剂型规格】丸剂:①每丸重9g;②每8丸相当于原药材6g;③每20丸重1g。

颗粒剂:每袋装3g。

五、扶正解表

13. 玉屏风颗粒

【药物组成】黄芪、白术(炒)、防风。

【功能主治】益气,固表,止汗。用于表虚不固,自汗恶风,面色㿠白,或体虚易感风邪者。

【方解】方中黄芪重用,益气固表,实卫而止汗,为君药。炒白术健脾益气,助黄芪益气固表,为臣药。防风走表而御风邪,为佐药。黄芪得防风,固表不留邪；防风得黄芪，祛邪不伤正。诸药合用，补中有散，散中有补；共奏益气，固表，止汗之功。

【临床应用】

1. 自汗　多因气虚卫外不固所致，症见自汗，恶风，面色㿠白，气短，乏力，舌淡，脉虚弱。

2. 体虚易感冒　因表虚不固所致，症见神疲乏力，自汗恶风，面色㿠白，反复感冒，舌淡，脉虚。

【药理作用】本品有改善免疫失衡、抗炎、抗变态反应、抗氧化作用。

【禁忌】对本品过敏者禁用。

【注意事项】

1. 本品用于表虚自汗，阴虚盗汗者慎用。

2. 服药期间宜进食清淡之品，忌油腻食物。

【用法用量】开水冲服。一次 1 袋，一日 3 次。

【剂型规格】颗粒剂：每袋装 5g。

第二节　泻　下　剂

润 肠 通 便

14. 麻仁润肠丸（软胶囊）

【药物组成】火麻仁、炒苦杏仁、大黄、木香、陈皮、白芍。

【功能主治】润肠通便。用于肠胃积热，胸腹胀满，大便秘结。

【方解】方中火麻仁质润多脂，润肠通便，为君药。大黄攻积泻下，更取炒苦杏仁、白芍，一则益阴增液以润肠通便，使腑气通，津液行；二则甘润可减缓大黄攻伐之力，使泻下而不伤正，共为臣药。陈皮、木香调中宣滞，加强降泄通便之力，共为佐使药。诸药相合，共奏润肠通便之功。

【临床应用】便秘　因胃肠积热所致，症见大便秘结，胸腹胀满，口苦，尿黄，舌红苔黄或黄燥，脉滑数。

【药理作用】本品有通便、促进肠运动作用。

【不良反应】少数患者服用麻仁润肠软胶囊后出现腹痛、大便次数过多、大便偏稀，可酌情减量或停服。

【禁忌】

1. 对本品过敏者禁用。

2. 孕妇及哺乳期妇女禁用。

3. 麻仁润肠软胶囊禁用于严重器质性病变(如结肠癌、严重的肠道憩室、肠梗阻及炎症性肠病等)引起的排便困难。

【注意事项】

1. 虚寒性便秘不宜用。
2. 月经期慎用。
3. 忌食生冷、油腻、辛辣食物。
4. 有慢性病史者、儿童及年老体弱者不宜长期服用。
5. 服药后大便次数过多,大便偏稀,可酌情减量或停服。

【用法用量】丸剂:

规格①大蜜丸,口服。一次1~2丸,一日2次。

规格②小蜜丸,口服。一次1~2袋,一日2次。

规格③水蜜丸,口服。一次3.2~6.4g,一日2次。

软胶囊:口服。一次8粒,一日2次,年老、体弱者酌情减量使用。

【剂型规格】丸剂:①每丸重6g;②每袋装6g;③每10粒重1.6g。

软胶囊:每粒装0.5g。

第三节 清热剂

一、清热泻火

15. 黄连上清丸(颗粒、胶囊、片)

【药物组成】黄连、栀子(姜制)、连翘、炒蔓荆子、防风、荆芥穗、白芷、黄芩、菊花、薄荷、酒大黄、黄柏(酒炒)、桔梗、川芎、石膏、旋覆花、甘草。

【功能主治】散风清热,泻火止痛。用于风热上攻、肺胃热盛所致的头晕目眩、暴发火眼、牙齿疼痛、口舌生疮、咽喉肿痛、耳痛耳鸣、大便秘结、小便短赤。

【方解】方中黄连、黄芩、酒黄柏清热泻火,燥湿解毒;石膏、姜栀子功偏上焦,清热泻火,去肺胃实热;酒大黄清热凉血解毒,泄热攻积,可引热毒从二便而出,以上诸药共为君药。连翘、菊花、荆芥穗、白芷、炒蔓荆子、川芎、防风、薄荷辛凉疏散风热,共为臣药。桔梗清热利咽排脓,载药上行,其性偏升;旋覆花降气化痰,降逆止呕,偏入胃经,二药升降结合,以复肺胃气机升降,共为佐药。甘草清热解毒,调和诸药,为佐使药。诸药合用,散风清热,泻火止痛,上通下行,使火热随之而解。

【临床应用】

1. 暴风客热　因风热上攻,肺胃热盛,引动肝火上蒸头目所致,症见眼内刺痒交作，羞明流泪，眵多，白睛红赤，头痛，身热，口渴，尿赤，舌苔黄，脉浮数。

2. 聤耳　因风热邪毒上犯，并肺胃热盛，毒热结聚，循经上蒸耳窍，气血相搏，化腐成脓所致，症见急剧发作，耳痛显著，眩晕流脓，重听耳鸣，头痛发热，鼻塞流涕，舌红苔薄黄，脉浮数。

3. 口疮　因风热邪毒内侵，或肺胃热盛，循经上攻于口所致，症见口腔黏膜充血发红，水肿破溃，渗出疼痛，口热口臭，身痛不适，口干口渴，便干尿黄，舌红苔黄，脉浮滑数。

4. 牙宣　因肺胃火盛，风热内侵，火热蕴郁，循经上蒸所致，症见牙龈红肿，出血渗出，疼痛，口干口渴，口臭口黏，便秘尿黄，舌苔黄，脉浮弦数。

5. 尽牙痛　因风热邪毒侵袭，肺胃火盛，火毒循经郁结牙龈冠周所致，症见冠周牙龈充血肿胀，渗出化脓，疼痛剧烈，口热口臭，口渴口干，张口可受限，便秘，尿黄，舌苔黄厚，脉弦实数。

6. 喉痹　因风热邪毒内侵，肺胃热盛，火热循经上蒸咽喉所致，症见咽喉红肿疼痛，头痛，身热，尿黄便干，舌苔黄，脉弦数。

【药理作用】本品有解热、抗炎、镇痛及通便等作用。

【禁忌】对本品过敏者禁用。

【注意事项】

1. 阴虚火旺者慎用。
2. 脾胃虚寒者不宜用。
3. 孕妇慎用。
4. 过敏体质者慎用。
5. 服药期间饮食宜清淡，忌食辛辣刺激等食物，忌烟酒。
6. 不宜在服药期间同时服用温补性中成药。

【用法用量】丸剂：

规格①大蜜丸，口服。一次 1~2 丸，一日 2 次。

规格②水蜜丸，口服。一次 3~6g，一日 2 次。

规格③水丸，口服。一次 3~6g，一日 2 次。

颗粒剂：口服。一次 2g，一日 2 次。

胶囊：口服。一次 2 粒，一日 2 次。

片剂：规格①、②口服。一次 6 片，一日 2 次。

【剂型规格】丸剂：①每丸重 6g；②每 40 丸重 3g；③每袋装 6g。

颗粒剂：每袋装 2g。

胶囊：每粒装 0.4g。

片剂：①薄膜衣片每片重 0.31g；②糖衣片片芯重 0.3g。

16. 牛黄解毒丸(胶囊、软胶囊、片)

【药物组成】人工牛黄、雄黄、石膏、大黄、黄芩、桔梗、冰片、甘草。

【功能主治】清热解毒。用于火热内盛,咽喉肿痛,牙龈肿痛,口舌生疮,目赤肿痛。

【方解】方中人工牛黄苦凉,入心、肝经,为清热解毒之良药,且能化痰开窍、清肝定惊,为君药。石膏辛散大寒,可清胃泻火,除烦止渴;黄芩苦寒,清热燥湿,泻火解毒;大黄苦寒沉降,清热泻火,凉血解毒,泻下通便,导实热下行,共为臣药。雄黄内服可解毒疗疮;冰片清热解毒,消肿止痛;桔梗苦辛,归肺经,宣肺利咽,载药上行,共为佐药。甘草调和诸药,为使药。诸药合用,共奏清热解毒之功。

【临床应用】

1. 口疮 因胃火亢盛所致,症见口舌生疮,疼痛剧烈,口干喜饮,口气热臭,大便秘结,舌红苔黄,脉沉实有力。

2. 牙痛 因三焦火盛所致,症见牙龈红肿疼痛,发热,甚则牵引头痛,口渴引饮,大便燥结,小便黄赤,或面颊红肿,颌下瘰疬疼痛,苔黄,脉数有力。

3. 急喉痹 因火毒内盛,火热上攻所致,症见咽痛红肿,壮热烦渴,大便秘结,腹胀胸满,小便黄赤,舌红苔黄,脉数有力。

【药理作用】本品有抗炎、抑菌(金黄色葡萄球菌、耐药金黄色葡萄球菌、变形杆菌、白色葡萄球菌等)、解热、镇痛等作用。

【不良反应】上市后不良反应监测数据及文献报道显示本品可见以下不良反应。消化系统:腹泻、腹痛、恶心、呕吐、口干、胃不适等;有肝生化指标异常、消化道出血的个案报告。皮肤及其附件:皮疹、瘙痒、面部水肿等,有重症药疹的个案报告(如Stevens-Johnson综合征、大疱性表皮坏死松解型药疹)。过量或长期使用可能出现皮肤粗糙、增厚、色素沉着等砷中毒表现。精神及神经系统:头晕、头痛、嗜睡、失眠等。免疫系统:过敏样反应、过敏性休克等。心血管系统:心悸等。呼吸系统:呼吸困难、胸闷等。泌尿系统:有血尿、急性肾损伤等个案报告。此外,有长期使用导致砷中毒的个案报告。

【禁忌】

1. 孕妇、哺乳期妇女禁用。
2. 婴幼儿禁用。
3. 对本品及所含成分过敏者禁用。

【注意事项】

1. 阴虚火旺所致口疮、牙痛、喉痹者不宜单用。
2. 平素脾胃虚弱、大便溏薄者慎用。
3. 本品含雄黄,不可超量或长期服用。有连续用药半年以上出现砷中毒的报告。

4. 忌烟、酒及辛辣、油腻食物。

5. 不宜在服药期间同时服用滋补性中药。

6. 不宜与含雄黄的其他药品同时服用。

7. 严重肝损害患者慎用;急、慢性肾脏病患者慎用。

8. 儿童用药尚无安全性研究资料。

9. 用药后如出现不良反应,应及时停药,去医院就诊。

【用法用量】丸剂:

规格①大蜜丸,口服。一次1丸,一日2~3次。

规格②水蜜丸,口服。一次2g,一日2~3次。

规格③水丸,口服。一次2g,一日3次。

胶囊:口服。一次3粒,一日2~3次。

软胶囊:口服。一次4粒,一日2~3次。

片剂:

规格①口服。一次3片,一日2~3次。

规格②口服。一次2片,一日2~3次。

【剂型规格】丸剂:①每丸重3g;②每100丸重5g;③每袋装4g。

胶囊:每粒装0.3g。

软胶囊:每粒装0.4g。

片剂:①每片重0.25g;②每片重0.3g。

17. 牛黄上清丸(胶囊、片)

【药物组成】人工牛黄、薄荷、菊花、荆芥穗、白芷、川芎、栀子、黄连、黄柏、黄芩、大黄、连翘、赤芍、当归、地黄、桔梗、甘草、石膏、冰片。

【功能主治】清热泻火,散风止痛。用于热毒内盛、风火上攻所致的头痛眩晕、目赤耳鸣、咽喉肿痛、口舌生疮、牙龈肿痛、大便燥结。

【方解】方中人工牛黄苦凉,功能清热解毒,消肿止痛,为君药。菊花、连翘辛凉散风,清热解毒;荆芥穗、白芷解表散风,消肿止痛;薄荷疏风清热,利咽解毒,为臣药。黄芩、黄连、黄柏、大黄、栀子苦寒清热燥湿,解毒泻火,凉血消肿,能够清泻三焦实火;石膏清解阳明经实热火邪;赤芍、地黄、当归、川芎凉血活血,上行头目,祛风止痛;冰片疏散郁火,通关开窍,清利咽喉,聪耳明目,以助清上焦热邪,透发火郁,以为佐药。桔梗轻清上浮,载药上行;甘草调和诸药,共为使药。诸药合用,共奏清热泻火,散风止痛之功。

【临床应用】

1. 头痛　因热毒内盛,风火上攻所致,症见头痛,伴有头晕,面红目赤,口干口苦。

2. 眩晕 因热毒内盛,风火上攻所致,症见眩晕,面红,目赤,耳鸣,耳聋。

3. 暴风客热 因热毒内盛,风火上攻,引动肝火,上犯头目所致,症见眼内刺痒交作,羞明流泪,眵多,白睛红赤,头痛身热,口渴尿赤,舌苔黄,脉浮数。

4. 急喉痹 因热毒内盛,风火上攻,蕴热生火相结,循经上蒸咽喉所致,症见咽喉红肿疼痛,头痛,身热,尿黄,便干,舌苔黄,脉弦数。

5. 口疮、口糜 因热毒内盛,风火上攻,热毒结聚口腔而致,症见黏膜充血发红,水肿破溃,渗出疼痛,口干口渴,身痛乏力,便干尿黄,舌红苔黄,脉弦洪数。

6. 牙宣 因热毒内盛,风火上攻,火热相搏,蕴结上犯牙龈所致,症见牙龈红肿,出血渗出疼痛,口干口渴,口臭口热,便秘,尿黄,舌苔黄,脉浮弦数。

7. 牙痈 因热毒内盛,复感风火上攻,蕴热化火结毒,循经上攻冠周牙龈,症见牙龈充血肿胀,渗出化脓,疼痛剧烈,口热口臭,张口可受限,便秘,尿黄,舌苔黄厚,脉弦实数。

【药理作用】本品有镇痛、抗炎、通便、解热等作用。

【禁忌】对本品过敏者禁用。

【注意事项】

1. 阴虚火旺所致头痛、眩晕、牙痛、咽痛不宜用。
2. 小儿、年老体弱、大便溏软者慎用。
3. 孕妇、哺乳期妇女慎用。
4. 服药期间饮食宜清淡,忌食辛辣油腻食物。
5. 不宜在服药期间同时服用温补性中成药。
6. 用本品治疗急喉痹,口疮,口糜,牙宣,牙痈时,可配合使用外用药物,以增强疗效。

【用法用量】丸剂:

规格①大蜜丸,口服。一次1丸,一日2次。

规格②水丸,口服。一次3g,一日2次。

规格③水蜜丸,口服。一次4g,一日2次。

胶囊:口服。一次3粒,一日2次。

片剂:规格①、②、③口服。一次4片,一日2次。

【剂型规格】丸剂:①每丸重6g;②每16粒重3g;③每100粒重10g。

胶囊:每粒装0.3g。

片剂:①糖衣基片重0.25g;②薄膜衣片每片重0.265g;③每片重0.3g。

18. 一清颗粒(胶囊)

【药物组成】黄连、大黄、黄芩。

【功能主治】清热泻火解毒,化瘀凉血止血。用于火毒血热所致的身热烦躁、目赤口疮、咽喉牙龈肿痛、大便秘结、吐血、咯血、衄血、痔血;咽炎、扁桃体炎、牙龈炎见上述证候者。

【方解】方中大黄苦寒泄降,主入脾、胃、大肠经,泄热通便,引火下行,以泻为清,善清三焦气分实热火毒,有上病下治之效,且兼入肝、心包二经,又能清血分实热,化瘀凉血止血,是治血热妄行出血诸症的良药,故为方中君药。黄连大苦大寒,主入心经,兼入肝、胃二经,善清心火,除中焦实火郁结,有清热泻火凉血解毒之效;黄芩药性苦寒,主清肺火,善除上焦实火热毒,是清热泻火解毒之佳品,且能凉血止血;二药相伍,辅助大黄增强清热泻火解毒,凉血化瘀止血之效,共为臣药。三药合用,使火毒去而疮肿消,血热清则出血止;共奏清热泻火解毒,化瘀凉血止血之功。

【临床应用】

1. 喉痹　因风邪热毒或肺胃热盛所致,症见咽部干燥灼热,疼痛,吞咽不适,发热,头痛,口渴喜饮,口气臭秽,大便燥结,小便短赤,舌红苔黄,脉洪数;咽炎见上述证候者。

2. 乳蛾　因风邪热毒或脾胃热盛所致,症见咽部疼痛剧烈,痛连耳窍,吞咽不畅,高热神烦,口渴喜饮,咳嗽痰黄稠,腹胀,大便燥结,小便短赤;舌红苔黄,脉洪数;扁桃体炎见上述证候者。

3. 牙宣　因胃火上蒸所致,症见牙龈红肿疼痛,出血溢脓,烦渴喜冷饮,多食易饥,胃脘嘈杂,口干口臭,大便秘结,尿黄;舌红苔黄厚,脉滑数;牙龈炎见上述证候者。

4. 口疮　因火热内盛所致,症见口舌生疮,疮面红肿灼痛,口渴口臭,咽痛或干,大便燥结,小便短赤;舌红苔黄燥或腻,脉洪数。

5. 目赤　由外感风热或火热内盛所致,症见目赤肿痛,羞明,流泪,眵多;舌红苔黄,脉浮数。

6. 吐血　因胃热炽盛所致,症见脘腹胀闷或作痛,吐血鲜红,口臭口干,大便色黑;舌红苔黄,脉滑数。

7. 咯血　因肺火炽盛所致,症见痰黄稠而带血,面赤心烦,发热咳嗽;舌红苔黄,脉弦数。

8. 衄血　因肺胃热盛,迫血妄行所致,症见血色鲜红,鼻燥口臭,口渴喜冷饮,烦躁不安,胃脘灼热,小便短赤,大便燥结,舌红苔黄,脉洪数。

9. 便秘　因肠胃积热所致,症见大便干结,腹胀腹痛,面红身热,口干口臭，心烦不安，小便短赤，舌红苔黄燥，脉滑数。

10. 痔血　因血热肠燥所致，症见口渴喜饮，唇燥咽干，大便秘结，小便短赤，便血较多，色鲜红，或挟瘀块，肛门灼热肿痛；舌红苔黄，脉弦数。

【药理作用】本品有抗病原微生物（金黄色葡萄球菌、大肠埃希氏菌、甲型 H_1N_1 流感病毒等）、解热、抗炎、止血、通便和改善微循环的作用。

【不良反应】偶见皮疹，恶心，腹泻，腹痛。

【禁忌】对本品过敏者禁用。

【注意事项】

1. 阴虚火旺、脾胃虚寒者慎用。
2. 孕妇及体质虚弱者慎用。
3. 服药期间忌烟、酒及辛辣、油腻食物。
4. 出现腹泻时可酌情减量。
5. 出血量多者，应采取综合急救措施。
6. 本品不宜长期大量服用。

【用法用量】颗粒剂：

规格①开水冲服。一次 5g，一日 3~4 次。

规格②开水冲服。一次 1 袋，一日 3~4 次。

胶囊：口服。一次 2 粒，一日 3 次。

【剂型规格】颗粒剂：①每袋装 5g；②每袋装 7.5g。

胶囊：每粒装 0.5g。

二、清热解毒

19. 板蓝根颗粒

【药物组成】板蓝根。

【功能主治】清热解毒，凉血利咽。用于肺胃热盛所致的咽喉肿痛、口咽干燥、腮部肿胀；急性扁桃体炎、腮腺炎见上述证候者。

【方解】方中板蓝根性味苦寒，归心、胃经；苦能降泄，寒能清热，有清热解毒，凉血，利咽之功。火毒内蕴，因肺胃热盛所致的急喉痹、急乳蛾，瘟疫时毒，因热毒蕴结所致的痄腮、咽喉肿痛，皆可用之。

【临床应用】

1. 急喉痹　因火毒炽盛，上灼于咽而致，症见咽部红肿、疼痛，发热，舌红，苔黄，脉数。

2. 急乳蛾　因肺胃热毒壅盛，上蒸喉核而致，症见喉核红肿、疼痛剧烈，或化脓，吞咽困难，发热，舌红，苔黄，脉数；急性扁桃体炎见上述证候者。

3. 痄腮 因瘟疫时毒，热毒蕴结所致发热、腮部肿胀，舌红，苔黄，脉数；急性腮腺炎见上述证候者。

【药理作用】本品有抗病原微生物（肝炎病毒、甲型和乙型流感病毒、腮腺炎病毒、乙型脑炎病毒、肾病出血热病毒，单纯疱疹病毒、柯萨奇病毒、金黄色葡萄球菌、肺炎双球菌以及流感杆菌等）、抗炎、抗内毒素和增强机体免疫功能等作用。

【禁忌】对本品过敏者禁用。

【注意事项】

1. 风寒感冒者不宜用。
2. 阴虚火旺者不宜用。
3. 饮食宜清淡，忌烟酒及辛辣、生冷、油腻食物。

【用法用量】规格①开水冲服。一次1~2袋，一日3~4次。

规格②、③开水冲服。一次5~10g，一日3~4次。

【剂型规格】颗粒剂：①每袋装3g（相当于饮片7g）；②每袋装5g（相当于饮片7g）；③每袋装10g（相当于饮片14g）。

20. 疏风解毒胶囊

【药物组成】虎杖、连翘、板蓝根、柴胡、败酱草、马鞭草、芦根、甘草。

【功能主治】疏风清热，解毒利咽。用于急性上呼吸道感染属风热证，症见发热，恶风，咽痛，头痛，鼻塞，流浊涕，咳嗽等。

【方解】本方以柴胡解表退热，连翘疏散风热，清热解毒，共为君药。虎杖、板蓝根、败酱草、马鞭草清热解毒，凉血利咽，消肿止痛，用为臣药。芦根清宣肺热，生津止渴，用为佐药。甘草调和诸药，用为使药。全方共奏疏风清热，解毒利咽之功。

【临床应用】感冒 因风热侵袭所致，症见发热，恶风，咽喉红肿疼痛，头痛，鼻塞，流浊涕，咳嗽等；急性上呼吸道感染见上述证候者。

【药理药效】本品有抗病毒（流感病毒等）、提高机体免疫功能、抗炎、抗肝损伤、抗肺损伤等作用。

【不良反应】偶见恶心。

【禁忌】对本品过敏者禁用。

【注意事项】

1. 风寒感冒者不宜用。
2. 脾胃虚寒者慎用。
3. 服药期间忌辛辣、生冷、油腻食品，忌烟酒。
4. 不宜在服药期间同时服用滋补性中药。

【用法用量】口服。一次4粒,一日3次。

【剂型规格】胶囊:每粒装0.52g。

21. 清热解毒颗粒

清热解毒颗粒

【药物组成】黄连、水牛角、玄参、金银花、地黄、大青叶、连翘、知母、石膏。

【功能主治】清热解毒,养阴生津,泻火。用于风热型感冒、流行性腮腺炎及轻、中型乙型脑炎。

【方解】本方以黄连、石膏、知母清热泻火,重在清气分之热,水牛角、玄参、地黄、大青叶凉血解毒,重在清血分之热,其中地黄、玄参、知母又能养阴生津,金银花、连翘疏散风热,透热外出,清热解毒。诸药同用气血两清,且兼顾正气,养阴生津,共奏清热解毒、养阴生津、泻火之功。

【临床应用】

1. 感冒　因外感风热,内郁化火所致,症见发热重,微恶风寒,头痛,咽痛,口干,舌红,脉浮数。

2. 痄腮　因外感瘟疫时毒所致,症见腮颊灼热肿胀疼痛,发热,烦躁,舌红,脉数;流行性腮腺炎见上述证候者。

3. 暑温　因感受暑热邪毒所致,症见高热,头痛,烦躁,呕吐,口渴,舌红,脉数;轻、中型乙型脑炎见上述证候者。

【药理作用】本品有抗炎作用。

【禁忌】对本品过敏者禁用。

【注意事项】

1. 风寒感冒者不宜用。

2. 脾胃虚寒者不宜用。

3. 服用本品时忌辛辣、生冷、油腻食物,忌烟酒。

4. 不宜在服药期间同时服用滋补性中药。

【用法用量】开水冲服,一次9g,一日3次;小儿酌减或遵医嘱。

【剂型规格】颗粒剂:每袋装9g。

清热解毒颗粒

【药物组成】黄连、水牛角、玄参、金银花、地黄、大青叶、连翘、知母、石膏。

【功能主治】清热解毒。用于治疗流行性感冒,上呼吸道感染。

【方解】本方以黄连、石膏、知母清热泻火,重在清气分之热,水牛角、玄参、地黄、大青叶凉血解毒,重在清血分之热,其中地黄、玄参、知母又能养阴生津,金银花、连翘疏散风热,透热外出,清热解毒。诸药同用气血两清,且兼顾正气,共奏清热解毒之功。

【临床应用】

1. 时行感冒　因外感风热，内郁化火所致，症见发热重，微恶风寒，头痛，咽痛，口干，舌红，脉浮数；流行性感冒见上述证候者。

2. 感冒　因外感瘟疫时毒所致，症见腮颊灼热肿胀疼痛，发热，烦躁，舌红，脉数；上呼吸道感染见上述证候者。

【药理作用】本品有抗炎作用。

【禁忌】对本品过敏者禁用。

【注意事项】

1. 风寒感冒者不宜用。

2. 脾胃虚寒者不宜用。

3. 服用本品时忌辛辣、生冷、油腻食物，忌烟酒。

4. 不宜在服药期间同时服用滋补性中药。

【用法用量】开水冲服。一次1袋，一日3次。

【剂型规格】颗粒剂：每袋装18g。

清热解毒颗粒

【药物组成】石膏、金银花、玄参、生地黄、连翘、栀子、甜地丁、黄芩、龙胆、板蓝根、知母、麦冬。

【功能主治】清热解毒。用于热毒壅盛所致的发热面赤、烦躁口渴、咽喉肿痛等症；流行性感冒、上呼吸道感染见上述证候者。

【方解】方中石膏、知母清热泻火，除烦止渴，重在解气分实热；以玄参、生地黄凉血解毒，重在清血分之热；以轻扬疏泄的金银花、连翘疏散表热，清热解毒，兼以透散营分之热；以苦寒的栀子泻三焦之火，用黄芩清上焦邪热，龙胆泻下焦肝胆实火；辅以甜地丁、板蓝根以增强清热解毒利咽之功；同时，玄参、地黄、知母、麦冬以养阴生津，解除烦渴。诸药同用，气血两清，兼顾三焦，并顾护正气，养阴生津，共奏清热解毒之功。

【临床应用】

1. 时行感冒　因外感时行疫毒之邪，内郁化火所致，症见发热较重，发病较急，身热面赤，烦躁口渴，咽喉肿痛，舌红，脉浮数；流行性感冒见上述证候者。

2. 感冒　因外感风热，内郁化火所致，症见发热重，微恶风寒，身热面赤，烦躁口渴，咽喉肿痛，舌红，脉浮数；上呼吸道感染见上述证候者。

【药理作用】本品有抗炎作用。

【禁忌】对本品过敏者禁用。

【注意事项】

1. 风寒感冒患者不宜用。

2. 脾胃虚寒者不宜用。

3. 服用本品时忌烟、酒、辛辣、生冷、油腻食物。

4. 不宜在服药期间同时服用滋补性中药。

【用法用量】口服。一次 5~10g，一日 3 次；或遵医嘱。

【剂型规格】颗粒剂：每袋装 5g。

22. 复方黄黛片

【药物组成】青黛、雄黄、太子参、丹参。

【功能主治】清热解毒，益气生血。用于初治的急性早幼粒细胞白血病。

【方解】方中雄黄具有解毒抗癌，散结消癥之功，用为君药。青黛可清热解毒，凉血消斑，泻肝定惊，为臣药。丹参活血祛瘀，消肿止痛，清心除烦；太子参益气健脾，养血生津，扶正祛邪，二药相伍为佐使药。诸药合用，共奏清热解毒，益气生血之功。

【临床应用】初治的急性早幼粒细胞白血病 因热毒炽盛、气血两虚所致，属虚劳范畴。症见发热，乏力，心悸，胸骨压痛，皮肤黏膜苍白，皮肤出血点或瘀斑，舌质淡，脉细弱。

【药理作用】本品具有抑制人红白血病细胞增殖，促进细胞凋亡等作用。

【不良反应】用药期间，部分患者可发生恶心，呕吐，浮肿，腹痛，腹泻，肌肉疼痛，眼干口干，口腔黏膜水肿，皮肤溃疡，皮肤干燥，皮疹，乳房胀痛，色素沉着，头痛，胃痛，胸闷胸痛，出血，发热，肺部感染，肝功能损害，关节痛，血尿等现象。

【禁忌】

1. 过敏体质及对本品过敏者禁用。

2. 孕妇及哺乳期妇女禁用。

【注意事项】

1. 本品用于急性早幼粒细胞白血病（APL）的诱导缓解治疗。本品尚未有复治的 APL、儿童等特殊人群以及远期疗效的研究资料。

2. 治疗期间如发生维 A 酸综合征则按常规处理。

3. 本品尚未有研究数据支持出凝血功能障碍者的应用。

4. 肝肾功能异常者慎用。

5. 注意监测血砷情况，如异常范围严重或有相关临床表现，则进行相应的处理。

【用法用量】口服。一次 3~5 片，一日 3 次，逐步加大剂量，到第 10 日左右，达到 30 片 /d，分 3 次服用，疗程最长不超过 60 日。

【剂型规格】片剂：薄膜衣片每片重 0.27g。

23. 唐 草 片△

【药物组成】老鹳草、金银花、瓜蒌皮、柴胡、香薷、石榴皮、黄芪、甘草、木棉花、鸡血藤、红花、糯稻根、诃子、白花蛇舌草、菱角、银杏叶、马齿苋、胡黄连、龙葵、全蝎。

【功能主治】清热解毒,活血益气。用于艾滋病毒感染者以及艾滋病患者(CD4 淋巴细胞在 100~400 个 /mm^3 之间),有提高 CD4 淋巴细胞计数作用,可改善乏力、脱发、食欲减退和腹泻等症状,改善活动功能状况。

【方解】方中金银花清热解毒,散邪凉血;白花蛇舌草清热解毒,利水消肿;龙葵清热可解毒,活血利水,三者同用,增强清热解毒之功,用为主药。黄芪健脾益气,升阳止泻,托毒排脓,扶正祛邪;柴胡和解退热,疏肝解郁,升发清阳;胡黄连清热燥湿,退热除蒸,二者同用以散邪退热。鸡血藤、红花、银杏叶同用以活血化瘀通络;全蝎攻毒散结,通络止痛;瓜蒌皮利气,化痰,通络,五者同用,通达气血,化瘀通络。木棉花、老鹳草、马齿苋、菱角、糯稻根、香薷、诃子、石榴皮同用,共奏清热除湿,益胃和中,涩肠止泻之功。甘草清热解毒,调和诸药。诸药同用,共奏清热解毒,活血益气之功。

【临床应用】艾滋病毒感染者以及艾滋病患者(CD4 淋巴细胞在 100~400 个 /mm^3 之间) 因气血两虚,热毒内蕴所致,症见食欲不振、乏力、腹泻、疲倦、脱发、食欲减退。

【药理作用】本品有抗病毒(HIV-1 病毒)、抗氧化、调节机体免疫功能、促进造血功能等作用。

【注意事项】

1. 忌食生冷、辛辣刺激食物。

2. 避免饮用含酒精类饮料。

3. 急性感染期、严重的机会性感染、机会性肿瘤、过敏体质、严重的精神及神经疾病的患者服用应遵医嘱。

4. 服药后可能出现恶心、消化不良、失眠,一般不需要停药可自行缓解。

5. 尚未进行对儿童、老年患者、孕妇及哺乳期妇女的临床研究,因此上述人群慎服。

【用法用量】口服。一次 8 片,一日 3 次;6 个月为一个疗程。

【剂型规格】片剂:薄膜衣片每片重 0.4g。

24. 清热八味胶囊(散、丸)

【药物组成】檀香、石膏、红花、苦地丁、瞿麦、胡黄连、麦冬、人工牛黄。

【功能主治】清热解毒。用于脏腑热,肺热咳嗽,痰中带血,肝火胁痛。

【方解】方中石膏辛甘性寒，甘寒清热泻火生津，辛寒解肌退热，善治肺经实火郁结所致肺热咳嗽；麦冬甘寒，养肺阴，清肺火，润肺燥，与石膏同用治肺热咳嗽有协同作用。苦地丁苦寒，清热解毒，利湿退黄，主治肝胆湿热，胁肋疼痛；胡黄连苦寒，清利湿热，与苦地丁同用，治湿火胁肋疼痛，有增效之力。牛黄甘凉，清肝火，解热毒，亦治肝火胁痛。瞿麦利尿通淋，导热下行。檀香辛温理气止痛，善调膈上气滞诸痛。红花辛温，活血通经，祛瘀止痛，二药相合，调畅气血，通经止痛，对肺热咳嗽胸痛、肝经湿火胁痛均有良效。

【临床应用】

1. 咳嗽　因热毒蕴肺所致，症见咳嗽，咯痰色黄，痰中带血，发热，胸痛，舌质红，苔黄，脉数。

2. 胁痛　因肝火旺盛所致，症见胁肋疼痛，烦热易怒，口苦，咽干，口渴，或便秘，尿赤，脉弦数者。

【药理作用】本品有提高机体免疫功能作用。

【禁忌】对本品过敏者禁用。

【注意事项】

1. 服用本品时忌辛辣、生冷、油腻食物。

2. 不宜在服药期间同时服用温补性中成药。

【用法用量】胶囊：口服。一次3~5粒，一日1~2次，白糖水为引。

散剂：口服。一次1.5~3g，一日1~2次。

丸剂：口服。一次8~15丸，一日1~2次。

【剂型规格】胶囊：每粒装0.3g。

散剂：每袋装15g。

丸剂：每10粒重2g。

三、清热祛暑

25. 保济丸(口服液)

【药物组成】钩藤、菊花、蒺藜、厚朴、木香、苍术、天花粉、广藿香、葛根、化橘红、白芷、薏苡仁、稻芽、薄荷、茯苓、广东神曲。

【功能主治】解表，祛湿，和中。用于暑湿感冒，症见发热头痛、腹痛腹泻、恶心呕吐、肠胃不适；亦可用于晕车晕船。

【方解】方中广藿香芳香辛散，解表化湿；苍术、白芷解表散寒，燥湿宽中，三药共为君药。化橘红、厚朴燥湿除满，下气和中；菊花、蒺藜、钩藤、薄荷清宣透邪，六药共为臣药。茯苓、薏苡仁淡渗利湿，广东神曲、稻芽、木香醒脾开胃，行气和中，葛根升清止泻，天花粉清热生津，七药共为佐药。全方配伍，共奏解表，祛湿，和中之功。

【临床应用】

1. 暑湿感冒　因外感表邪，内伤湿滞，脾胃失和所致，症见发热头痛，腹痛腹泻，嗳食嗳酸，恶心呕吐，肠胃不适，消化不良，舌质淡，苔腻，脉浮。

2. 呕吐　因外感表邪，胃失和降所致，症见呕吐不止，胸膈满闷，胃脘疼痛，苔白腻，脉濡缓。

3. 泄泻　因外感表邪，脾失运化所致，症见下利清稀或如米泔水，腹痛或不痛，胸膈痞闷，呕恶。

4. 晕车晕船　乘坐交通工具时出现头晕，恶心，呕吐，面色苍白，汗出肢冷。

【药理作用】本品有抗炎、镇痛及调节胃肠运动功能、抗菌（乙型溶血性链球菌、金黄色葡萄球菌、福氏痢疾杆菌、伤寒杆菌、大肠埃希氏菌等）作用。

【禁忌】

1. 对本品过敏者禁用。

2. 孕妇禁用。

【注意事项】

1. 外感燥热者不宜用。

2. 急性肠道传染病之剧烈恶心、呕吐、水泻不止不宜用。

3. 哺乳期妇女慎用。

4. 服药期间饮食宜清淡，忌生冷油腻食物。

【用法用量】丸剂：规格①、②口服。一次1.85~3.7g，一日3次。

合剂：口服。一次10~20ml，一日3次，儿童酌减。

【剂型规格】丸剂：①每瓶装1.85g；②每瓶装3.7g。

合剂：每瓶装10ml。

26. 藿香正气水△（口服液、软胶囊）

【药物组成】苍术、陈皮、厚朴（姜制）、白芷、茯苓、大腹皮、生半夏、甘草浸膏、广藿香油、紫苏叶油。

【功能主治】解表化湿，理气和中。用于外感风寒、内伤湿滞或夏伤暑湿所致的感冒，症见头痛昏重、胸膈痞闷、脘腹胀痛、呕吐泄泻；胃肠型感冒见上述证候者。

【方解】方中藿香味辛，性微温，既可解表散风寒，又芳香化湿浊，且辟秽和中，升清降浊，故为君药。辅以紫苏、白芷辛温发散，助藿香外散风寒，芳化湿浊，为臣药。姜厚朴、大腹皮行气燥湿，除满消胀；半夏、陈皮燥湿和胃，降逆止呕；苍术、茯苓燥湿健脾，和中止泻，共为佐药。使以甘草调和脾胃，并调和药性。诸药相合，内外兼治，表里双解，风寒得解，湿滞得化，清升浊降，气机通畅；共奏解表化湿，理气和中之功。

【临床应用】

1. 感冒　因外感风寒、内伤湿滞所致，症见恶寒发热，头身困重疼痛，胸脘满闷，恶心纳呆，舌质淡红，舌苔白腻，脉浮缓；胃肠型感冒见上述证候者。

2. 呕吐　因湿阻中焦所致，症见呕吐，脘腹胀痛，伴发热恶寒，周身酸困，头身疼痛；胃肠型感冒见上述证候者。

3. 泄泻　因湿阻气机所致，症见泄泻暴作，便下清稀，肠鸣腹痛，脘闷纳呆，伴恶寒发热，周身酸楚；胃肠型感冒见上述证候者。

4. 中暑　因外感暑湿、气机受阻所致，症见突然恶寒发热，头晕昏沉，胸脘满闷，恶心欲呕，甚则昏仆，舌苔白厚腻。

【药理作用】本品有促进胃肠运动、解除胃肠痉挛、保护肠黏膜、镇吐、抗过敏、镇痛等作用。

【禁忌】

1. 对本品过敏者禁用。

2. 对酒精过敏者禁用藿香正气水。

【注意事项】

1. 外感风热者不宜用。

2. 孕妇慎用。

3. 饮食宜清淡，忌辛辣、生冷、油腻食物，忌烟酒。

4. 不宜在服药期间同时服用滋补性中成药。

5. 藿香正气水含乙醇(酒精)40%~50%，服药后不得驾驶机、车、船，从事高空作业、机械作业及操作精密仪器。

【用法用量】酊剂：口服。一次 5~10ml，一日 2 次，用时摇匀。

合剂：口服。一次 5~10ml，一日 2 次，用时摇匀。

软胶囊：口服。一次 2~4 粒，一日 2 次。

【剂型规格】酊剂：每支装 10ml。

合剂：每支装 10ml。

软胶囊：每粒装 0.45g。

27. 十　滴　水

【药物组成】樟脑、干姜、大黄、小茴香、肉桂、辣椒、桉油。

【功能主治】健胃，祛暑。用于因中暑而引起的头晕、恶心、腹痛、胃肠不适。

【方解】方中樟脑辛香辟秽，开窍祛暑，为君药。干姜温脾和中，化湿除满；

桉油透邪疏风，清热解暑，二药共为臣药。小茴香理气开胃，辛香止痛；肉桂温中理气；辣椒消食解结，辟毒开胃；大黄荡涤实浊，四药共为佐药。全方配伍，共奏健胃，祛暑之功。

【临床应用】中暑 夏秋季节感受暑湿所致，症见头晕，头重如裹，恶心，脘腹胀痛，胃肠不适或泄泻，身热不扬，舌苔白腻，脉濡缓。

【药理作用】本品有抑制胃肠运动、镇痛等作用。

【禁忌】

1. 对本品及酒精过敏者禁用。
2. 孕妇禁用。

【注意事项】

1. 驾驶员和高空作业者慎用。
2. 服药期间饮食宜清淡，忌食辛辣油腻食物。
3. 不宜在服药期间同时服用滋补性中成药。

【用法用量】口服。一次2~5ml，儿童酌减。

【剂型规格】酊剂：每瓶（支）装5ml、10ml、100ml、500ml。

四、清热利湿

28. 四妙丸

【药物组成】苍术、牛膝、盐黄柏、薏苡仁。

【功能主治】清热利湿。用于湿热下注所致的痹病，症见足膝红肿、筋骨疼痛。

【方解】方中盐黄柏味苦性寒，取其寒以胜热，苦以燥湿，且善祛下焦之湿热，重用为君药。苍术辛苦而温，燥湿运脾，祛风除湿，使湿邪去而除痹，为臣药。君臣相合，清流洁源，标本兼顾。牛膝补肝肾，祛风湿，引药下行；薏苡仁能利湿清热，舒筋除痹，二药共为佐使药。四药合用，组方精妙，共奏清热利湿之功。

【临床应用】痹病 因湿热下注，经络痹阻所致，症见筋骨疼痛，或足膝红肿疼痛，或两足萎软，小便黄，舌苔黄腻，脉弦滑。

【药理作用】本品有抗炎、降血脂等作用。

【注意事项】

1. 风寒湿痹慎用。
2. 孕妇慎用。
3. 服药期间，忌食辛辣、油腻食物。

【用法用量】口服。一次6g，一日2次。

【剂型规格】丸剂：每15粒重1g。

五、清脏腑热

29. 双黄连合剂（口服液、颗粒、胶囊、片）

【药物组成】金银花、黄芩、连翘。

【功能主治】疏风解表，清热解毒。用于外感风热所致的感冒，症见发热、咳嗽、咽痛。

【方解】方中金银花性味甘寒，轻宣疏散，解肺经热邪，又可清解心胃之热毒，为辛凉解表、清热解毒之药，故为君药。黄芩苦寒，清肺热与上焦实火，并能清热燥湿，泻火解毒；连翘味苦，性微寒，既能清热解毒，又能透表达邪，清心火而散上焦之热，二药共为臣药。全方配合，共奏疏风解表，清热解毒之功。

【临床应用】感冒 因外感风热所致，症见发热、微恶风、汗泄不畅、头胀痛、鼻塞、流黄浊涕、咳嗽、舌红、苔薄黄、脉浮数。

【药理作用】本品有解热、抗炎、抗病原微生物（链球菌、大肠埃希氏菌、铜绿假单胞菌、肺炎双球菌、金黄色葡萄球菌、流感病毒和腺病毒）等作用。

【禁忌】对本品过敏者禁用。

【注意事项】

1. 本品苦寒，易伤胃气，脾胃虚寒者慎服。

2. 风寒感冒，表现为恶寒重，发热轻，无汗，头痛，鼻塞，流清涕，喉痒咳嗽者不宜用。

3. 过敏体质者慎用。

4. 忌烟酒及辛辣、生冷、油腻食物。

【用法用量】合剂：口服。一次20ml，一日3次；小儿酌减或遵医嘱。

颗粒剂：

规格①口服或开水冲服。一次10g，一日3次；6个月以下，一次2~3g；6个月至1岁，一次3~4g；1~3岁，一次4~5g；3岁以上儿童酌量或遵医嘱。

规格②口服或开水冲服。一次5g，一日3次；6个月以下，一次1~1.5g；6个月至1岁，一次1.5~2g；1~3岁，一次2~2.5g；3岁以上儿童酌量或遵医嘱。

胶囊：口服。一次4粒，一日3次；小儿酌减或遵医嘱。

片剂：口服。一次4片，一日3次；小儿酌减或遵医嘱。

【剂型规格】合剂：①每瓶装100ml；②每瓶装200ml；③每支装10ml；④每支装20ml。

颗粒剂：①每袋装5g（相当于净饮片15g）；②每袋装5g（相当于净饮片30g）。

胶囊：每粒装0.4g。

片剂：每片重0.53g。

30. 银黄口服液（颗粒、胶囊、片）

【药物组成】金银花提取物、黄芩提取物。

【功能主治】清热疏风，利咽解毒。用于外感风热、肺胃热盛所致的咽干、咽痛、喉核肿大、口渴、发热；急慢性扁桃体炎、急慢性咽炎、上呼吸道感染见上述证候者。

【方解】方中金银花性寒泄降，为花主散，功善清热解毒，又兼疏风散热，透散表邪，为君药。黄芩味苦气寒，既除上焦湿热火毒，又清肺热、泻胃火，为臣药。二药合用，共奏清热疏风，利咽解毒之功。

【临床应用】

1. 急、慢乳蛾　因外感风热，邪热入里，肺胃热盛所致，症见咽喉疼痛剧烈，咽痛连及耳根及颌下，吞咽困难，喉核红肿较甚，表面有黄白色脓点，或连成假膜，高热，渴饮，口臭，舌质红赤，苔黄厚，脉洪大而数；急、慢性扁桃体炎见上述证候者。

2. 急、慢喉痹　因外感风热，邪热入里，肺胃热盛所致，症见咽部红肿，疼痛较剧，发热较高，口干，大便秘结，小便黄，舌赤，苔黄，脉洪数；急、慢性咽炎见上述证候者。

3. 感冒　因外感风热，邪热入里化热，肺胃热盛所致，症见身热较著，微恶风，头胀痛，咳嗽，痰黏或黄，咽燥，或咽喉红肿疼痛，鼻塞，流黄浊涕，口渴欲饮，舌苔黄，脉浮数；上呼吸道感染见上述证候者。

【药理作用】本品有抗病原微生物（金黄色葡萄球菌、大肠埃希氏菌）、抗细菌内毒素、抗过敏、抗炎作用。

【禁忌】对本品过敏者禁用。

【注意事项】

1. 本品清热解毒，阴虚火旺者慎用。

2. 本品苦寒，脾气虚寒，大便溏者慎用。

3. 服药期间忌辛辣、鱼腥食物。

【用法用量】合剂：口服。一次10~20ml，一日3次；小儿酌减。

颗粒剂：规格①、②开水冲服。一次1~2袋，一日2次。

胶囊：口服。一次2~4粒，一日4次。

片剂：口服。一次2~4片，一日4次。

【剂型规格】合剂：每支装10ml。

颗粒剂：①每袋装2g；②每袋装4g。

胶囊：每粒装0.3g。

片剂：每片重 0.25g。

31. 茵栀黄口服液（颗粒）

【药物组成】茵陈提取物、栀子提取物、黄芩提取物、金银花提取物。

【功能主治】清热解毒，利湿退黄。用于肝胆湿热所致的黄疸，症见面目悉黄、胸胁胀痛、恶心呕吐、小便黄赤；急、慢性肝炎见上述证候者。

【方解】方中茵陈味苦微寒，清热利湿，利胆退黄，为治疗黄疸之要药，故为君药。栀子苦寒，清三焦火邪，除肝胆湿热而退黄，为臣药。黄芩苦寒，清热燥湿，泻火解毒，利胆退黄；金银花甘寒，清热凉血解毒，共为佐药。诸药合用，共奏清热解毒，利湿退黄之功。

【临床应用】黄疸　因湿热瘀毒蕴结肝胆，胆汁外溢所致，症见身目悉黄，黄色鲜亮，发热，胸闷，胁痛，恶心呕吐，口苦，小便黄赤，大便不畅，舌质红，舌苔黄腻，脉弦滑数；急、慢性肝炎见上述证候者。

【药理作用】本品有保肝及抗菌（金黄色葡萄球菌、大肠埃希氏菌、痢疾杆菌、乙型溶血性链球菌等）作用。

【不良反应】本品有腹泻、呕吐和皮疹等不良反应报告。

【禁忌】对本品过敏者禁用。

【注意事项】

1. 寒湿所发黄疸，症见黄色晦暗，肢凉怕冷，大便溏泄者不宜用。
2. 脾虚大便溏者慎用。
3. 本品苦寒，易伤脾胃，黄疸消退后应考虑停药，不宜久服。
4. 孕妇及哺乳期妇女慎用。
5. 本品不宜用于肝衰竭的黄疸，梗阻性黄疸以及残留黄疸。
6. 自身免疫性肝炎、原发性胆汁性胆管炎和原发性硬化性胆管炎的黄疸应慎用。
7. 鉴于茵栀黄口服制剂有葡萄糖-6-磷酸脱氢酶（G-6-PD）缺乏患者发生溶血的个例，目前关联性尚无法确定，有待进一步研究，建议葡萄糖-6-磷酸脱氢酶缺乏者谨慎使用。

【用法用量】合剂：口服。一次 10ml，一日 3 次。

颗粒剂：开水冲服。一次 2 袋，一日 3 次。

【剂型规格】合剂：每支装 10ml（含黄芩苷 0.4g）。

颗粒剂：每袋装 3g。

32. 复方黄连素片

【药物组成】盐酸小檗碱、木香、吴茱萸、白芍。

【功能主治】清热燥湿，行气止痛，止痢止泻。用于大肠湿热，赤白下痢，里急后重或暴注下泻，肛门灼热；肠炎、痢疾见上述证候者。

【方解】本方为中西合方制剂，方中木香行气止痛，吴茱萸温中燥湿止泻，白芍养血和血，缓急止痛。盐酸小檗碱是具有清热燥湿，止泻止痢作用的黄连的主要成分，有较强的抑菌作用，用于多种肠道细菌感染。诸药合用，共奏清热燥湿，行气止痛，止痢止泻之功。

【临床应用】

1. 痢疾　因饮食不洁，大肠湿热所致，症见腹泻，黏液脓血样大便，里急后重，腹痛，恶心，呕吐，发热，舌质红，苔黄，脉滑数；痢疾见上述证候者。

2. 泄泻　因大肠湿热所致，症见大便稀软，甚则如稀水样，次数明显增加，气味酸腐臭，或完谷不化，腹痛，恶心呕吐，不思饮食，口干渴，舌质红，苔黄，脉滑数；肠炎见上述证候者。

【药理作用】本品具有抗菌（幽门螺杆菌等）、抗炎、调节肠道运动功能等作用。

【禁忌】

1. 对本品过敏者禁用。
2. 溶血性贫血患者禁用盐酸小檗碱。
3. 葡萄糖-6-磷酸脱氢酶缺乏的儿童禁用盐酸小檗碱。

【注意事项】

1. 本品苦寒，虚寒性泻痢者慎用。
2. 孕妇慎用。
3. 过敏体质者慎用。
4. 本品不可过服、久服。
5. 服药期间饮食宜清淡，忌酒，忌生冷、辛辣食物。
6. 含鞣质的中药与盐酸小檗碱合用后，生成难溶性鞣酸盐沉淀降低疗效。
7. 严重脱水者，应采取相应的治疗措施。

【用法用量】口服。一次4片，一日3次。

【剂型规格】片剂：每片含盐酸小檗碱30mg。

33. 连花清瘟胶囊（颗粒）

【药物组成】连翘、金银花、炙麻黄、炒苦杏仁、石膏、板蓝根、绵马贯众、鱼腥草、广藿香、大黄、红景天、薄荷脑、甘草。

【功能主治】清瘟解毒，宣肺泄热。用于治疗流行性感冒属热毒袭肺证，症见发热，恶寒，肌肉酸痛，鼻塞流涕，咳嗽，头痛，咽干咽痛，舌偏红，苔黄或黄腻。

【方解】方中金银花、连翘清热解毒,疏散风热,为君药。炙麻黄宣肺平喘,炒苦杏仁降气止咳,石膏清解肺热,合为臣药。板蓝根、绵马贯众、鱼腥草清解瘟热时毒,薄荷疏散风热,广藿香和中祛湿,大黄通里泄热,红景天清肺止咳,共为佐药。甘草益气和中,调和诸药,为使药。全方合用,共奏清瘟解毒,宣肺泄热之功。

【临床应用】

1. 时行感冒　因瘟热毒邪所致,症见发热甚或高热,恶寒,肌肉酸痛,咳嗽,头痛,舌偏红,苔黄或黄腻;流行性感冒见上述证候者。

2. 喉痹　因感受风热毒邪所致,症见咽干,咽痛,咳嗽,或有发热,舌偏红,苔黄或黄腻。

【药理作用】本品有抗病原微生物(流感病毒、副流感病毒、腺病毒、单纯疱疹病毒、合胞病毒、甲型人流感病毒及禽流感病毒等)、抗炎、抗急性肺损伤和调节机体免疫功能等作用。

【禁忌】对本品过敏者禁用。

【注意事项】

1. 风寒感冒者慎用。
2. 孕妇、哺乳期妇女慎用。
3. 本品含有麻黄,心脏病、高血压患者慎用。
4. 运动员慎用。
5. 本品苦寒易伤脾胃,年老体弱及脾虚便溏者慎用,且不宜长期使用。
6. 服药期间饮食应清淡,忌食辛辣油腻之品。

【用法用量】胶囊:口服。一次 4 粒,一日 3 次。

颗粒剂:口服。一次 1 袋,一日 3 次。

【剂型规格】胶囊:每粒装 0.35g。

颗粒剂:每袋装 6g。

34. 香　连　丸

【药物组成】萸黄连、木香。

【功能主治】清热化湿,行气止痛。用于大肠湿热所致的痢疾,症见大便脓血、里急后重、发热腹痛;肠炎、细菌性痢疾见上述证候者。

【方解】方中以大量黄连清热燥湿,解毒止痢,为君药。以少量木香行气止痛而除腹痛,缓解里急后重,为臣药。再取吴茱萸制黄连,既制黄连之苦寒,又能调和肝胃,是为佐药。诸药相合,共奏清热化湿,行气止痛之功。

【临床应用】

1. 痢疾　因湿热下注所致,症见赤白下痢,腹痛,里急后重,舌质红,苔黄腻,脉滑数;细菌性痢疾见上述证候者。

2. 泄泻　因湿热下注所致,症见泻下急迫或不爽,腹痛,小便短赤,舌质红,苔黄腻,脉滑数;肠炎见上述证候者。

【药理作用】本品有抗菌(金黄色葡萄球菌、乙型溶血性链球菌、伤寒杆菌、肠杆菌及大肠埃希氏菌等)、止泻、抗炎、镇痛等作用。

【禁忌】对本品过敏者禁用。

【注意事项】

1. 寒湿及虚寒下痢、泄泻者慎用。
2. 孕妇慎用。
3. 忌食生冷油腻、辛辣刺激性食物。

【用法用量】规格①浓缩丸,口服。一次 6~12 丸,一日 2~3 次;小儿酌减。

规格②、③、④水丸,口服。一次 3~6g,一日 2~3 次;小儿酌减。

规格⑤、⑥水丸,口服。一次 3~6g,一日 2~3 次。

【剂型规格】丸剂:①每 6 丸相当于原生药 3g;②每 10 丸重 1.5g;③每 12 丸重约 1g;④每 20 粒重 1g;⑤每 40 丸重约 3g;⑥每 100 粒重 3g。

35. 金芪降糖片(胶囊、颗粒)

【药物组成】黄连、黄芪、金银花。

【功能主治】清热益气。用于消渴病气虚内热证,症见口渴喜饮,易饥多食,气短乏力;轻、中型 2 型糖尿病见上述证候者。

【方解】方中黄芪甘温,升举脾胃清阳之气,开阴津生化之源,益气生津止渴以治其本,故为君药。金银花甘寒,散上焦肺热,除上消的烦热口渴。黄连清中焦湿火郁结,清胃火,存阴液,为治中消易饥的佳品。两药合用,辅佐黄芪泻火存阴,使火退阴存,烦渴去,饥饿消,共为臣药。三药合用,共奏清热益气之功。

【临床应用】消渴　因素体热盛,或过食肥甘厚味,肺胃燥热,阴津亏损,阴损及气,气阴两伤所致,症见口渴喜饮,口干舌燥,多食易饥,体乏无力,气短困倦;轻、中型 2 型糖尿病见上述证候者。

【药理作用】本品具有降血糖、降血脂、抗氧化、提高机体免疫功能等作用。

【禁忌】对本品过敏者禁用。

【注意事项】

1. 阴阳两虚消渴者慎用。
2. 重度 2 型糖尿病患者不宜单独使用。
3. 服药期间,应控制饮食,注意合理的饮食结构,忌食肥甘、辛辣食物,忌烟酒。

4. 避免长期精神紧张,适当进行体育锻炼。

5. 对重症病例,应联合使用其他降糖药物,以防病情加重。

6. 在治疗过程中,尤其是与口服降糖药或胰岛素联合使用时要及时监测血糖,避免低血糖的发生。

7. 注意早期识别和防治糖尿病的各种并发症,以防病情恶化。

【用法用量】片剂:饭前半小时服用。一次2~3片,一日3次;疗程3个月或遵医嘱。

胶囊:饭前半小时口服。一次6~8粒,一日3次;疗程2个月或遵医嘱。

颗粒剂:饭前半小时口服。一次1袋,一日3次;疗程2个月或遵医嘱。

【剂型规格】片剂:每片重0.56g。

胶囊:每粒装0.4g。

颗粒剂:每袋装5g。

第四节 温 里 剂

一、温 中 散 寒

36. 附子理中丸(片)

【药物组成】附子(制)、党参、炒白术、干姜、甘草。

【功能主治】温中健脾。用于脾胃虚寒,脘腹冷痛,呕吐泄泻,手足不温。

【方解】方中制附子补火助阳,温肾暖脾,为君药。干姜辛热,温运脾阳,功专温脾暖中,祛寒止泻;党参甘温,补脾胃,益中虚,共为臣药。炒白术苦温,健脾燥湿,合党参复运化而正升降,有佐助之能,为佐药。甘草益气补中,缓急止痛,兼和药性为使药。全方配伍,共奏温中健脾之功。

【临床应用】

1. 脾胃虚寒证 因脾胃虚弱,寒自内生所致,症见脘腹疼痛,或隐痛绵绵,得温痛减,口不干,肢冷畏寒,或泻下稀溏,食少,乏力,神疲,舌质淡胖,苔薄白,脉细。

2. 胃痛 因中虚有寒,不能运化所致,症见胃脘冷痛,畏寒肢凉,喜热饮食,舌淡苔白,脉细弦。

3. 泄泻 因脾胃虚弱,寒邪困脾所致,症见脘腹冷痛,呕吐清水,或大便稀溏,手足不温,舌质淡胖,苔薄白,脉细。

【药理作用】本品有增强机体抗寒能力、镇痛、抑制肠道平滑肌运动等作用。

【禁忌】对本品过敏者禁用。

【注意事项】

1. 大肠湿热泄泻者不宜用。

2. 孕妇及哺乳期妇女慎用。

3. 急性肠胃炎,泄泻兼有大便不畅,肛门灼热者不宜用。

4. 服药期间忌生冷、油腻之品。

5. 本品中有附子,服药后如有血压增高、头痛、心悸等症状,应立即停药,去医院就诊。

【用法用量】丸剂:

规格①大蜜丸,口服。一次 1 丸,一日 2~3 次。

规格②浓缩丸,口服。一次 8~12 丸,一日 3 次。

规格③水蜜丸,口服。一次 6g,一日 2~3 次。

片剂:口服。一次 6~8 片,一日 1~3 次。

【剂型规格】丸剂:①每丸重 9g;②每 8 丸相当于原生药 3g;③每袋装 6g。

片剂:基片重 0.25g。

37. 香砂养胃丸(颗粒、片)

香砂养胃丸(颗粒)

【药物组成】木香、砂仁、白术、陈皮、茯苓、半夏(制)、醋香附、枳实(炒)、豆蔻(去壳)、姜厚朴、广藿香、甘草、生姜、大枣。

【功能主治】温中和胃。用于胃阳不足、湿阻气滞所致的胃痛、痞满,症见胃痛隐隐、脘闷不舒、呕吐酸水、嘈杂不适、不思饮食、四肢倦怠。

【方解】方中白术补气健脾,燥湿利水;木香和胃止痛;砂仁醒脾开胃,共为君药。豆蔻、广藿香化湿行气,和中止呕;陈皮、姜厚朴理气和中,燥湿除积;醋香附疏肝理气止痛,共为臣药。茯苓健脾利湿,炒枳实破气消积,制半夏降逆止呕,共为佐药。生姜、大枣调和脾胃;甘草调和诸药,共为使药。诸药合用,共奏温中和胃之功。

【临床应用】

1. 胃痛　因胃阳不足,寒凝气滞所致,症见胃脘胀痛,痛窜胁背,脘闷不适,呕吐酸水,畏寒肢冷,舌质淡,苔薄白,脉弦紧。

2. 痞满　因脾虚不运,胃气阻滞所致,症见脘腹胀满,胸脘堵闷,不思饮食,嘈杂不适,苔薄白,脉细滑。

3. 纳呆　因脾胃虚弱,胃不受纳,脾不运化所致,症见不思饮食,食则饱胀,大便稀溏,体乏无力,舌质淡,苔薄白,脉细弱。

【药理作用】本品有抗胃溃疡和镇痛作用。

【禁忌】对本品过敏者禁用。

【注意事项】

1. 胃阴虚,表现为口干欲饮、大便干结、小便短少者不宜用。

2. 湿热中阻所致痞满、胃痛者慎用。

3. 孕妇慎用。

4. 过敏体质者慎用。

5. 饮食宜清淡,忌烟酒及辛辣、生冷、油腻食物。

【用法用量】丸剂:

规格①浓缩丸,口服。一次8丸,一日3次。

规格②水丸,口服。一次9g,一日2次。

颗粒剂:开水冲服。一次1袋,一日2次。

【剂型规格】丸剂:①每8丸相当于原药材3g;②每袋装9g。

颗粒剂:每袋装5g。

香砂养胃片

【药物组成】木香、麦芽、茯苓、甘草、陈皮、砂仁、豆蔻、白术、苍术、香附、厚朴、党参、神曲、半夏曲、广藿香油。

【功能主治】健胃消食,行气止痛。用于胃肠衰弱、消化不良、胸膈满闷、腹痛呕吐、肠鸣泄泻。

【方解】方中党参、白术补气健脾,燥湿利水;木香、砂仁行气止痛,健脾和胃,共为君药。苍术燥湿健脾;豆蔻、藿香化湿行气,和胃止呕;陈皮、厚朴理气和中,行气除胀;香附疏肝理气止痛,共为臣药。茯苓健脾利湿,麦芽、神曲健脾消食,半夏曲降逆止呕,共为佐药。甘草调和诸药,为使药。诸药合用,共奏健胃消食,行气止痛之功。

【临床应用】

1. 纳呆　因脾胃虚弱,胃不受纳,脾不运化所致,症见不思饮食,食则饱胀,大便稀溏,体乏无力,舌质淡,苔薄白,脉细弱。

2. 痞满　因脾虚不运,胃气阻滞所致,症见脘腹胀满,胸脘堵闷,不思饮食,嘈杂不适,苔薄白,脉细滑。

3. 胃痛　因脾虚不运,胃气阻滞所致,症见胃脘胀痛,痛窜胁背,脘闷不适,呕吐酸水,舌质淡,苔薄白,脉弦紧。

4. 泄泻　因脾虚不运,胃气阻滞所致,症见腹泻肠鸣,脘腹胀满,不思饮食,嗳腐酸臭,舌质淡,苔薄白,脉弦紧。

【药理作用】本品有抗胃溃疡和镇痛作用。

【禁忌】对本品过敏者禁用。

【注意事项】

1. 胃阴虚者(表现为口干欲饮、大便干结、小便短少)不宜用。

2. 湿热中阻所致痞满、胃痛者慎用。

3. 孕妇慎用。

4. 过敏体质者慎用。

5. 饮食宜清淡,忌烟酒及辛辣、生冷、油腻食物。

【用法用量】片剂:口服。一次 4~8 片,一日 2 次。

【剂型规格】片剂:每片重 0.6g。

38. 香砂平胃丸(颗粒)

香砂平胃丸

【药物组成】苍术、陈皮、姜厚朴、木香、砂仁、甘草。

【功能主治】健胃,舒气,止痛。用于胃肠衰弱,消化不良,胸膈满闷,胃痛呕吐。

【方解】方中苍术苦温,有燥湿健脾之功,为君药。姜厚朴理气宽中,化湿除满;木香辛温,行气和胃,善调脾胃气滞而止痛,二药共为臣药。砂仁化湿醒脾,陈皮燥湿和胃,两药均为辛香温燥之品,入脾、胃经而有行气调中之功,同为佐药。甘草既可和中,又调和诸药,为使药。诸药相合,共奏健胃,舒气,止痛之功。

【临床应用】

1. 痞满 因湿浊中阻,脾胃不和,中焦气滞所致,症见胸脘满闷,痞塞不舒,纳呆食少,恶心,肢体倦怠,大便溏薄,舌苔白腻,脉细缓。

2. 胃痛 因湿浊中阻,中焦气滞所致,症见胃痛隐隐,胃胀不适,口淡无味,不思饮食,泛泛欲吐,肢体倦怠,神疲乏力,大便溏薄,舌苔白腻,脉濡缓。

3. 呕吐 湿浊中阻,脾胃不和,胃气上逆所致,症见呕吐,恶心,胸脘痞闷,不思饮食,肢体倦怠,神疲乏力,大便溏薄,舌苔白腻,脉濡缓。

【药理作用】本品具有抗胃溃疡、镇痛等作用。

【注意事项】

1. 脾胃阴虚者慎用。

2. 饮食宜清淡,忌生冷、油腻、煎炸食物和海鲜发物。

【用法用量】口服。一次 6g,一日 1~2 次。

【剂型规格】丸剂:每袋(瓶)装 6g。

香砂平胃颗粒

【药物组成】苍术(炒)、陈皮、甘草、厚朴(姜炙)、香附(醋炙)、砂仁。

【功能主治】健脾，温中，燥湿。用于饮食不节，食湿互滞，胃脘疼痛，消化不良。

【方解】方中炒苍术苦温，有燥湿健脾、温中助运之功，为君药。姜厚朴理气消积，化湿除满，陈皮理气健脾，燥湿和胃，砂仁化湿醒脾，理气温中，共为臣药。醋香附理气疏肝，和胃止痛，用作佐药。甘草既可和中，又调和诸药，为使药。诸药相合，共奏健脾，温中，燥湿之功。

【临床应用】

1. 胃痛　因寒湿中阻，中焦气滞所致，症见胃痛隐隐，胃胀不适，口淡无味，不思饮食，泛泛欲吐，肢体倦怠，神疲乏力，大便溏薄，舌苔白腻，脉濡缓。

2. 痞满　因寒湿中阻，脾胃不和，中焦气滞所致，症见脘腹满闷，痞塞不舒，纳呆食少，呕恶嗳气，大便溏薄，舌苔白腻，脉细缓。

【药理作用】本品有抗胃溃疡、镇痛等作用。

【注意事项】

1. 脾胃阴虚者慎用。

2. 脾胃湿火蕴结者慎用。

3. 饮食宜清淡，忌生冷、油腻、煎炸食物和海鲜发物。

【用法用量】规格①开水冲服。一次 1 袋(5g)，一日 2 次。

规格②开水冲服。一次 10g，一日 2 次。

【剂型规格】颗粒剂：①每袋装 5g；②每袋装 10g。

39. 理　中　丸

【药物组成】党参、土白术、炙甘草、炮姜。

【功能主治】温中散寒，健胃。用于脾胃虚寒，呕吐泄泻，胸满腹痛，消化不良。

【方解】方中炮姜大辛大热，归脾、胃经，温中散寒，健运脾阳，为君药。党参甘温入脾，补中益气，培补后天之本，气旺则阳复，为臣药。土白术甘苦，健脾燥湿，为佐药。炙甘草甘温，补脾益气，调和诸药，为使药。诸药合用，共奏温中散寒，健胃之功。

【临床应用】

1. 胃痛　脾胃虚寒，运化失司所致，症见胃脘冷痛，畏寒肢冷，喜热饮食，舌淡苔白，脉细弦。

2. 呕吐　脾胃虚寒，脾胃不和，胃气上逆所致，症见呕吐，恶心，胃脘痞闷，不思饮食，肢体倦怠，神疲乏力，大便溏薄，舌淡苔白，脉沉细。

3. 泄泻　脾胃虚弱，内寒自生，升降失常，清浊相干所致，症见大便溏泄，腹中冷痛，喜温喜暖，畏寒肢冷，舌淡苔白，脉细滑。

【药理作用】本品有抑制胃肠道运动、止泻、抗胃溃疡作用。

【禁忌】对本品过敏者禁用。

【注意事项】

1. 湿热中阻者及阴虚火旺者慎用。

2. 忌食生冷油腻及不易消化的食物。

【用法用量】规格①大蜜丸,口服。一次1丸,一日2次;小儿酌减。

规格②浓缩丸,口服。一次8丸,一日3次。

【剂型规格】丸剂:①每丸重9g;②每8丸相当于原药材3g。

二、益气复脉

40. 参麦注射液△

【药物组成】红参、麦冬。

【功能主治】益气固脱,养阴生津,生脉。用于治疗气阴两虚型之休克、冠心病、病毒性心肌炎、慢性肺心病、粒细胞减少症。本品能提高肿瘤患者的免疫功能,与化疗药物合用时,有一定的增效作用,并能减少化疗药物所引起的毒副作用。

【方解】方中红参甘温大补元气,补益心气,强心固脱,为君药。麦冬甘寒养阴生津,滋补心阴,宁心安神,为臣药。二药为伍,相得益彰,共奏益气固脱,养阴生津,生脉之功用。

【临床应用】

1. 脱证 因元气大虚,阴液耗竭,真气欲脱所致,症见卒然面色苍白,口唇青紫,汗出肢冷,呼吸微弱,口干舌燥,脉细数或微细欲绝等;休克见上述证候者。

2. 胸痹 因心气不足,心阴亏耗引起的心脉失养,胸阳失于舒展所致,症见胸闷,心前区刺痛,心悸,气短,心烦少寐,倦怠懒言,面色㿠白,舌红,少苔,脉细数;冠心病见上述证候者。

3. 心悸 因心气亏耗,心阴受损所致,症见心中悸动不安,气短,自汗,胸闷,心烦不寐,耳鸣,口干,烘热,舌红,脉细数;病毒性心肌炎见上述证候者。

4. 喘证 因气阴两虚所致,症见喘息,短促无力,语声低微,自汗心悸,心烦不寐,口干舌燥,舌淡红、脉细数;慢性肺心病见上述证候者。

5. 血劳 因气虚阴亏所致,症见头晕,心悸,倦怠乏力,失眠,心烦,口干舌燥,腰膝酸软,潮热盗汗,舌红、脉细数;粒细胞减少症见上述证候者。

【药理作用】本品有抗休克、抗心力衰竭、抗多脏器缺血损伤、调节免疫功能、改善微循环、改善肺功能、降血脂、抗肿瘤等作用。

【不良反应】过敏反应:潮红、皮疹、瘙痒、呼吸困难、憋气、心悸、发绀、血压下降、喉水肿、过敏性休克等。全身性损害:畏寒、寒战、发热、高热、疼痛、乏力、面色苍白、胸闷、多汗、晕厥等。呼吸系统:呼吸急促、咳嗽、喷嚏、哮喘等。心血管系统:心悸、胸闷、胸痛、发绀、心律失常、心动过速、血压升高等。消化系统:口干、舌燥、呃逆、恶心、呕吐、腹痛、腹泻、便秘、胀气、肝生化指标异常等。精神及神经系统:头晕、头胀、头痛、麻木、震颤、抽搐、意识模糊、烦躁、精神紧张、失眠等。皮肤及其附件:皮疹、斑丘疹、红斑疹、荨麻疹、瘙痒、肿胀、皮炎等。用药部位:疼痛、红肿、麻木、瘙痒、皮疹、静脉炎等。其他:腰背疼痛、肌痛、视物模糊等。

【禁忌】

1. 对本品或含有红参、麦冬制剂及成分中所列辅料过敏或有严重不良反应病史者禁用。

2. 新生儿、婴幼儿禁用。

3. 孕妇、哺乳期妇女禁用。

4. 对药物有家族过敏史或过敏史者、过敏体质者禁用。

【注意事项】

1. 本品不良反应包括过敏性休克,应在有抢救条件的医疗机构使用,使用者应接受过过敏性休克抢救培训,用药后出现过敏反应或其他严重不良反应须立即停药并及时救治。

2. 严格按照药品说明书规定的功能主治使用,禁止超功能主治用药。阴盛阳衰者不宜使用。

3. 严格掌握用法用量。按照药品说明书推荐剂量使用药品。不得超剂量、过快滴注和长期连续用药。

4. 本品保存不当可能影响药品质量;用药前和配制后及使用过程中应认真检查本品及滴注液,发现药液出现混浊、沉淀、变色、结晶等药物性状改变以及瓶身有漏气、裂纹等现象时,均不得使用。

5. 严禁混合配伍,谨慎联合用药。本品应单独使用,禁忌与其他药品混合配伍使用。如确需要联合使用其他药品时,应谨慎考虑与本品的间隔时间以及药物相互作用等问题。应以适量稀释液对输液管道进行冲洗,避免参麦注射液与其他药液在管道内混合的风险。

6. 用药前应仔细询问患者情况、用药史和过敏史。心脏严重疾患者、肝肾功能异常患者、老年人、儿童等特殊人群以及初次使用本品的患者应慎重使用。如确需使用,应加强临床用药监护。

7. 本品不能与甘油果糖注射液、青霉素类高敏类药物联合使用。

8. 规格①、②:静脉滴注需稀释以后使用,现配现用。首次用药,宜选用小剂量，慢速滴注。禁止静脉推注的给药方法。规格③、④：静脉滴注建议稀释以后使用，现配现用。首次用药，宜选用小剂量，慢速滴注。禁止静脉推注的给药方法。

9. 加强用药监护。用药过程中，应密切观察用药反应，特别是开始30分钟，发现异常应立即停药，采用积极救治措施，救治患者。

【用法用量】肌内注射。一次2~4ml，一日1次。

静脉滴注。一次20~100ml（用5%葡萄糖注射液250~500ml稀释后应用）或遵医嘱，规格③、④也可直接滴注。

【剂型规格】注射液：①每支装10ml；②每支装20ml；③每瓶装50ml；④每瓶装100ml。

41. 生脉饮（颗粒、胶囊、注射液△）

生脉饮（颗粒、胶囊）

【药物组成】红参、麦冬、五味子。

【功能主治】益气复脉，养阴生津。用于气阴两亏，心悸气短，脉微自汗。

【方解】方中红参味甘性平，归脾、肺二经，能补脾益肺，健运中气，鼓舞清阳，生津止渴，为君药。麦冬甘寒质润，入肺、胃、心经，养阴生津，清心除烦，与红参合用，可使气旺津生，脉气得复，为臣药。五味子敛肺宁心，止汗生津，为佐药。三药配合，一补、一清、一敛，共奏益气复脉，养阴生津之功。

【临床应用】

1. 胸痹　因气阴两虚所致，症见胸痛胸闷，心悸气短，头晕乏力，舌微红，脉微细。

2. 心悸　因气阴两虚所致，症见心悸气短，乏力自汗，夜寐不安，多梦，健忘，口舌干燥，惊悸，怔忡，舌质略红而干燥少津，脉微细。

【药理作用】本品有抗心肌缺血、抗心力衰竭、提高机体免疫功能、降血脂、抗炎、抗氧化、抗脑缺血损伤、抗肺损伤及抗肿瘤等作用。

【禁忌】对本品过敏者禁用。

【注意事项】

1. 脾胃虚弱、咳嗽痰多者慎用。

2. 里实证及表证未解者慎用。

3. 宜饭前服用。

4. 服药期间饮食宜清淡，忌辛辣、油腻之物。

5. 在治疗期间，心绞痛持续发作，宜加用硝酸酯类药。若出现剧烈心绞痛，心肌梗死，见有气促、汗出、面色苍白者，应及时急诊救治。

6. 过敏体质者慎用。

【用法用量】合剂：口服。一次 10ml，一日 3 次。

颗粒剂：

规格①开水冲服。一次 2g，一日 3 次。

规格②开水冲服。一次 10g，一日 3 次。

胶囊：规格①、②口服。一次 3 粒，一日 3 次。

【剂型规格】合剂：每支装 10ml。

颗粒剂：①每袋装 2g；②每袋装 10g。

胶囊：①每粒装 0.3g；②每粒装 0.35g。

生脉注射液

【药物组成】红参、麦冬、五味子。

【功能主治】益气养阴，复脉固脱。用于气阴两亏，脉虚欲脱的心悸、气短，四肢厥冷、汗出、脉欲绝及心肌梗死、心源性休克、感染性休克等具有上述证候者。

【方解】方中红参为君药，味甘性平，归脾、肺二经，能大补元气，补脾益肺，健运中气，鼓舞清阳，生津止渴。麦冬为臣药，甘寒质润，入肺、胃、心经，养阴生津，清心除烦，与红参合用，可使气旺津生，脉气得复。五味子敛肺宁心，止汗生津，用为佐使。三药配合，制成注射液应用，效捷而力宏，共奏益气养阴，复脉固脱之功。

【临床应用】

1. 脱证　因气阴两虚所致，症见心悸，气短，面色无华或面色潮红，烦躁，口渴，小便短少，四肢厥冷，大汗淋漓，舌红少苔，脉细数或至数不匀；心源性休克、感染性休克等见上述证候者。

2. 心悸　因气阴两虚所致，症见心悸，怔忡，胸闷气短，面色不华或面色潮红，头晕，自汗或盗汗，舌红，苔少，脉细数或至数不匀。

3. 胸痹　因气阴两虚所致，症见胸闷或心痛阵作，心悸，气短，头晕，乏力，失眠，舌偏红，脉细或结代；心肌梗死见上述证候者。

【药理作用】本品有抗心肌缺血、抗休克、保护心功能等作用。

【不良反应】过敏反应：潮红、皮疹、瘙痒、呼吸困难、心悸、发绀、血压下降、喉水肿、过敏性休克等。全身性损害：寒战、发热、高热、畏寒、乏力、疼痛、面色苍白等。皮肤及其附件：皮疹、瘙痒、多汗、局部皮肤反应等，有剥脱性皮炎个案报告。消化系统：恶心、呕吐、腹胀、腹痛、腹泻、胃不适、口干、口麻木等。心血管系统：心悸、胸闷、胸痛、发绀、血压升高、心律失常、血压下降、心区不适等。精神及神经系统：头晕、头痛、局部麻木、抽搐、震颤、头胀、意识模糊、失眠、精神障碍等。呼吸系统：呼吸困难、呼吸急促、咳嗽、哮喘、喉水肿、咽喉不适等。用药部位：静脉炎、局部疼痛、局部麻木等。其他：腰背剧痛、肌痛、球结膜水肿、视力异常、排尿异常、眶周水肿等。

【禁忌】

1. 对本品或含有红参、麦冬、五味子制剂及成分中所列辅料过敏或有严重不良反应病史者禁用。过敏体质者禁用。

2. 新生儿、婴幼儿禁用。

3. 孕妇禁用。

4. 对实证及暑热等病热邪尚存者，咳而尚有表证未解者禁用。

【注意事项】

1. 本品不良反应包括过敏性休克，应在有抢救条件的医疗机构使用，使用者应接受过过敏性休克抢救培训，用药后出现过敏反应或其他严重不良反应须立即停药并及时救治。

2. 严格掌握功能主治，辨证用药。严格按照药品说明书规定的功能主治使用，禁止超功能主治用药。

3. 严格掌握用法用量。按照药品说明书推荐剂量、调配要求用药，不得超剂量、高浓度、过快滴注或长期连续用药，儿童、老年人应按年龄或体质情况酌情减量；不得使用静脉推注的方法给药。

4. 严禁混合配伍，谨慎联合用药。本品应单独使用，禁忌与其他药品混合配伍使用。如确需要联合使用其他药品时，应谨慎考虑与本品的间隔时间以及药物相互作用等问题。输注本品前后，应用适量稀释液对输液管道进行冲洗，避免输液的前后两种药物在管道内混合，引起不良反应。

5. 用药前应仔细询问患者情况、用药史和过敏史。寒凝血瘀胸痹心痛者、非气阴两虚病患者不宜使用。儿童、年老体弱者、高血压患者、心肺严重疾患者、肝肾功能异常者等特殊人群和初次使用本品的患者应慎重使用，加强临床用药监护。对有其他药物过敏史者慎用。

6. 加强用药监护。用药过程中，应密切观察用药反应，特别是开始 30 分钟，如发现异常立即停药，采用积极救治措施救治患者。

7. 本品保存不当可能影响药品质量。本品需滴注前新鲜配制。用药前和配制后及使用过程中应认真检查本品及滴注液，发现药液出现混浊、沉淀、变色、结晶等药物性状改变以及瓶身有漏气、裂纹等现象时，均不得使用。

8. 本品有升压反应，高血压患者使用时需注意观察血压变化。

【用法用量】肌内注射。一次 2~4ml，一日 1~2 次。

静脉滴注。一次 20~60ml，用 5% 葡萄糖注射液 250~500ml 稀释后使用；或遵医嘱。

【剂型规格】注射液：①每支装 10ml；②每支装 20ml。

42. 稳心颗粒

【药物组成】党参、黄精、三七、琥珀、甘松。

【功能主治】益气养阴,活血化瘀。用于气阴两虚,心脉瘀阻所致的心悸不宁、气短乏力、胸闷胸痛;室性早搏、房性早搏见上述证候者。

【方解】方中黄精性味甘平,养阴生津,补脾益气,气阴双补,为君药。党参性平味甘,健脾益气,气旺津生,辅助君药以为臣药。三七化瘀止血,活血定痛;琥珀镇惊安神,宁心止悸;甘松理气止痛,醒脾健胃,以防补益之品滋腻碍胃,以上三药共为佐药。诸药配合,共奏益气养阴,活血化瘀之功。

【临床应用】心悸 因气阴两虚,心脉瘀阻,心神失养所致,症见心悸不宁,怔忡,短气喘息,胸闷不舒,胸痛时作,神疲乏力,心烦少寐,舌暗有瘀点、瘀斑,脉虚或结代;室性早搏、房性早搏见上述证候者。

【药理作用】本品有抗快速型心律失常、增加冠脉血流量、抑制血小板聚集、改善微循环、抗心力衰竭等作用。

【不良反应】上市后不良反应监测数据显示本品可见以下不良反应:恶心、呕吐、腹部不适、腹胀、腹痛、腹泻、头晕、头痛、皮疹、瘙痒、胸闷等。

【禁忌】

1. 缓慢型心律失常禁用。
2. 对本品及所含成分过敏者禁用。

【注意事项】

1. 孕妇慎用。
2. 忌食生冷食物,忌烟酒、浓茶。
3. 用药时应将药液充分搅匀,勿将杯底药粉丢弃。
4. 危重患者应采取综合治疗方法。

【用法用量】规格①、②开水冲服。一次1袋,一日3次;或遵医嘱。

【剂型规格】颗粒剂:①每袋装5g;②每袋装9g。

第五节 化痰、止咳、平喘剂

一、温化寒痰

43. 通宣理肺丸(颗粒、胶囊、片)

【药物组成】紫苏叶、前胡、桔梗、苦杏仁、麻黄、甘草、陈皮、半夏(制)、茯苓、枳壳(炒)、黄芩。

【功能主治】解表散寒，宣肺止嗽。用于风寒束表、肺气不宣所致的感冒咳嗽，症见发热、恶寒、咳嗽、鼻塞流涕、头痛、无汗、肢体酸痛。

【方解】方中紫苏、麻黄性温辛散，疏风散寒，发汗解表，宣肺平喘，共为君药。前胡、苦杏仁降气化痰平喘，桔梗宣肺化痰利咽，三药相伍，以复肺脏宣发肃降之机；陈皮、半夏燥湿化痰，茯苓健脾渗湿，合以健脾渗湿化痰，共为臣药。黄芩清泻肺热，以防外邪内郁而化热，并防麻黄、半夏等温燥太过；炒枳壳理气，使气行则痰化津复，共为佐药。甘草化痰止咳，调和诸药，为佐使药。诸药相合，共奏解表散寒，宣肺止嗽之功。

【临床应用】咳嗽　因风寒外束，肺气不宣，气逆痰阻所致，症见发热恶寒，恶寒较甚，头痛鼻塞，咳嗽痰白，无汗而喘，肢体酸痛，舌苔薄白，脉浮紧。

【药理作用】本品有镇咳、祛痰、平喘、解热、抗炎等作用。

【禁忌】对本品过敏者禁用。

【注意事项】

1. 风热感冒咳嗽不宜用。
2. 忌烟酒及辛辣、生冷、油腻食物。
3. 过敏体质者慎用。
4. 高血压、癫痫、中风、心律不齐患者慎用。
5. 运动员慎用。

【用法用量】丸剂：

规格①大蜜丸，口服。一次2丸，一日2~3次。

规格②水蜜丸，口服。一次7g，一日2~3次。

规格③浓缩丸，口服。一次8~10丸，一日2~3次。

颗粒剂：

规格①、②开水冲服。一次1袋，一日2次。

胶囊：口服。一次2粒，一日2~3次。

片剂：口服。一次4片，一日2~3次。

【剂型规格】丸剂：①每丸重6g；②每100丸重10g；③每8丸相当于原药材3g。

颗粒剂：①每袋装3g；②每袋装9g。

胶囊：每粒装0.36g。

片剂：每片重0.3g。

44. 寒喘祖帕颗粒

【药物组成】小茴香、芹菜子、神香草、玫瑰花、芸香草、荨麻子、铁线蕨、胡芦巴、甘草浸膏。

【功能主治】镇咳，化痰，温肺止喘。用于急性感冒，寒性乃孜来所致的咳嗽及异常黏液质性哮喘。

【方解】小茴香、芹菜子温阳散寒，温肺化痰。神香草止咳化痰，平喘利肺。玫瑰花、芸香草散寒渗湿，止咳平喘。荨麻子、铁线蕨、胡芦巴祛寒燥湿，活血解痉，镇咳化痰。甘草浸膏止咳化痰定喘。诸药相合，共奏镇咳，化痰，温肺止喘之功。

【临床应用】

1. 感冒　因外感风寒所致，症见恶寒重，发热轻，头痛，肢节酸痛，鼻塞声重，时流清涕，脉浮或紧。

2. 咳嗽　因外感风寒所致，症见咳嗽痰多，质稀易咯出。

3. 哮喘　因外感风寒所致，症见气喘，咳嗽，痰清稀有泡沫。

【药理作用】本品有镇咳、平喘、抗炎、抗急性肺损伤作用。

【注意事项】

1. 外感风热者不宜用。

2. 服药期间饮食宜清淡，忌食辛辣、生冷、油腻之品。

【用法用量】规格①口服。一次 6g，一日 2 次。

规格②、③口服。一次 1 袋，一日 2 次。

【剂型规格】颗粒剂：①每袋装 6g；②每袋装 10g；③每袋装 12g。

二、清热化痰

45. 蛇胆川贝液

【药物组成】蛇胆汁、平贝母。

【功能主治】祛风止咳，除痰散结。用于风热咳嗽，痰多气喘，胸闷，咳痰不爽或久咳不止。

【方解】方中蛇胆汁味甘苦，性凉，功擅清热祛风，化痰止咳。平贝母味苦甘，性微寒，功擅润肺止咳，化痰散结。两者同用，共奏祛风止咳，除痰散结之功。

【临床应用】咳嗽　因外感风热犯肺，或风寒郁肺化热所致，症见咳嗽，气粗，痰稠黄，咯吐不爽，发热，咽喉疼痛，或痰黏难咯，久咳不止，舌红苔黄腻，脉滑数。

【药理作用】本品有止咳、祛痰、平喘等作用。

【禁忌】对本品过敏者禁用。

【注意事项】

1. 风寒咳嗽，痰湿犯肺者慎用。

2. 孕妇、体质虚弱者慎用。

3. 过敏体质者慎用。

4. 服药期间忌辛辣、油腻食物，忌烟酒。

【用法用量】口服。一次10ml，一日2次；小儿酌减。

【剂型规格】糖浆剂、合剂：每支装10ml。

46. 橘红丸（颗粒、胶囊、片）

【药物组成】化橘红、陈皮、半夏（制）、茯苓、甘草、桔梗、苦杏仁、炒紫苏子、紫菀、款冬花、瓜蒌皮、浙贝母、地黄、麦冬、石膏。

【功能主治】清肺，化痰，止咳。用于痰热咳嗽，痰多，色黄黏稠，胸闷口干。

【方解】方中化橘红理气宽中，燥湿化痰；浙贝母清热泻火，化痰止咳，共为君药。陈皮、制半夏、茯苓、甘草合用，取二陈汤之意，健脾燥湿，理气祛痰，使湿去脾旺，痰无由生，共为臣药。苦杏仁、炒紫苏子降气化痰，桔梗宣肺化痰，畅壅塞之气，使气利痰自愈；紫菀、款冬花、瓜蒌皮、石膏清肺中郁热，加强清热化痰作用；地黄、麦冬滋阴润肺，共为佐药。全方共奏清肺，化痰，止咳之功。

【临床应用】咳嗽　因痰热壅肺，肺失宣降所致，症见咳嗽，痰多色黄，不易咯出，胸闷，口干，纳呆，舌红，苔黄腻，脉弦数。

【药理作用】本品有镇咳、祛痰、抗炎等作用。

【禁忌】对本品过敏者禁用。

【注意事项】

1. 本品清化痰热，气虚喘咳及阴虚燥咳者不宜用。

2. 脾胃虚寒，腹痛、喜暖、泄泻者慎用。

3. 过敏体质者慎用。

4. 忌烟酒及辛辣、生冷、油腻食物。

【用法用量】丸剂：

规格①大蜜丸，口服。一次4丸，一日2次。

规格②大蜜丸，口服。一次2丸，一日2次。

规格③水蜜丸，口服。一次7.2g，一日2次。

颗粒剂：开水冲服。一次1袋，一日2次。

胶囊：口服。一次5粒，一日2次。

片剂：规格①、②口服。一次6片，一日2次。

【剂型规格】丸剂：①每丸重3g；②每丸重6g；③每100丸重10g。

颗粒剂：每袋装11g。

胶囊：每粒装0.5g。

片剂：①每片重0.3g；②每片重0.6g。

47. 急支糖浆(颗粒)

【药物组成】鱼腥草、金荞麦、四季青、麻黄、紫菀、前胡、枳壳、甘草。

【功能主治】清热化痰,宣肺止咳。用于外感风热所致的咳嗽,症见发热、恶寒、胸膈满闷、咳嗽咽痛;急性支气管炎、慢性支气管炎急性发作见上述证候者。

【方解】方中鱼腥草长于清肺解毒,为君药。金荞麦、四季青清热泻火,排脓解毒,加强君药清肺热之功,为臣药。麻黄宣肺气,止咳平喘;前胡宣散风热,降气化痰,止咳平喘;紫菀化痰止咳;枳壳疏利气机,四药共为佐药。甘草化痰止咳,调和诸药,为佐使药。诸药合用,共奏清热化痰,宣肺止咳之功。

【临床应用】咳嗽 因外感风热或痰热壅肺所致,症见发热恶寒,咳嗽痰黄,口渴咽痛,舌边尖红,苔薄黄,脉浮数;或咳嗽胸闷,痰多黄稠,小便短赤,舌红苔黄,脉滑数;急性支气管炎、慢性支气管炎急性发作见上述证候者。

【药理作用】本品有抗炎、抗病原微生物(金黄色葡萄球菌、腺病毒、流感病毒、呼吸道合胞病毒等)、祛痰、镇咳、平喘等作用。

【禁忌】对本品过敏者禁用。

【注意事项】

1. 本品含有麻黄,心脏病、高血压患者慎用运动员慎用。
2. 本品清化痰热,寒痰咳嗽者慎用。
3. 过敏体质者慎用。
4. 服药期间饮食宜清淡,忌食辛辣、生冷、油腻食物。

【用法用量】糖浆剂:规格①、②口服。一次 20~30ml,一日 3~4 次;儿童周岁以内一次 5ml,1~3 岁一次 7ml,3~7 岁一次 10ml,7 岁以上一次 15ml,一日 3~4 次。

颗粒剂:口服。一次 4g,一日 3~4 次;小儿酌减。

【剂型规格】糖浆剂:①每瓶装 100ml;②每瓶装 200ml。

颗粒剂:每袋装 4g。

三、润肺化痰

48. 养阴清肺丸(膏、颗粒)

【药物组成】地黄、麦冬、玄参、川贝母、白芍、牡丹皮、薄荷、甘草。

【功能主治】养阴润燥,清肺利咽。用于阴虚肺燥,咽喉干痛,干咳少痰或痰中带血。

【方解】方中地黄养阴生津,清热润燥,为君药。玄参、麦冬滋肺肾之阴,清肺利咽，凉血解毒；白芍敛阴泄热，共为臣药。牡丹皮凉血散瘀，消肿止痛；川贝母润肺化痰；薄荷祛风利咽，共为佐药。甘草祛痰止咳，调和诸药，为使药。诸药合用，共奏养阴润燥，清肺利咽之功。

【临床应用】

1. 咳嗽　因阴虚肺燥所致，症见干咳无痰或痰少而黏，或痰中带血，舌质红，脉细数。

2. 慢喉痹　因阴津不足所致，症见咽干咽痛，咽痒不适，舌质红，脉细数。

【药理作用】本品有镇咳、祛痰、抗炎、增强机体免疫功能等作用。

【禁忌】对本品过敏者禁用。

【注意事项】

1. 痰湿壅盛，痰多黏稠，色白成块者不宜用。

2. 孕妇慎用。

3. 忌烟、酒及辛辣、生冷、油腻食物。

【用法用量】丸剂：

规格①大蜜丸，口服。一次 1 丸，一日 2 次。

规格②水蜜丸，口服。一次 6g，一日 2 次。

煎膏剂：口服。一次 10~20ml，一日 2~3 次。

颗粒剂：规格①、②口服。一次 1 袋，一日 2 次。

【剂型规格】丸剂：①每丸重 9g；②每 100 粒重 10g。

煎膏剂：①每瓶装 50g；②每瓶装 150g；③每瓶装 80ml；④每瓶装 100ml。

颗粒剂：①每袋装 6g；②每袋装 15g。

49. 二母宁嗽丸（颗粒、片）

【药物组成】川贝母、知母、石膏、炒栀子、黄芩、蜜桑白皮、茯苓、炒瓜蒌子、陈皮、麸炒枳实、炙甘草、五味子（蒸）。

【功能主治】清肺润燥，化痰止咳。用于燥热蕴肺所致的咳嗽、痰黄而黏不易咳出、胸闷气促、久咳不止、声哑喉痛。

【方解】川贝母性微寒，清热润燥，化痰止咳；知母甘寒，清肺润燥，共为君药。黄芩清肺热，石膏泻肺胃之火，炒栀子清解三焦火毒，共为臣药。密桑白皮清泄肺热，止咳平喘；炒瓜蒌子润肺化痰止咳，蒸五味子敛肺止咳平喘，麸炒枳实化痰除痞，陈皮理气化痰，茯苓健脾渗湿以除生痰之源，共为佐药。炙甘草润肺止咳，调和药性而为佐使药。诸药共奏清肺润燥，化痰止咳之功。

【临床应用】咳嗽　因燥热蕴肺所致，症见咳嗽，咯痰，久咳不止，痰黄而黏，不易咳出，胸闷气促，声哑喉痛，舌红，苔黄，脉滑数。

【禁忌】对本品过敏者禁用。

【注意事项】

1. 本品寒凉,脾胃虚寒者慎用。

2. 孕妇慎用。

3. 外感风寒,痰涎壅盛所致的咳嗽气急慎用。

4. 服用期间饮食宜清淡,忌食辛辣、生冷、油腻食物,忌烟酒。

【用法用量】丸剂:

规格①大蜜丸,口服。一次1丸,一日2次。

规格②水蜜丸,口服。一次6g,一日2次。

颗粒剂:

规格①开水冲服。一次3g,一日2次。

规格②开水冲服。一次10g,一日2次。

片剂:口服。一次4片,一日2次。

【剂型规格】丸剂:①每丸重9g;②每100丸重10g。

颗粒剂:①每袋装3g;②每袋装10g。

片剂:每片重0.55g。

50. 润　肺　膏

【药物组成】莱阳梨清膏、党参、黄芪(蜜炙)、紫菀(蜜炙)、百部(蜜炙)、川贝母。

【功能主治】润肺益气,止咳化痰。用于肺虚气弱,胸闷不畅,久咳痰嗽,气喘自汗,慢性气管炎等症。

【方解】方中莱阳梨清膏润肺止咳化痰,为君药。蜜炙黄芪、党参补肺健脾,固表止汗;川贝母清润肺气,化痰止咳,共为臣药。蜜炙紫菀、蜜炙百部润肺化痰止咳,为佐药。诸药合用,共奏润肺益气,止咳化痰之功。

【临床应用】咳嗽　因久病迁延,肺脾气虚所致,症见咳嗽声微,气短,胸闷,乏力,痰少不易咯,气喘自汗,动则加重,舌淡苔薄白,脉弱无力;慢性气管炎见上述证候者。

【药理作用】本品有平喘、抗炎作用。

【禁忌】对本品过敏者禁用。

【注意事项】

1. 外感咳嗽慎用。

2. 痰湿壅盛者慎用。

3. 糖尿病患者慎用。

4. 服药期间忌食辛辣、油腻食物。

【用法用量】口服或开水冲服。一次15g,一日2次。

【剂型规格】煎膏剂:每瓶装 250g。

51. 强力枇杷膏(蜜炼)、强力枇杷露

【药物组成】枇杷叶、罂粟壳、百部、白前、桑白皮、桔梗、薄荷脑。

【功能主治】养阴敛肺,镇咳祛痰。用于久咳劳嗽,支气管炎等。

【方解】方中枇杷叶味苦能降,性寒能清,归肺、胃经,具有清肺降气止咳之功;罂粟壳性味酸平,敛肺止咳,共为君药。百部润肺止咳,桑白皮降肺气、泻肺火,白前降气化痰,共为臣药。桔梗辛散开宣肺气,利咽祛痰;薄荷脑芳香疏散,祛风利咽,共为佐使药。诸药合用,共奏养阴敛肺,镇咳祛痰之功。

【临床应用】咳嗽　因燥热伤肺,肺阴不足所致,症见咳嗽经久不愈,咽部不适,少痰或无痰;支气管炎见上述证候者。

【药理作用】本品具有镇咳、祛痰、抗炎、抑菌(金黄色葡萄球菌、甲型链球菌、乙型链球菌、肺炎球菌、大肠埃希氏菌等)作用。

【禁忌】

1. 对本品过敏者禁用。
2. 儿童、孕妇、哺乳期妇女禁用。

【注意事项】

1. 外感咳嗽及痰浊壅盛者慎用。
2. 服药期间忌食辛辣、生冷、油腻食物,忌烟酒。
3. 本品含罂粟壳,罂粟壳易成瘾,不宜常服。
4. 运动员慎用。

【用法用量】煎膏剂(膏滋):口服。一次 20g,一日 3 次。

糖浆剂:口服。一次 15ml,一日 3 次。

【剂型规格】煎膏剂(膏滋):每瓶装 180g、240g、300g。

糖浆剂:每瓶装 100ml、150ml、250ml、330ml。

四、疏风清热

52. 清宣止咳颗粒

【药物组成】桑叶、薄荷、苦杏仁(炒)、桔梗、白芍、枳壳、陈皮、紫菀、甘草。

【功能主治】疏风清热,宣肺止咳。用于小儿外感风热咳嗽,症见咳嗽,咯痰,发热或鼻塞,流涕,微恶风寒,咽红或痛,苔薄黄等。

【方解】方中桑叶疏风宣肺止咳,为君药。薄荷辛凉清散,疏风透热;炒

苦杏仁、桔梗宣降肺气，祛痰止咳；陈皮、枳壳苦降下行以利肺气；紫菀润肺下气，化痰止咳，诸药相配，升降并用，宣降肺气，止咳化痰共为臣药。白芍味酸敛阴，与桑叶、薄荷相配，清宣祛邪而不伤阴，敛阴益阴而不敛邪，是为佐药。甘草调和诸药，兼有清热之效，是为使药。诸药合用，共奏疏风清热，宣肺止咳之功。

【临床应用】咳嗽 因外感风热之邪，束于肺卫，肺失宣降而致，症见咳嗽，有痰，发热，微恶风寒，鼻塞流涕，咽红或痛，苔薄黄。

【药理作用】本品有镇咳、祛痰和抗炎等作用。

【禁忌】

1. 对本品过敏者禁用。
2. 糖尿病患儿禁服。

【注意事项】

1. 风寒咳嗽慎用。
2. 脾虚易腹泻者慎服。
3. 服药期间，忌食辛辣、生冷、油腻食物。

【用法用量】开水冲服。1~3岁一次5g；4~6岁一次7.5g；7~14岁一次10g；一日3次。

【剂型规格】颗粒剂：每袋装10g。

53. 杏贝止咳颗粒

【药物组成】麻黄(蜜炙)、苦杏仁、桔梗、前胡、浙贝母、百部、北沙参、木蝴蝶、甘草。

【功能主治】清宣肺气，止咳化痰。用于外感咳嗽属表寒里热证，症见微恶寒、发热、咳嗽、咯痰、痰稠质黏、口干苦、烦躁等。

【方解】方中浙贝母清热化痰，解毒散结；苦杏仁宣降肺气，止咳化痰，合以清宣肺气，止咳化痰，共为君药。蜜麻黄开宣肺气，止咳平喘；前胡宣降肺气，止咳化痰；桔梗宣肺，化痰，利咽；木蝴蝶清肺利咽，四药合用增强君药宣降肺气，化痰止咳，散结利咽之效，共为臣药。北沙参、百部养阴清肺，润燥止咳，肺喜润恶燥，二药合用佐助君药增强润肺止咳之力，共为佐药。甘草调和诸药，化痰止咳，引药入经，为佐使药。诸药配伍，共奏清宣肺气，止咳化痰之功。

【临床应用】咳嗽 因表寒未解，里有郁热，肺气不宣所致，症见咳嗽，咯痰，痰稠质黏，咽喉不爽，音哑，口干苦，烦躁，或伴微恶寒、发热者。

【药理作用】本品有镇咳、祛痰、平喘、抗过敏、抗炎、抗病原微生物(甲型流感病毒、金黄色葡萄球菌)等作用。

【禁忌】对本品过敏者禁用。

【注意事项】

1. 本品含麻黄,运动员慎用。

2. 服药期间,忌食辛辣、生冷、油腻食物。

【用法用量】开水冲服。一次1袋,一日3次,7日为一个疗程。

【剂型规格】颗粒剂:每袋装4g。

五、疏风宣肺

54. 苏黄止咳胶囊

【药物组成】麻黄、紫苏叶、地龙、枇杷叶、紫苏子、蝉蜕、前胡、牛蒡子、五味子。

【功能主治】疏风宣肺,止咳利咽。用于风邪犯肺,肺气失宣所致的咳嗽,咽痒,痒时咳嗽,或呛咳阵作,气急,遇冷空气、异味等因素突发或加重,或夜卧晨起咳剧,多呈反复发作,干咳无痰或少痰,舌苔薄白等。感冒后咳嗽及咳嗽变异型哮喘见上述证候者。

【方解】方中紫苏叶辛温疏散,宣肺止咳以疗肺气失宣;麻黄疏风解表,宣肺止咳,二药共为君药疏风宣肺,缓急止咳利气。地龙疏风解痉,宣降缓急,止咳利气;蝉蜕疏风利咽,用于气急咳嗽,缓解气道;牛蒡子疏风利咽,治疗咽痒气急,生津止咳;五味子则收敛肺气,缓解气道,与麻黄宣散一收一散,臣药共辅君药针对气急咳嗽、肺气不宣共奏辛平宣散,疏风,利咽,止咳之效。前胡、枇杷叶亦助群臣润肺止咳,降气利咽,疏缓气道,共为佐药。紫苏子降气润肺止咳,亦有缓急之用,入肺经,为使药。诸药合用,共奏疏风宣肺,止咳利咽之功。

【临床应用】咳嗽 因风邪犯肺,肺气失宣所致,症见咳嗽,咽痒,或呛咳阵作,气急,遇冷空气、异味等因素突发或加重,或夜卧晨起咳剧,多呈反复性发作,干咳无痰或少痰,舌苔薄白,脉浮,或紧,或弦;感冒后咳嗽及咳嗽变异型哮喘见上述证候者。

【药理作用】本品有止咳、祛痰、平喘、抗炎及免疫调节等作用。

【不良反应】偶见恶心、呕吐、胃部不适、便秘、咽干。

【禁忌】孕妇忌用。

【注意事项】

1. 运动员慎用。

2. 高血压、心脏病患者慎服。

3. 服药期间忌服辛辣等刺激食物。

4. 尚无研究数据表明本品对外感发热、咽炎、慢性阻塞性肺疾病、肺癌、肺结核等有效。

5. 尚无研究数据支持本品可用于65岁以上和18岁以下患者，以及孕妇或哺乳期妇女。

6. 尚无研究数据支持本品可用于儿童咳嗽变异型哮喘。

【用法用量】口服。一次3粒，一日3次。7~14日为一个疗程。

【剂型规格】胶囊：每粒装0.45g。

六、平喘剂

55. 蛤蚧定喘丸(胶囊)

【药物组成】蛤蚧、瓜蒌子、紫菀、麻黄、醋鳖甲、黄芩、甘草、麦冬、黄连、百合、炒紫苏子、石膏、炒苦杏仁、煅石膏。

【功能主治】滋阴清肺，止咳平喘。用于肺肾两虚，阴虚肺热所致的虚劳久咳、年老哮喘、气短烦热、胸满郁闷、自汗盗汗。

【方解】方中蛤蚧补肺益肾，纳气止咳定喘；百合养阴清热，润肺止咳，共为君药。炒紫苏子、炒苦杏仁降气平喘，紫菀化痰止咳，瓜蒌子润肺化痰，麻黄宣肺平喘，共为臣药。黄芩、黄连、生石膏、煅石膏清泻肺热，醋鳖甲养阴敛汗，麦冬养阴润肺，共为佐药。甘草调和诸药，以为使药。以上药物寒温并用，宣敛结合，补清兼施，共奏滋阴清肺，止咳平喘之功。

【临床应用】

1. 喘证　因肺肾两虚，肾不纳气，痰热内阻所致，症见气喘胸闷，动则尤甚，干咳少痰或无痰，自汗盗汗，不思饮食，舌质红，苔薄黄，脉细数。

2. 咳嗽　因肺肾两虚，阴虚内热所致，症见虚劳久咳，干咳无痰或痰少黏白，兼见喘息胸闷，动则尤甚，潮热盗汗，不思饮食，舌质红，苔薄黄，脉细数。

【药理作用】本品有平喘、祛痰、镇咳、抗炎、抗过敏等作用。

【禁忌】对本品过敏者禁用。

【注意事项】

1. 孕妇慎用。

2. 咳嗽新发者慎用。

3. 儿童及脾胃虚寒者慎用。

4. 过敏体质者慎用。

5. 本品含麻黄，高血压、心脏病、青光眼者慎用。

6. 服药期间忌食辛辣、生冷、油腻食物。

7. 运动员慎用。

【用法用量】丸剂：

规格①大蜜丸,口服。一次1丸,一日2次。

规格②小蜜丸,口服。一次9g,一日2次。

胶囊:口服。一次3粒,一日2次;或遵医嘱。

【剂型规格】丸剂:①每丸重9g;②每60丸重9g。

胶囊:每粒装0.5g。

56. 桂龙咳喘宁胶囊(片)

【药物组成】桂枝、龙骨、白芍、生姜、大枣、炙甘草、牡蛎、黄连、法半夏、瓜蒌皮、炒苦杏仁。

【功能主治】止咳化痰,降气平喘。用于外感风寒、痰湿阻肺引起的咳嗽、气喘、痰涎壅盛;急慢性支气管炎见上述证候者。

【方解】方中桂枝入肺经,解肌散寒,温肺化饮,止咳平喘,为君药。炒苦杏仁降气止咳平喘,润肠通便;瓜蒌皮清热涤痰,宽胸散结;法半夏燥湿化痰,三药肃肺化痰,止咳平喘,共为臣药。龙骨、牡蛎重镇降气,敛肺纳气,止咳喘;白芍敛阴和营,可防桂枝辛散太过而耗散肺气;黄连清热燥湿,可解痰湿化热;生姜解表散寒,化痰止咳,生姜、大枣同用,调和脾胃,以上六味均为佐药。炙甘草化痰止咳,调和药性,以为使药。诸药相合,共奏止咳化痰,降气平喘之功。

【临床应用】

1. 咳嗽 因外感风寒、痰湿阻肺所致,症见咳嗽,气喘,痰涎壅盛,苔白滑腻,脉浮滑;急、慢性支气管炎见上述证候者。

2. 喘证 因外感风寒、痰湿阻肺、肺气上逆所致,症见呼吸急促,痰涎壅盛,苔白滑腻,脉浮滑数;急、慢性支气管炎见上述证候者。

【药理作用】本品具有抗炎、止咳、化痰、平喘、抗氧化和提高机体免疫功能的作用。

【禁忌】对本品过敏者禁用。

【注意事项】

1. 外感风热咳嗽慎用。

2. 孕妇慎用。

3. 服药期间忌烟、酒、油腻及生冷食物。

【用法用量】胶囊:口服。一次3粒,一日3次。

片剂:严格按照国家批准的药品说明书使用。

【剂型规格】胶囊:每粒装0.5g(相当于饮片1.67g)。

片剂。

第六节 开 窍 剂

一、清 热 开 窍

57. 安宫牛黄丸

【药物组成】牛黄、水牛角浓缩粉、麝香或人工麝香、珍珠、朱砂、雄黄、黄连、黄芩、栀子、郁金、冰片。

【功能主治】清热解毒，镇惊开窍。用于热病，邪入心包，高热惊厥，神昏谵语；中风昏迷及脑炎、脑膜炎、中毒性脑病、脑出血、败血症见上述症状者。

【方解】方中牛黄清心凉肝，豁痰开窍，息风止痉；水牛角清营凉血，解毒定惊；麝香芳香开窍，通络醒神，共为君药。黄连、黄芩、栀子清热泻火解毒，雄黄解毒豁痰，共为臣药。冰片、郁金通窍醒神，化浊开郁；朱砂、珍珠镇心安神，定惊止搐，共为佐使药。诸药合用，共奏清热解毒，镇惊开窍之功。

【临床应用】

1. 昏迷　因风温、春温、暑温疫毒，燔灼营血，内陷心包，风动痰生，上蒙清窍所致，症见高热烦躁，神昏谵语，喉间痰鸣，惊厥抽搐，斑疹吐衄，舌绛苔焦，脉细数者；脑炎、脑膜炎、中毒性脑病、败血症见上述证候者。

2. 中风　因痰火内盛，肝阳化风，风阳挟痰，上扰神明所致，症见突然昏迷，不省人事，两拳握固，牙关紧闭，面赤气粗，口舌㖞斜，喉间痰声辘辘，舌质红，苔黄腻，脉弦滑而数者；中风昏迷、脑出血见上述证候者。

3. 惊风　小儿因外感热病，热极生风，兼痰热内盛，闭塞神明所致，症见高热烦躁，头痛咳嗽，喉间痰鸣，神昏谵妄，惊厥抽搐，舌红绛，苔焦黄，脉弦数者；脑炎、脑膜炎见上述证候者。

【药理作用】本品有抗脑损伤、促进神经功能恢复、抗心肌缺血、抗急性肺损伤、抗炎、解热、镇静等作用。

【禁忌】对本品过敏者禁用。

【注意事项】

1. 本品为热闭神昏所设，寒闭神昏不得使用。
2. 本品含朱砂、雄黄，不宜过量久服，神志清醒后当停用。
3. 本品含有雄黄，不宜与硝酸盐、硫酸盐类同服。
4. 本品含有朱砂，不宜与溴化物、碘化物同用。
5. 孕妇慎用。
6. 运动员慎用。

7. 肝肾功能不全者慎用。

8. 服药期间饮食宜清淡，忌食辛辣油腻之品。

9. 在治疗过程中如出现肢寒畏冷，面色苍白，冷汗不止，脉微欲绝，由闭证变为脱证时，应立即停药。

10. 高热神昏，中风昏迷等口服本品困难者，当鼻饲给药。

【用法用量】规格①大蜜丸，口服。一次 2 丸，一日 1 次；小儿 3 岁以内一次 1/2 丸，4~6 岁一次 1 丸，一日 1 次；或遵医嘱。

规格②大蜜丸，口服。一次 1 丸，一日 1 次；小儿 3 岁以内一次 1/4 丸，4~6 岁一次 1/2 丸，一日 1 次；或遵医嘱。

【剂型规格】丸剂：①每丸重 1.5g；②每丸重 3g。

58. 清开灵颗粒（胶囊、软胶囊、片、注射液△）

清开灵颗粒（胶囊、软胶囊、片）

【药物组成】胆酸、珍珠母、猪去氧胆酸、栀子、水牛角、板蓝根、黄芩苷、金银花。

【功能主治】清热解毒，镇静安神。用于外感风热时毒、火毒内盛所致高热不退、烦躁不安、咽喉肿痛、舌质红绛、苔黄、脉数者；上呼吸道感染、病毒性感冒、急性化脓性扁桃体炎、急性咽炎、急性气管炎、高热等病症属上述证候者。

【方解】方中胆酸、猪去氧胆酸清热解毒，化痰开窍，凉肝息风，为君药。黄芩苷、水牛角、金银花、板蓝根、栀子清热泻火，凉血解毒，共为臣药。珍珠母平肝潜阳，镇惊安神，为佐使药。诸药相配，共奏清热解毒，镇静安神之功。

【临床应用】

1. 感冒　由外感风热所致，症见发热，微恶风，或高热不退，烦躁不安，咳嗽痰黄，咽喉肿痛，大便秘结，小便短赤，舌红绛苔黄，脉浮数；上呼吸道感染、病毒性感冒见上述证候者。

2. 乳蛾　由外感风热，肺胃热盛所致，症见咽喉肿痛，喉核红肿，发热；急性化脓性扁桃体炎见上述证候者。

3. 喉痹　由外感风热时毒，火毒炽盛所致，症见咽喉红肿疼痛，发热；急性咽炎见上述证候者。

4. 咳嗽　由感受风热，肺失宣肃，痰热阻肺所致，症见咳嗽，胸闷，痰多色黄；上呼吸道感染、急性气管炎见上述证候者。

【药理作用】本品有解热、利胆、抗炎、抗病原微生物（金黄色葡萄球菌、大肠埃希氏菌、白色葡萄球菌、肺炎双球菌、乙型溶血性链球菌等）等作用。

【禁忌】

1. 对本品过敏者禁用。

2. 孕妇禁用。

【注意事项】

1. 风寒感冒者不宜用。

2. 久病体虚便溏者慎用。

3. 高血压、心脏病患者慎服。

4. 过敏体质者慎用。

5. 忌烟、酒及辛辣、生冷、油腻食物。

【用法用量】颗粒剂：口服。一次1~2袋，一日2~3次；儿童酌减或遵医嘱。

胶囊：口服。一次2~4粒，一日3次；儿童酌减或遵医嘱。

软胶囊：

规格①口服。一次2~4粒，一日3次；儿童酌减或遵医嘱。

规格②口服。一次1~2粒，一日3次；儿童酌减或遵医嘱。

片剂：口服。一次1~2片，一日3次；儿童酌减或遵医嘱。

【剂型规格】颗粒剂：每袋装3g（含黄芩苷20mg）。

胶囊：每粒装0.25g（含黄芩苷10mg）。

软胶囊：①每粒装0.2g（含黄芩苷10mg）；②每粒装0.4g（含黄芩苷20mg）。

片剂：每片重0.5g（含黄芩苷20mg）。

清开灵注射液

【药物组成】胆酸、珍珠母（粉）、猪去氧胆酸、栀子、水牛角（粉）、板蓝根、黄芩苷、金银花。

【功能主治】清热解毒，化痰通络，醒神开窍。用于热病，神昏，中风偏瘫，神志不清；急性肝炎、上呼吸道感染、肺炎、脑血栓形成、脑出血见上述证候者。

【方解】方中胆酸、猪去氧胆酸清热解毒，化痰开窍，凉肝息风，为君药。黄芩苷、水牛角、金银花、板蓝根、栀子清热泻火，凉血解毒，共为臣药。珍珠母平肝潜阳，镇惊安神，为佐使药。诸药相配，共奏清热解毒，化痰通络，醒神开窍之功。

【临床应用】

1. 外感高热　因外感温热邪毒所致，症见高热烦躁，口渴饮冷，胸闷咳喘，痰多色黄，甚至神昏谵语，四肢抽搐，角弓反张，或斑疹，吐衄，舌绛苔黄，脉数；上呼吸道感染、肺炎见上述证候者。

2. 中风　因热毒内盛，痰阻清窍所致，症见突然昏倒，不省人事，半身不遂，口舌㖞斜，言语不利，牙关紧闭，面赤气粗，舌苔黄腻，脉弦滑；脑血栓形成、脑出血见上述证候者。

3. 急性肝炎　因肝胆热盛所致，症见高热烦躁，胁痛，口苦，纳呆，腹胀，尿赤，便结，或见黄疸，舌红苔黄，脉弦数。

【药理作用】本品有解热、抗脑缺血损伤、抗心肌缺血损伤、抗细菌内毒素、抑制血栓形成、抗氧化、抗肝肾损伤、抗2型登革病毒和调节机体免疫功能等作用。

【不良反应】过敏反应:皮肤潮红或苍白、皮疹、瘙痒、呼吸困难、心悸、发绀、血压下降、喉头水肿、过敏性休克等。全身性反应:畏寒、寒战、发热、高热、疼痛、乏力、多汗、水肿、颤抖等。呼吸系统:鼻塞、喷嚏、流涕、咽喉不适、咳嗽、喘憋、呼吸急促、呼吸困难等。心血管系统:心悸、胸闷、胸痛、发绀、血压下降或升高、心律失常等。消化系统:恶心、呕吐、腹胀、腹痛、腹泻等。精神及神经系统:眩晕、头痛、烦躁、抽搐、惊厥、晕厥、震颤、意识模糊、昏迷、口舌或/及肢体麻木、嗜睡、失眠等。皮肤及其附件:皮肤发红、瘙痒、皮疹、斑丘疹、红斑疹、荨麻疹、局部肿胀等。血管损害和出凝血障碍:黏膜充血、紫癜、静脉炎等。用药部位:疼痛、红肿、皮疹、瘙痒等。其他:面部不适、耳鸣、流泪异常、视觉异常、眼充血、肌痛、肢体疼痛、疱疹、低钾血症、血尿等。

【禁忌】

1. 对本品或胆酸、珍珠母(粉)、猪去氧胆酸、栀子、水牛角(粉)、板蓝根、黄芩苷、金银花制剂及成分中所列辅料过敏或有严重不良反应病史者禁用。

2. 新生儿、婴幼儿、孕妇禁用。

3. 过敏体质者禁用。

4. 有家族过敏史者禁用。

5. 有低钾血症包括与低血钾相关的周期性瘫痪病史者禁用。

【注意事项】

1. 本品不良反应包括过敏性休克,应在有抢救条件的医疗机构使用,使用者应接受过过敏性休克抢救培训,用药后出现过敏反应或其他严重不良反应须立即停药并及时救治。

2. 严格按照药品说明书规定的功能主治使用,禁止超功能主治用药。

3. 严格按照药品说明书推荐的用法用量使用,尤其注意不超剂量、过快滴注和长期连续用药。

4. 本品保存不当可能会影响药品质量,用药前和配制后及使用过程中应认真检查本品及滴注液,发现药液出现混浊、沉淀、变色、结晶等药物性状改变以及瓶身有漏气、裂纹等现象时,均不得使用。

5. 严禁混合配伍,谨慎联合用药。本品应单独使用,禁忌与其他药品混合配伍使用。如确需要联合使用其他药品时,应谨慎考虑与本品的间隔时间以及药物相互作用等问题,输注两种药物之间须以适量稀释液对输液管道进行冲洗。

6. 用药前应仔细询问患者用药史和过敏史。虚寒体质者、使用洋地黄治疗者、严重心脏疾患者、肝肾功能异常者、老年人、哺乳期妇女等特殊人群以及初次使用中药注射剂的患者应慎重使用并加强监测。

7. 加强用药监护。用药过程中,应密切观察用药反应,特别是开始30分钟。发现异常应立即停药,采用积极救治措施,救治患者。

【用法用量】肌内注射。一日2~4ml。

重症患者静脉滴注。一日20~40ml,以10%葡萄糖注射液200ml或氯化钠注射液100ml稀释后使用。

【剂型规格】注射液:①每支装2ml;②每支装10ml。

59. 安脑丸(片)

【药物组成】人工牛黄、猪胆粉、朱砂、冰片、水牛角浓缩粉、珍珠、黄芩、黄连、栀子、雄黄、郁金、石膏、煅赭石、珍珠母、薄荷脑。

【功能主治】清热解毒,醒脑安神,豁痰开窍,镇惊息风。用于高热神昏、烦躁谵语、抽搐惊厥、中风窍闭,头痛眩晕;高血压、脑中风见上述证候者。

【方解】方中人工牛黄、猪胆粉味苦而凉,功能清热解毒,息风止痉,豁痰开窍;水牛角清营凉血,解毒镇惊,三者合用得以清热解毒,息风止痉,开窍醒脑,共为君药。石膏、黄连、黄芩、栀子清热泻火,解毒除烦;冰片、郁金芳香辟秽,通窍开闭;雄黄解毒豁痰,共为臣药。佐以朱砂、珍珠、煅赭石、珍珠母平肝潜阳,镇心安神,清火除烦;薄荷脑疏肝解郁,清利头目,同为佐药。诸药合用,共奏清热解毒,醒脑安神,豁痰开窍,镇惊息风之功。

【临床应用】

1. 中风 因痰火内盛,肝阳化风,风阳挟痰,上扰神明所致,症见突然昏仆,不省人事,两拳握固,牙关紧闭,面赤气粗,口舌㖞斜,喉间痰声辘辘,舌质红,苔黄腻,脉弦滑而数者;脑中风见上述证候者。

2. 头痛 因痰热内蕴,肝阳偏亢,风阳上扰,清窍不利所致,症见头痛,头胀,呈抽掣痛,甚则如裂,多伴有头晕,面红赤,咽喉肿痛,心烦易怒,失眠便秘,舌质红,苔薄黄者;高血压、脑中风见上述证候者。

3. 惊风 小儿因外感温热疫毒所致,症见高热不退,神昏,四肢抽搐,头痛,呕吐,烦躁口渴,舌质红,苔黄,脉数。

【药理作用】本品有抗脑出血性损伤、抗脑缺血性损伤、增强学习记忆功能、镇静、降压、解热、抗炎等作用。

【禁忌】孕妇禁用。

【注意事项】

1. 中风脱证神昏,舌苔白腻,寒痰阻窍者不宜用。

2. 本品含有朱砂、雄黄,不宜过量久服。

3. 本品含雄黄，不宜与硝酸盐、硫酸盐类同服。

4. 本品含朱砂，不宜与溴化物、碘化物同用。

5. 肝肾功能不全者慎服。

6. 服药期间饮食应清淡，忌食辛辣油腻之品。

7. 高热神昏、中风神昏等，口服困难者，可鼻饲给药。

【用法用量】丸剂：

规格①大蜜丸，口服。一次1~2丸，一日2次；小儿酌减或遵医嘱。

规格②小蜜丸，口服。一次3~6g，一日2次；小儿酌减或遵医嘱。

片剂：口服。一次4片，一日2~3次；小儿酌减或遵医嘱。

【剂型规格】丸剂：①每丸重3g；②每11丸重3g。

片剂：薄膜衣片每片重0.5g。

二、化痰开窍

60. 苏合香丸

【药物组成】苏合香、安息香、冰片、水牛角浓缩粉、人工麝香、檀香、沉香、丁香、香附、木香、乳香(制)、荜茇、白术、诃子肉、朱砂。

【功能主治】芳香开窍，行气止痛。用于痰迷心窍所致的痰厥昏迷、中风偏瘫、肢体不利，以及中暑、心胃气痛。

【方解】方中苏合香、安息香、麝香、冰片芳香走窜，开窍醒脑，共为君药。沉香、檀香行气止痛，散寒化浊；木香、香附理气解郁，和胃止痛；制乳香活血定痛；丁香、荜茇温中降逆，散寒止痛，共为臣药。白术燥湿化浊，朱砂镇静安神，水牛角凉血清心，诃子肉温涩敛气，可防诸药辛散太过，耗伤正气，共为佐药。全方配伍，共奏芳香开窍，行气止痛之功。

【临床应用】

1. 中风　因痰湿蒙塞心神所致，症见神昏不语，痰涎壅盛，面色苍白或晦暗，四肢不温，肢体不用或松懈瘫软，舌质淡，舌苔白腻，脉沉缓或细滑。

2. 中暑　因感受暑湿秽浊，蒙闭心包所致，症见突然神昏，不省人事，牙关紧闭，苔白，脉迟。

3. 胸痹　因胸阳不振，痰瘀互阻，心脉不通所致，症见胸痛胸闷，气短喘促，舌质淡，舌苔白腻，脉滑。

4. 腹痛　因寒湿凝滞，气机不畅所致，症见脘腹冷痛，面色苍白，四肢不温等。

【药理作用】本品具有扩张冠状动脉，增加冠脉流量，减慢心率，降低心肌耗氧量，提高机体耐缺氧能力及抗血栓、抑制血小板聚集等作用。

【禁忌】

1. 对本品过敏者禁用。

2. 孕妇禁用。

【注意事项】

1. 热病、阳闭、脱证不宜用。

2. 中风正气不足者慎用，或配合扶正中药服用。

3. 服药期间饮食宜清淡，忌辛辣、油腻食物。

4. 本品香燥药物过多，易耗散正气，故不宜久服。

5. 急性脑血管病服用本品，应结合其他抢救措施。

6. 对昏迷而口服困难者，应鼻饲给药。

7. 运动员慎用。

8. 本品含有朱砂，不宜与溴化物、碘化物同用，肝肾功能不全者慎用。

【用法用量】规格①水蜜丸，口服。一次 1 丸，每日 1~2 次。

规格②大蜜丸，口服。一次 1 丸，每日 1~2 次。

【剂型规格】丸剂：①每丸重 2.4g；②每丸重 3g。

61. 礞石滚痰丸

【药物组成】金礞石（煅）、沉香、黄芩、熟大黄。

【功能主治】逐痰降火。用于痰火扰心所致的癫狂惊悸，或喘咳痰稠、大便秘结。

【方解】方中以煅金礞石为君，取其猛悍重坠之性，坠痰下气，攻逐陈积伏逆之老痰。以熟大黄为臣，苦寒降泻，荡涤实热，以开痰火下行之路，使痰积恶物，从大肠而出。黄芩善清上焦之热，消成痰之因，并协大黄以泻火下行，使火降则痰降，热去浊消；沉香沉降下行，为诸药先导，以加强坠痰之力，其调中悦脾，兼制礞石重坠碍胃之弊，共为佐使。四药相合，药专力宏，泻火逐痰之力甚猛，可使实热老痰迅速涤荡。方名滚痰，即是速去之意。

【临床应用】

1. 癫狂　因五志化火，饮食不慎，痰火内盛，鼓动阳明痰热，上扰清窍所致，症见狂暴无知，起病急骤，暴躁愤怒，面红目赤，言语杂乱，骂詈叫号，不避亲疏，或毁物打人，哭笑无常，头痛失眠，渴喜冷饮，便秘尿赤，舌质红绛，苔多黄腻者。

2. 喘证　因痰热内盛，遏制于肺所致，症见喘咳气涌，胸部胀痛，痰多黏稠色黄，或痰中带血，目睛涨突，胸中烦热，身热，面红，有汗，咽干，渴喜冷饮，尿赤，兼有大便秘结，舌质红，苔黄或黄腻者。

3. 痫病　因情志失调、禀赋不足、饮食不节、痰火内盛所致，症见突然昏仆，不省人事，面色潮红，口唇发绀，两目上视，四肢抽搐，口吐涎沫，移时苏醒如常人，舌质红、苔黄腻者。

【禁忌】孕妇禁用。

【注意事项】

1. 非痰热实证、体虚及小儿虚寒成惊者慎用。
2. 癫狂重症患者，需在专业医生指导下配合其他治疗方法。
3. 服药期间忌食辛辣、油腻食物。
4. 本品药性峻猛，易耗损气血，须病除即止，切勿久服过量。

【用法用量】口服。一次 6~12g，一日 1 次。

【剂型规格】丸剂：每袋（瓶）装 6g。

第七节　扶　正　剂

一、健 脾 益 气

62. 补中益气丸（颗粒）

【药物组成】炙黄芪、党参、炙甘草、炒白术、当归、升麻、柴胡、陈皮。

【功能主治】补中益气，升阳举陷。用于脾胃虚弱、中气下陷所致的泄泻、脱肛、阴挺，症见体倦乏力、食少腹胀、便溏久泻、肛门下坠或脱肛、子宫脱垂。

【方解】方中炙黄芪甘温，能健脾益气，升阳举陷，为君药。党参、炒白术补中益气，健脾和胃；升麻、柴胡辅助君药升举下陷之清阳，共为臣药。陈皮理气和胃，使补而不滞；当归补血和血，防升阳之品燥烈伤阴，共为佐药。炙甘草补中益气，调和诸药，为佐使药。全方合用，共奏补中益气，升阳举陷之功。

【临床应用】

1. 泄泻　因脾胃虚弱、中气下陷所致，症见大便溏泄，或久泻不止，水谷不化，稍进油腻不易消化之物则大便次数增多，气短，肢倦乏力，纳食减少，脘腹胀闷不舒，面色萎黄，舌淡苔白，脉细弱。

2. 脱肛　因脾胃虚弱、中气下陷所致，症见肛门下坠或脱出，劳累、增加腹压、咳嗽等均可脱出，面色苍白，唇淡，气短，倦怠乏力，腹胀腹痛，舌淡少苔，脉虚无力。

3. 阴挺　因脾胃虚弱、中气下陷所致，症见自觉阴道有块状物脱出，阴道坠胀，活动或体力劳动时加重，白带增多，质稀色白，精神疲倦，面色苍白无华，四肢无力，心悸，气短，小腹坠胀，舌淡，苔薄白，脉细弱；子宫脱垂见上述证候者。

【药理作用】本品有调节胃肠运动、抗胃溃疡、抗溃疡性结肠炎、调节消化液分泌、促进小肠吸收、增强机体免疫功能、促进骨髓造血功能和抗肿瘤等作用。

【禁忌】对本品过敏者禁用。

【注意事项】

1. 有恶寒发热表证时不宜用。

2. 宜空腹或饭前服,亦可在进食时同服。

3. 服药期间忌生冷油腻食物。

4. 高血压患者慎服。

【用法用量】丸剂:

规格①大蜜丸,口服。一次1丸,一日2~3次。

规格②浓缩丸,口服。一次8~10丸,一日3次。

规格③水丸,口服。一次6g,一日2~3次。

颗粒剂:口服。一次1袋,一日2~3次。

【剂型规格】丸剂:①每丸重9g;②每8丸相当于原生药3g;③每袋装6g。

颗粒剂:每袋装3g。

63. 参苓白术散(丸、颗粒)

【药物组成】人参、茯苓、白术(炒)、山药、白扁豆(炒)、莲子、薏苡仁(炒)、砂仁、桔梗、甘草。

【功能主治】补脾胃,益肺气。用于脾胃虚弱,食少便溏,气短咳嗽,肢倦乏力。

【方解】方中人参甘苦微温,主入脾、肺二经,为补气要药;炒白术甘温而燥,既可益气补虚,又能健脾燥湿;茯苓甘淡,健脾利水渗湿,三药合用,益气健脾,共为君药。山药甘平,既补脾胃,又益肺肾;莲子甘平而涩,补脾胃益心肾,而涩肠止泻;炒白扁豆甘平微温,补脾化湿;炒薏苡仁甘淡微寒,健脾利湿,四药共为臣药。砂仁芳香辛温,化湿醒脾,行气和胃;桔梗辛苦而平,宣肺化痰止咳,又可开提肺气,并载诸药上行,合为佐药。甘草益气和中,润肺止咳,调和诸药,为使药。诸药配伍,共奏补脾胃,益肺气之功。

【临床应用】

1. 泄泻 因脾胃气虚,运化失常所致,症见大便溏泄,饮食不消,或大便稀薄,次数增多,脘腹胀闷不舒,纳食减少,或咳嗽无力,痰白清稀,面色萎黄,肢倦乏力,甚则浮肿,舌淡,苔白腻,脉濡而弱。

2. 厌食 因脾胃气虚,升降失司所致,症见厌食或拒食,纳呆腹胀,面色萎黄,乏力,自汗,精神稍差,肌肉不实或形体羸瘦,大便溏薄或完谷不化,舌淡,苔腻,脉细弱。

3. 咳嗽　因脾肺气虚,夹湿生痰所致,症见咳嗽气短,痰白量多,咳声重浊,因痰而嗽,痰出咳平,进甘甜油腻食物加重,胸闷脘痞,呕恶食少,体倦乏力,大便时溏,舌苔白腻,脉濡滑。

【药理作用】本品有调节胃肠运动、保护胃肠黏膜、调节肠道菌群、抗溃疡性结肠炎、调节机体免疫功能、保肝、抗炎、改善肺功能、降血脂、抗氧化等作用。

【禁忌】对本品过敏者禁用。

【注意事项】

1. 湿热内蕴所致泄泻、厌食及痰火咳嗽者不宜用。

2. 服药期间忌食荤腥油腻食物。

3. 本品宜饭前服用或进食时服用。

【用法用量】散剂:规格①、②、③口服。一次6~9g,一日2~3次。

丸剂:口服。一次6g,一日3次。

颗粒剂:

规格①开水冲服。一次3g,一日3次。

规格②开水冲服。一次6g,一日3次。

【剂型规格】散剂:①每袋装3g;②每袋装6g;③每袋装9g。

丸剂:每100粒重6g。

颗粒剂:①每袋装3g;②每袋装6g。

64. 肾衰宁胶囊(片、颗粒)

【药物组成】太子参、黄连、法半夏、陈皮、茯苓、大黄、丹参、牛膝、红花、甘草。

【功能主治】益气健脾,活血化瘀,通腑泄浊。用于脾胃气虚、浊瘀内阻、升降失调所致的面色萎黄、腰痛倦怠、恶心呕吐、食欲不振、小便不利、大便黏滞;慢性肾功能不全见上述证候者。

【方解】方中太子参甘平能补,益气健脾;大黄苦寒泄降,通腑泄浊,二药相合,扶正祛邪,健脾泄浊,共为君药。茯苓、法半夏、陈皮健脾燥湿,降逆化浊;黄连苦寒,清热燥湿,与法半夏相伍,辛开苦降,调和胃气,使上逆之浊阴下降,共为臣药。丹参、红花、牛膝活血化瘀,通络利尿,为佐药。甘草调和诸药,为使药。诸药相合,共奏益气健脾,活血化瘀,通腑泄浊之功。

【临床应用】

1. 水肿　因脾胃气虚,运化失常,浊瘀内阻,升降失调所致,症见面色萎黄,浮肿,腰以下肿甚,恶心,食欲不振,小便不利,大便黏滞,舌苔腻,脉细弱;

慢性肾功能不全见上述证候者。

2. 肾劳（溺毒） 因脾胃气虚、浊瘀内阻、升降失调所致，症见面色萎黄，倦怠乏力，恶心呕吐，食欲不振，小便短少，大便黏滞，腰膝酸软，舌苔腻，脉细弱；慢性肾功能不全见上述证候者。

【药理作用】本品有改善肾功能等作用。

【不良反应】恶心、呕吐、腹痛、腹泻、腹胀、大便次数增加、皮疹、瘙痒等。有头晕、乏力、心悸等个案报告。

【禁忌】

1. 孕妇禁用。

2. 有出血症状者禁用。

3. 对本品过敏者禁用。

【注意事项】

1. 以下情况患者慎用：脾胃虚寒、服药前大便次数超过4次、高钾血症、哺乳期及月经期妇女。

2. 服药期间宜忌烟、酒及辛辣油腻食品。

3. 服药期间，慎用植物蛋白类食物，如豆类等相关食品。配合优质低蛋白饮食，若出现营养不良时，可适当制定合理营养方案，并注意补充水溶性维生素、矿物质及微量元素。

4. 本品含通腑之品，服药后大便次数略有增加，以每日大便次数2~3次为宜，超过4次者需减量服用，并请咨询医生或药师。

5. 小儿必须在成人监护下服用或遵医嘱。

6. 不建议与其他含大黄制剂同用。

【用法用量】

胶囊：口服。一次4~6粒，一日3~4次；小儿酌减。

片剂：规格①、②口服。一次4~6片，一日3~4次，45日为一个疗程；小儿酌减。

颗粒剂：开水冲服。一次1袋，一日3~4次，45日为一个疗程；小儿酌减。

【剂型规格】胶囊：每粒装0.35g。

片剂：①每片重0.43g（相当于饮片2.4g）；②每片重0.36g。

颗粒剂：每袋装5g。

二、健脾和胃

65. 香砂六君丸

【药物组成】木香、砂仁、党参、白术（炒）、茯苓、炙甘草、陈皮、半夏（制）、生姜、大枣。

【功能主治】益气健脾，和胃。用于脾虚气滞，消化不良，嗳气食少，脘腹胀满，大便溏泄。

【方解】方中党参味甘性平，益气健脾，补中养胃，为君药。炒白术甘温而兼苦燥之性，甘温补气，苦燥健脾，与党参相协，益气补脾之力益著，为臣药。茯苓甘淡健脾渗湿，与白术相伍，前者补中健脾，守而不走，后者渗湿助运，走而不守，二者相辅相成，健脾助运之功益彰，陈皮理气调中，燥湿化痰，木香行气调中止痛，制半夏燥湿化痰和胃，砂仁化湿行气，温中止泻，生姜、大枣调和脾胃，为佐药。炙甘草味甘益气，调和诸药，为使药。全方配伍，共奏益气健脾，和胃之功。

【临床应用】

1. 胃痛　因脾胃气虚，胃气阻滞所致，症见胃脘疼痛胀闷，喜温喜按，劳累或受凉后发作或加重，泛吐清水，神疲乏力，胸闷嗳气，食少纳呆，大便溏泄，舌淡，苔白，脉细弱。

2. 痞满　因脾胃气虚，健运失职，胃气阻滞，升降失司所致，症见脘腹满闷，时轻时重，喜温喜按，胸胁胀满，嗳腐吞酸，恶心呕吐，食少便溏，少气懒言，舌淡红，苔白腻，脉细弱。

3. 泄泻　因脾虚失运，清浊不分所致，症见大便溏泄，迁延反复，食少，食后脘闷不舒，稍进油腻则大便次数明显增加，大便中夹有未消化食物，面色萎黄，脘腹胀闷不舒，神疲倦怠，舌质淡，苔白，脉细。

【药理作用】本品有调节胃液分泌、保护胃黏膜和调节胃肠运动、保肝和降血脂等作用。

【禁忌】对本品过敏者禁用。

【注意事项】

1. 阴虚内热及湿热证者不宜用。

2. 急性胃肠炎，主要表现为恶心、呕吐、大便水泻频频，脘腹作痛者不宜用。

3. 口干少津，大便干燥者不宜用。

4. 忌食生冷、油腻及刺激性食物。

【用法用量】规格①浓缩丸，口服。一次12丸，一日3次。

规格②、③、④水丸，口服。一次6~9g，一日2~3次。

【剂型规格】丸剂：①每8丸相当于原生药3g；②每袋装6g；③每袋装9g；④每100粒重6g。

66. 安胃疡胶囊

【药物组成】甘草提取物。

【功能主治】补中益气，解毒生肌。主治胃及十二指肠球部溃疡。对虚寒型和气滞型患者有较好的疗效，并可用于溃疡愈合后的维持治疗。

【方解】方中甘草甘平，主入脾、胃经，有益气补中，缓急止痛的功效。本品以甘草提取物入药，其主要成分为黄酮类化合物，具有保护和修复胃黏膜，降低胃酸浓度，缓解胃肠平滑肌痉挛，抗溃疡、制酸、止痛、抑制幽门螺杆菌的作用，是治疗中气不足，虚寒胃痛及气滞胃痛，消化道溃疡的有效药物。

【临床应用】

1. 虚寒胃痛　因脾胃阳气不足、中焦虚寒所致，症见胃脘隐痛，喜暖喜按，每遇寒冷或劳累时易发作或加重，空腹痛重，得食痛减，食后腹胀，倦怠乏力，神疲懒言，畏寒肢冷，大便溏薄，呕吐清涎，舌质淡嫩，边有齿痕，苔薄白，脉沉细；胃及十二指肠球部溃疡见上述证候者。

2. 气滞胃痛　因肝胃不和、肝郁气滞所致，症见胃脘胀痛，两肋胀闷，遇情志不遂则加重，嗳气或矢气则舒，善怒而太息，胸闷食少，口苦泛酸，舌苔薄白，脉弦；胃及十二指肠球部溃疡见上述证候者。

【药理作用】本品有增加胃黏膜微循环血流量、促进胃黏膜上皮细胞合成和分泌黏蛋白、增加胃黏膜前列腺素含量、抑制幽门螺杆菌、降低胃液酸度、缓解胃肠平滑肌痉挛的作用。

【注意事项】

1. 饮食积滞或胃火炽盛引起的胃痛者不宜用。

2. 服药期间饮食宜清淡，忌食生冷及辛辣刺激食物，忌烟酒。

【用法用量】口服。一次2粒，一日4次(三餐后和睡前)。

【剂型规格】胶囊：每粒含黄酮类化合物0.2g。

67. 益气和胃胶囊

【药物组成】黄芪(蜜炙)、丹参、党参、黄芩、枳壳(炒)、白芍(炒)、白术(麸炒)、仙鹤草、甘草(蜜炙)、檀香。

【功能主治】健脾和胃，通络止痛。用于慢性非萎缩性胃炎脾胃虚弱兼胃热瘀阻证，症见胃脘痞满胀痛、食少纳呆、大便溏薄、体倦乏力、舌淡苔薄黄、脉细。

【方解】方中蜜黄芪健脾益气，升举清阳，为健脾和胃的要药，故为君药。党参、麸炒白术益气健脾，辅助君药加强脾胃运化功能，共为臣药。丹参、檀香活血化瘀，行气通络止痛；炒枳壳理气消胀；炒白芍、炙甘草酸甘化阴，缓急止痛；黄芩清热凉血止血；仙鹤草收敛固涩，收敛止血，共为佐药。炙甘草既可益气补中，又可调和诸药，用为佐使药。诸药合用，共奏健脾和胃，通络止痛之功。

【临床应用】

1. 胃痛　因脾胃虚弱，胃热瘀阻所致，症见胃脘胀痛，脘闷不适，胃中嘈杂，纳少，大便溏薄，体倦乏力，舌淡暗，苔薄黄，脉细或细涩；慢性非萎缩性胃炎见上述证候者。

2. 痞满　因脾虚不运，胃热瘀阻所致，症见脘腹胀满，胸脘堵闷，不思饮食，嘈杂不适，舌淡暗，苔薄黄，脉细或细涩；慢性非萎缩性胃炎见上述证候者。

3. 纳呆　因脾胃虚弱，胃热不受纳，脾不运化所致，症见不思饮食，食则饱胀，大便稀溏，体乏无力，舌质淡，苔薄黄，脉细弱；慢性非萎缩性胃炎见上述证候者。

【药理作用】本品具有抗炎、保护胃黏膜、增加胃酸分泌及消化酶活性、增加胃血流量和促进胃排空等作用。

【禁忌】对本品过敏者禁用。

【注意事项】

1. 饮食宜清淡，忌烟酒及辛辣、生冷、油腻食物。

2. 忌愤怒、忧郁，保持心情舒畅。

3. 孕妇慎用。

【用法用量】口服。一次 4 粒，一日 3 次。

【剂型规格】胶囊：每粒装 0.5g。

68. 摩　罗　丹

【药物组成】百合、茯苓、玄参、乌药、泽泻、麦冬、当归、白术（麸炒）、茵陈、白芍、石斛、九节菖蒲、川芎、三七、地榆、延胡索（醋炙）、蒲黄、鸡内金（炒香）。

【功能主治】和胃降逆，健脾消胀，通络定痛。用于慢性萎缩性胃炎及胃疼，胀满，痞闷，纳呆，嗳气，烧心等症。

【方解】方中百合、石斛、麦冬滋养胃阴，生津润燥；玄参养阴清热，解毒散结，共为君药。麸炒白术健脾益气，茯苓渗湿利水，炒鸡内金消食化滞；醋延胡索、三七、川芎行气活血，化瘀止血，通络止痛；乌药行气止痛，当归补血活血止痛；白芍养血柔肝，缓急止痛，共为臣药。蒲黄化瘀止血，地榆凉血止血，解毒敛疮，茵陈清热利湿，九节菖蒲化湿醒脾，泽泻利湿泄热，均为佐药。诸药合用，共奏和胃降逆，健脾消胀，通络定痛之功。

【临床应用】

1. 胃痛　因脾胃不和、胃阴不足、血瘀阻络所致，症见胃痛胃胀，烧心，纳少，嗳气，口干，舌质暗红，少苔，脉细；慢性萎缩性胃炎见上述证候者。

2. 胃痞　因脾胃不和、胃阴不足、湿热困脾所致，症见胃胀，食则饱胀，不思饮食，烧心，体乏无力，舌淡红，苔少而微黄腻，脉细滑；慢性萎缩性胃炎见上述证候者。

3. 嘈杂　因脾胃不和、胃阴不足、脾虚胃热所致，症见胃中嘈杂，胃胀，嗳气，心烦，不思饮食，大便干，乏力，舌质淡，苔少而薄黄，脉细弱；慢性萎缩性胃炎见上述证候者。

4. 纳呆　因脾胃阴虚，胃不受纳，脾不运化所致，症见不思饮食，食则饱胀，口干，大便干，体乏无力，舌质暗红，少苔，脉细；慢性萎缩性胃炎见上述证候者。

【药理作用】本品有抗炎、保护胃黏膜等作用。

【禁忌】对本品过敏者禁用。

【注意事项】

1. 饮食宜清淡，忌烟、酒及辛辣、生冷、油腻食物。
2. 忌情绪激动及生闷气。
3. 孕妇慎用。

【用法用量】规格①大蜜丸，口服。一次1~2丸，一日3次，饭前用米汤或温开水送下；或遵医嘱。

规格②小蜜丸，口服。一次55~110粒，一日3次，饭前用米汤或温开水送下；或遵医嘱。

规格③浓缩丸，口服。一次16丸（1袋），一日3次；或遵医嘱。

【剂型规格】丸剂：①每丸重9g；②每55粒重约9g；③每16丸重1.84g（相当于生药材4.5g）。

三、健脾养血

69. 归脾丸（合剂）

【药物组成】党参、炒白术、炙黄芪、炙甘草、茯苓、制远志、炒酸枣仁、龙眼肉、当归、木香、大枣（去核）。

【功能主治】益气健脾，养血安神。用于心脾两虚，气短心悸，失眠多梦，头昏头晕，肢倦乏力，食欲不振，崩漏便血。

【方解】方中炙黄芪甘微温，补脾益气；龙眼肉甘温，既能补脾气，又能养心血，二者共为君药。党参、炒白术甘温补气，与炙黄芪相配，加强补脾益气之功；当归甘辛微温，滋养营血，与龙眼肉相伍，增强补心养血之效，为臣药。茯苓、炒酸枣仁、制远志宁心安神；木香理气醒脾，与补气养血药配伍，使之补而不碍胃，补而不滞；大枣补益气血，健脾和胃，共为佐药。炙甘草补气健脾，调和诸药，为使药。诸药合用，共奏益气健脾，养血安神之功。

【临床应用】

1. 心脾两虚证　因思虑过度，劳伤心脾，气血两虚所致，症见气短懒言，失眠多梦，健忘，头晕头昏，肢倦乏力，精神疲惫，食欲不振，大便溏薄，舌淡，苔白，脉细弱。

2. 心悸　因心脾两虚，心失所养所致，症见心慌不安，失眠健忘，神疲食少，面色萎黄，舌淡苔白，脉细弱。

3. 失眠　因心脾两虚，心神失养所致，症见失眠多梦，健忘，纳呆食少，肢倦乏力，精神萎靡，舌淡苔白，脉细弱。

4. 眩晕　因气血虚弱，脑失所养所致，症见头晕头昏，心悸少寐，神疲乏力，食少纳呆，面色萎黄，舌淡，苔白，脉细弱。

5. 崩漏　因脾虚气弱不能统血所致，症见妇女经血非时而下，淋漓不尽，甚或血流如涌，色淡质清，神疲体倦，面色萎黄，舌淡，苔白，脉细弱。

6. 便血　因脾虚气弱不能统血，血溢肠内所致，症见便血，血色紫暗或色黑，肢体倦怠，食欲不振，面色萎黄，舌淡，苔白，脉细弱。

【药理作用】本品有升高血中血细胞数量及血清中粒-巨噬细胞集落刺激因子水平等作用。

【禁忌】对本品过敏者禁用。

【注意事项】

1. 外感或实热内盛者不宜用。

2. 阴虚火旺者不宜用。

3. 宜饭前服用。

4. 服药期间饮食宜清淡，忌辛辣、生冷、油腻食物。

【用法用量】丸剂：

规格①大蜜丸，用温开水或生姜汤送服。一次1丸，一日3次。

规格②浓缩丸，用温开水或生姜汤送服。一次8~10丸，一日3次。

规格③水蜜丸，用温开水或生姜汤送服。一次6g，一日3次。

规格④、⑤、⑥小蜜丸，用温开水或生姜汤送服。一次9g，一日3次。

合剂：规格①、②口服，一次10~20ml。一日3次，用时摇匀。

【剂型规格】丸剂：①每丸重9g；②每8丸相当于原药材3g；③每袋装6g；④每袋装9g；⑤每瓶装60g；⑥每瓶装120g。

合剂：①每支装10ml；②每瓶装100ml。

70. 健脾生血颗粒（片）

【药物组成】党参、茯苓、炒白术、甘草、黄芪、山药、炒鸡内金、醋龟甲、山麦冬、醋南五味子、龙骨、煅牡蛎、大枣、硫酸亚铁。

【功能主治】健脾和胃，养血安神。用于小儿脾胃虚弱及心脾两虚型缺铁性贫血；成人气血两虚型缺铁性贫血。症见面色萎黄或㿠白，食少纳呆，腹胀脘闷,大便不调,烦躁多汗,倦怠乏力,舌胖色淡、苔薄白、脉细弱。

【方解】方中党参、黄芪健脾补中,益气生血,资生化源,共为君药。茯苓、炒白术、山药助君药健脾益气,醋龟甲、山麦冬、醋南五味子、大枣滋养阴血,共为臣药。炒鸡内金消食健胃,使诸药补而不滞;龙骨、煅牡蛎镇静安神,共为佐药。甘草益气补中,调和诸药,为使药。另入硫酸亚铁以促进新血生成。诸药合用共奏健脾和胃,养血安神之功。

【临床应用】血虚证 因脾胃虚弱,饮食减少,气血化源不足或失血过多,气血亏虚所致,症见倦怠乏力,气短语低,面色萎黄或苍白,唇甲色淡,心神不宁,烦躁多汗,舌质淡,苔薄白,脉细弱;缺铁性贫血见上述证候者。

【药理作用】本品有抗贫血、抗氧化、提高机体免疫功能等作用。

【禁忌】对本品过敏者禁用。

【注意事项】

1. 忌茶,勿与含鞣酸类药物合用。用药期间,部分患儿可出现牙齿颜色变黑,停药后可逐渐消失。少数患儿服药后,可见短暂性食欲下降、恶心、呕吐、轻度腹泻,多可自行缓解。

2. 本药含有硫酸亚铁,对胃有刺激性,宜在饭后服用。

3. 服药期间要改善饮食,加强营养,但要忌食油腻、辛辣之物。

4. 以本药治疗小儿缺铁性贫血时,要结合病因治疗。

【用法用量】颗粒剂:饭后用开水冲服。1岁以内一次2.5g(半袋),1~3岁一次5g(1袋),3~5岁一次7.5g(1.5袋),5~12岁一次10g(2袋),成人一次15g(3袋);一日3次,或遵医嘱。

片剂:饭后口服。1岁以内一次0.5片,1~3岁一次1片,3~5岁一次1.5片,5~12岁一次2片,成人一次3片;一日3次,或遵医嘱,4周为一个疗程。

【剂型规格】颗粒剂:每袋装5g。

片剂:每片重0.6g。

四、滋阴补肾

71. 六味地黄丸(颗粒、胶囊)

【药物组成】熟地黄、酒萸肉、牡丹皮、山药、茯苓、泽泻。

【功能主治】滋阴补肾。用于肾阴亏损,头晕耳鸣,腰膝酸软,骨蒸潮热,盗汗遗精,消渴。

【方解】方中重用熟地黄滋补肾阴,填精益髓生血,为君药。酒萸肉补益肝肾,并能涩精;山药补养脾阴而补肾固精,共为臣药,三药配合,肾肝脾三阴并补,是为"三补";泽泻利湿泄热而降肾浊,并能减熟地黄之滋腻;茯苓淡渗脾湿,并助山药健运,与泽泻共降肾浊;牡丹皮清泄虚热,并制山茱萸之温性,三药称为“三泻”,共为佐药。诸药相合,共奏滋补肾阴之功。

【临床应用】

1. 肾阴亏损证　因久病伤肾,或禀赋不足,或房事过度,或过服温燥竭阴之品,而致肾阴亏损,症见腰膝酸软无力,眩晕,耳鸣,形体消瘦,潮热,盗汗,口燥咽干。

2. 眩晕　因先天肾阴不充,或年老肾亏,或久病伤肾,或房劳精耗,以致脑髓空虚,而见头晕目眩,视物昏花,神疲乏力,腰酸腿软,耳鸣。

3. 耳鸣　因年老肾中精气不足,或欲念妄动,以致肾阴亏耗,耳窍失养而见耳鸣,眩晕,腰膝酸软。

4. 发热　因素体阴虚,或病久伤阴,或误用、过用温燥药物等,导致阴精亏虚,阴衰则阳盛,水不制火而见午后潮热,骨蒸劳热,夜间发热,手足心热,烦躁,口燥咽干,腰膝酸软。

5. 盗汗　因烦劳过度,或亡血失精,或邪热耗阴,阴精亏虚,虚火内生,阴津被扰,不能内藏而外泄,以致寐中汗出,醒后自止,五心烦热,两颧色红,口渴咽干。

6. 遗精　因恣情纵欲,房室劳伤,或禀赋不足,或手淫过度,肾精不藏而致遗精,并伴头昏,耳鸣,腰膝酸软等。

7. 消渴　因素体阴虚,或热病伤阴,或劳欲过度导致阴虚燥热,而见口渴多饮,口干舌燥,尿频量多,形体消瘦。

【药理作用】本品有增强机体免疫功能、降血糖、降血脂、抗肿瘤、抗应激、抗氧化、抗焦虑、增强学习记忆功能、抗动脉粥样硬化等作用。

【禁忌】对本品过敏者禁用。

【注意事项】

1. 体实及阳虚者慎用。

2. 脾虚、气滞、食少纳呆者慎用。

3. 感冒者慎用。

4. 服药期间饮食宜清淡,忌辛辣、油腻之品。

【用法用量】丸剂:

规格①大蜜丸,口服。一次1丸,一日2次,

规格②浓缩丸,口服。一次8丸,一日3次。

规格③水蜜丸,口服。一次6g,一日2次。

规格④、⑤、⑥小蜜丸,口服。一次9g,一日2次。

颗粒剂:开水冲服。一次1袋,一日2次。

胶囊:

规格①口服。一次1粒,一日2次。

规格②口服。一次2粒,一日2次。

【剂型规格】丸剂:①每丸重9g;②每8丸重1.44g(每8丸相当于饮片3g);③每袋装6g;④每袋装9g;⑤每瓶装60g;⑥每瓶装120g。

颗粒剂:每袋装5g。

胶囊:①每粒装0.3g;②每粒装0.5g。

五、滋阴降火

72. 知柏地黄丸

【药物组成】知母、黄柏、熟地黄、山茱萸(制)、牡丹皮、山药、茯苓、泽泻。

【功能主治】滋阴降火。用于阴虚火旺,潮热盗汗,口干咽痛,耳鸣遗精,小便短赤。

【方解】方中重用熟地黄为君药,滋阴补肾,益精填髓。臣以制山茱萸、山药补肾固精,益气养阴,而助熟地黄滋补肾阴;知母甘寒质润,清虚热,滋肾阴;黄柏苦寒,泻虚火,坚真阴,配合熟地黄以滋阴降火。佐以茯苓健脾渗湿,泽泻利水清热,牡丹皮清泄肝肾,三药合用,使补中有泻,补而不腻。诸药配合,共奏滋阴降火之功。

【临床应用】

1. 阴虚火旺证　因先天阴液亏虚,或误用、过用温燥药物等,阴液亏耗,虚火内扰而致,症见形体消瘦,潮热,盗汗,两颧发红,五心烦热,咽干口燥,腰膝酸软,小便短赤。

2. 阴虚发热　因素体阴虚,或热病日久,耗伤阴液,或误用、过用温燥药物等,导致阴精亏虚。阴衰则阳盛,水不制火而致,症见午后潮热,骨蒸劳热,夜间发热,手足心热,烦躁。

3. 盗汗　因烦劳过度,或亡血失精,或邪热耗阴,以致阴精亏虚,虚火内生,阴津被扰,不能自藏而外泄,症见寐中汗出,醒后自止,五心烦热或潮热,两颧色红,口渴咽干。

4. 慢喉痹　因素体阴虚或热伤津液,虚火上炎,熏灼咽喉而致,症见咽干不适,灼热,隐痛,咽痒干咳,有异物感,腰膝酸软,五心烦热。

5. 耳鸣　因年老肾中精气不足,或房室不节,肾阴亏耗,耳窍失养而致,症见耳鸣,眩晕,腰膝酸软。

6. 遗精　因房室过度,恣情纵欲,或妄想不遂,扰动精室而致,症见遗精,头晕,耳鸣,腰膝酸软,精神萎靡等。

【药理作用】本品有降血糖、抗氧化、调节神经内分泌功能和增强机体免疫功能等作用。

【禁忌】对本品过敏者禁用。

【注意事项】

1. 气虚发热及实热者不宜用。
2. 脾虚便溏、气滞中满者不宜用。
3. 阳虚畏寒肢冷者不宜用。
4. 孕妇慎用。
5. 服药期间饮食宜清淡，忌辛辣、油腻之品。

【用法用量】规格①大蜜丸，口服。一次1丸，一日2次。

规格②、⑥浓缩丸，口服。一次8丸，一日3次。

规格③、⑤水蜜丸，口服。一次6g，一日2次。

规格④小蜜丸，口服。一次9g，一日2次。

【剂型规格】丸剂：①每丸重9g；②每10丸重1.7g；③每袋装6g；④每袋装9g；⑤每瓶装60g；⑥每8丸相当于原生药3g。

六、滋肾养肝

73. 杞菊地黄丸（胶囊、片）

【药物组成】枸杞子、菊花、熟地黄、酒萸肉、牡丹皮、山药、茯苓、泽泻。

【功能主治】滋肾养肝。用于肝肾阴亏，眩晕耳鸣，羞明畏光，迎风流泪，视物昏花。

【方解】方中熟地黄味甘，性微温，入心、肝、肾经，养血滋阴，补精益髓，为补益肝肾精血之要药，重用为君药。臣以酒萸肉补肾暖肝，山药味甘，归脾、肺、肾经，性平不燥，作用缓和，补脾益肾涩精，为平补气阴之要药。佐以枸杞子滋阴补肾，养肝明目；菊花疏风清热，平肝明目；茯苓渗脾湿；泽泻泄肾浊；牡丹皮清肝火。诸药配合，共奏滋肾养肝之功。本方由六味地黄丸加味而成，在滋补肾阴的基础上，加枸杞子、菊花，兼有养阴平肝，滋水明目作用。

【临床应用】

1. 眩晕　因肝肾不足，阴血亏虚所致，症见头目眩晕，腰酸腰痛，口燥咽干，周身乏力。

2. 圆翳内障　因肝肾不足，阴血亏虚所致，症见视力缓慢下降，视物昏花，晶珠轻度混浊。

3. 青盲　因肝肾不足，阴血亏虚所致，症见视物不清，不能久视。

4. 目涩症　因肝肾不足，阴虚所致，症见双目干涩，羞明畏光。

5. 耳聋　因肝肾不足所致，症见耳鸣、耳聋，伴有腰酸腰痛，口干咽燥，潮热,盗汗。

【药理作用】本品有降血脂、抗动脉粥样硬化、抗氧化、增强免疫功能、耐缺氧及改善学习记忆功能等作用。

【禁忌】对本品过敏者禁用。

【注意事项】

1. 实火亢盛所致的头晕、耳鸣慎用。

2. 脾胃虚寒,大便稀溏者慎用。

3. 服药期间忌酸冷食物。

【用法用量】丸剂:

规格①大蜜丸,口服。一次1丸,一日2次。

规格②浓缩丸,口服。一次8丸,一日3次。

规格③水蜜丸,口服。一次6g,一日2次。

规格④、⑥小蜜丸,口服。一次9g,一日2次。

规格⑤小蜜丸,口服。一次6g,一日2次。

胶囊:口服。一次5~6粒,一日3次。

片剂:口服。一次3~4片,一日3次。

【剂型规格】丸剂:①每丸重9g;②每8丸相当于原药材3g;③每袋装6g;④每袋装9g;⑤每瓶装60g;⑥每瓶装120g。

胶囊:每粒装0.3g。

片剂:片芯重0.3g。

74. 生血宝合剂(颗粒)

【药物组成】制何首乌、女贞子、桑椹、墨旱莲、白芍、黄芪、狗脊。

【功能主治】滋补肝肾,益气生血。用于肝肾不足、气血两虚所致的神疲乏力、腰膝酸软、头晕耳鸣、心悸、气短、失眠、咽干、纳差食少;放、化疗所致的白细胞减少,缺铁性贫血见上述证候者。

【方解】方中制何首乌滋养肝肾,补益精血,温而不燥,补而不腻,为治疗肝肾不足、精血亏虚之良药;合黄芪大补肺脾之气,以开气血生化之源,“形不足者,温之以气,精不足者,补之以味”,二药合用共奏滋补肝肾,益气生血之功,以缓解肝肾不足、气血两虚之主证,故为君药。女贞子滋补肝肾,益阴培本;墨旱莲补肾养肝,滋阴益血;桑椹滋阴补血,三药合用辅助君药以增强滋补肝肾,益气生血之功,故为臣药。白芍养肝血,滋肝阴,平肝阳,佐助君药以改善阴虚阳亢,眩晕,耳鸣之兼症;狗脊能补益肝肾,强筋壮骨,以除肝肾不足之腰膝酸软,且药性甘温,“补肾养气”,有佐助生化精血之能,并可引药入血,共为佐使药。诸药合用,共奏滋补肝肾,益气生血之功。

【临床应用】

1. 肝肾不足，气血两虚证 因体质虚弱，或病久失养，或劳累太过，或年高体衰，或房室不节，以致肝肾不足，气血两虚，症见神疲乏力，气短懒言，纳差食少，口干咽燥，腰膝酸软；放化疗所致的白细胞减少、缺铁性贫血见上述证候者。

2. 眩晕 因先天不足，或年老体亏，或久病伤身，或劳伤过度，以致肝肾不足，气血亏虚，清窍失养，症见眩晕，耳鸣，面色无华，精神萎靡，腰膝酸软；缺铁性贫血见上述证候者。

3. 耳鸣 因年老体衰，或房室不节，或劳倦伤脾，以致肝肾亏耗，气血两虚，症见耳鸣，目眩，腰膝酸软，食少纳呆；缺铁性贫血见上述证候者。

4. 心悸 因禀赋不足，或饮食劳倦，或思虑过度，或年高体衰，以致肝肾不足，气血亏虚，心失所养，症见心慌不安，气短，头晕，乏力，腰膝酸软；缺铁性贫血见上述证候者。

5. 失眠 因房劳过度，或久病年迈，以致肝肾亏损，气血不足，心神失养而致失眠，神疲食少，头目晕眩，耳鸣；缺铁性贫血见上述证候者。

【药理作用】本品有抗贫血和升高环磷酰胺所致白细胞减少的作用。

【注意事项】

1. 脘腹痞满，痰多湿盛者慎用。

2. 服药期间忌食辛辣、油腻、生冷食物。

3. 用于失眠时，睡前忌吸烟，忌饮酒、茶和咖啡。

【用法用量】合剂：口服。一次 15ml，一日 3 次。

颗粒剂：规格①、②开水冲服。一次 8g，一日 2~3 次。

【剂型规格】合剂：每瓶装 100ml。

颗粒剂：①每袋装 4g；②每袋装 8g。

七、补肺益肾

75. 百令胶囊（片）△

百令胶囊（片）

【药物组成】发酵冬虫夏草菌粉（Cs-C-Q80）。

【功能主治】补肺肾，益精气。用于肺肾两虚引起的咳嗽、气喘、咯血、腰背酸痛、面目虚浮、夜尿清长；慢性支气管炎、慢性肾功能不全的辅助治疗。

【方解】本方为发酵冬虫夏草菌粉（Cs-C-Q80）的单方制剂，具有补肺肾，益精气之功。

【临床应用】

1. 咳嗽 因肺肾两虚所致，症见咳嗽无力，久咳不已，咯血，腰背酸痛，自汗,盗汗;慢性支气管炎见上述证候者。

2. 喘证　因肺肾两虚所致,症见咳声低微,喘促,气短,呼多吸少,动则益甚,痰少或痰白而黏,盗汗,神疲乏力,腰背酸痛,舌淡嫩,苔白,脉弱;慢性支气管炎见上述证候者。

3. 水肿　因肺肾两虚所致,症见面目虚浮,气短乏力,夜尿清长,腰背酸痛,舌淡、苔白,尺脉弱、沉或细者;慢性肾功能不全见上述证候者。

【不良反应】个别患者咽部不适。

【禁忌】对本品过敏者禁用。

【注意事项】

1. 服药期间,忌食辛辣、生冷、油腻食物。

2. 慢性肾功能不全宜低盐、低蛋白饮食。

3. 感冒发热患者不宜服用。

【用法用量】胶囊:

规格①口服。一次5~15粒,一日3次。慢性肾功能不全:一次10粒,一日3次;8周为一个疗程。

规格②口服。一次2~6粒,一日3次。慢性肾功能不全:一次4粒,一日3次;8周为一个疗程。

片剂:口服。一次3~9片,一日3次,慢性肾功能不全,一次6片,一日3次,8周为一个疗程。

【剂型规格】胶囊:①每粒装0.2g;②每粒装0.5g。

片剂:每片重0.44g(含发酵虫夏草菌粉0.333g)。

百　令　片

【药物组成】发酵冬虫夏草菌粉。

【功能主治】补肺肾,益精气。用于肺肾两虚引起的咳嗽、气喘、咯血、腰酸背痛等症及慢性支气管炎的辅助治疗。

【方解】本方为发酵冬虫夏草菌粉(Cs-C-Q80)的单方制剂,具有补肺肾、益精气之功。

【临床应用】

1. 咳嗽　因肺肾两虚所致,症见咳嗽无力,久咳不已,咯血,腰背酸痛,自汗,盗汗;慢性支气管炎见上述证候者。

2. 喘证　因肺肾两虚所致,症见咳声低微,喘促,气短,呼多吸少,动则益甚,痰少或痰白而黏,盗汗,神疲乏力,腰背酸痛,舌淡嫩,苔白,脉弱;慢性支气管炎见上述证候者。

【禁忌】

1. 对本品过敏者禁用。

2. 阴虚火旺，血分有热，胃火炽盛，肺有痰热，外感热病者禁用。

【注意事项】

1. 忌不易消化食物。

2. 感冒发热患者不宜服用。

【用法用量】规格①口服。一次 5~15 片，一日 3 次。

规格②口服。一次 3~9 片，一日 3 次。

【剂型规格】片剂：①每片重 0.45g（相当于发酵冬虫夏草菌粉 0.2g）；②每片重 0.44g。

76. 金水宝胶囊（片）△

【药物组成】发酵虫草菌粉（Cs-4）。

【功能主治】补益肺肾，秘精益气。用于肺肾两虚，精气不足，久咳虚喘，神疲乏力，不寐健忘，腰膝酸软，月经不调，阳痿早泄；慢性支气管炎、慢性肾功能不全、高脂血症、肝硬化见上述证候者。

【方解】本品为发酵虫草菌粉（Cs-4）制剂，具有补益肺肾，秘精益气之功。

【临床应用】

1. 咳嗽　因肺肾两虚，精气不足所致，症见咳嗽无力，久咳不已，自汗，盗汗；慢性支气管炎见上述证候者。

2. 喘证　因久病肺肾两虚，精气不足所致，症见久咳，虚喘，气短，盗汗，神疲乏力，腰膝酸软，痰少或痰白而黏，舌淡嫩，苔白，脉弱；慢性支气管炎见上述证候者。

3. 阳痿、早泄　因肾中精气不足所致，症见腰膝酸软，神疲畏寒，气短，乏力，阳事不举，早泄。

4. 肺肾两虚、精气不足证　因肺肾两虚，精气不足所致，症见腰膝酸软，头晕目眩，胸闷，气短，乏力，神疲，甚或肢体浮肿，夜尿频，胁肋胀痛，胸脘满闷；慢性肾功能不全、高脂血症、肝硬化见上述证候者。

【药理作用】本品有抗纤维化、延缓慢性肾功能衰竭、改善血液流变性、抗氧化以及性激素样作用等。

【禁忌】对本品过敏者禁用。

【注意事项】

1. 实证咳喘者不宜服用。

2. 感冒发热患者不宜服用。

3. 服药期间忌辛辣食物。

4. 慢性肾功能不全者宜低盐、低蛋白饮食。

【用法用量】胶囊:口服。一次3粒,一日3次;用于慢性肾功能不全者,一次6粒,一日3次;或遵医嘱。

片剂:

规格①口服。一次4片,一日3次;用于慢性肾功能不全者,一次8片,一日3次;或遵医嘱。

规格②口服。一次2片,一日3次;用于慢性肾功能不全者,一次4片,一日3次;或遵医嘱。

【剂型规格】胶囊:每粒装0.33g。

片剂:①每片重0.42g(含发酵虫草菌粉0.25g),②每片重0.75g(每片含发酵虫草菌粉0.5g)。

八、温补肾阳

77. 金匮肾气丸(片)

【药物组成】地黄、山药、山茱萸(酒炙)、茯苓、牡丹皮、泽泻、桂枝、附子(炙)、牛膝(去头)、车前子(盐炙)。

【功能主治】温补肾阳,化气行水。用于肾虚水肿,腰膝酸软,小便不利,畏寒肢冷。

【方解】方中炙附子、桂枝温补肾阳,益火之源,两药相须,互增药力,牛膝苦、酸、平,补肝肾,利尿通淋,三药配伍温阳化气利水,针对病机主病,为君药。地黄补血滋阴;酒山茱萸既温补肾阳,又益肝肾之阴;山药益气健脾补肾,培补肺气,三药肝脾肾三阴并补,可收阴生阳长之效,共为臣药。茯苓健脾补中,利水渗湿,助山药健脾;泽泻、盐车前子利水渗湿,清利下焦湿热,防地黄滋腻;牡丹皮清肝胆相火而凉血,制温药化燥;四药甘淡寒凉,与君药相反相成,用为佐药。诸药合用,共奏温补肾阳,化气行水之功。

【临床应用】

1. 水肿　因肾阳衰弱,气化不利所致,症见面浮身肿,腰以下尤甚,按之凹陷不起,心悸,气促,畏寒神疲,腰部酸胀,小便不利,舌淡,脉沉细。

2. 腰痛　因肾阳亏虚,腰府失养所致,症见腰膝酸软,畏寒,四肢欠温,少气乏力,夜尿频多,舌淡,脉沉细。

【药理作用】本品有增强性腺功能、提高血清睾酮水平、增强免疫功能、抗应激、降血糖、抗肾纤维化及抗氧化等作用。

【禁忌】孕妇禁用。

【注意事项】

1. 湿热壅盛,风水泛溢水肿者不宜用。

2. 本品含附子,不可过服、久服。

3. 服药期间饮食宜清淡,宜低盐饮食,忌食生冷食物。

【用法用量】丸剂:

规格①大蜜丸,口服。一次 1 丸,一日 2 次。

规格②水蜜丸,口服。一次 4~5g(20~25 粒),一日 2 次。

片剂:口服。一次 4 片,一日 2 次。

【剂型规格】丸剂:①每丸重 6g;②每 100 粒重 20g。

片剂:每片重 0.27g。

78. 四神丸(片)

【药物组成】肉豆蔻(煨)、补骨脂(盐炒)、五味子(醋制)、吴茱萸(制)、大枣(去核)、生姜。

【功能主治】温肾散寒,涩肠止泻。用于肾阳不足所致的泄泻,症见肠鸣腹胀、五更溏泄、食少不化、久泻不止、面黄肢冷。

【方解】方中盐补骨脂大温,补肾阳以温脾土,治肾泄,为君药。煨肉豆蔻温脾暖胃,涩肠止泻;制吴茱萸辛苦大热,温肝脾肾以散阴寒,配合君药则温肾暖脾,固涩止泻之功益彰,为臣药。醋五味子酸温,固肾益气,涩肠止泻;大枣、生姜补脾养胃,共为佐药。诸药合用,共奏温肾散寒,涩肠止泻之功。

【临床应用】泄泻　因肾阳不足,阴寒内盛,伤及脾阳所致,症见五更溏泄,或久泻不止,肠鸣腹胀,食少不化,面黄,肢冷,舌质淡胖,苔薄白,脉沉细。

【药理作用】本品有抑制小肠运动、止泻、抗应激、抗炎、调节免疫功能及调整肠道菌群等作用。

【注意事项】

1. 湿热痢疾、湿热泄泻者不宜用。

2. 服药期间饮食宜清淡,忌生冷、油腻之品。

【用法用量】丸剂:口服。一次 9g,一日 1~2 次。

片剂:规格①、②口服。一次 4 片,一日 2 次。

【剂型规格】丸剂:每袋装 9g。

片剂:①每片重 0.3g;②每片重 0.6g。

79. 济生肾气丸

【药物组成】熟地黄、山茱萸(制)、牡丹皮、山药、茯苓、泽泻、肉桂、附子(制)、牛膝、车前子。

【功能主治】温肾化气,利水消肿。用于肾阳不足、水湿内停所致的肾虚水肿、腰膝酸重、小便不利、痰饮咳喘。

【方解】肉桂、制附子辛甘、大热，温补肾阳，益火之源，相须为用，增强肾阳气化功能；牛膝苦、酸、平，补肝肾，利尿通淋；三药配伍温阳化气利水，针对病机主病，为君药。熟地黄补血滋阴；制山茱萸既温补肾阳，又益肝肾之阴；山药益气健脾补肾，培补肺气；三药肝脾肾三阴并补，可收阴生阳长之效，共为臣药。茯苓健脾补中，利水渗湿，助山药健脾；泽泻、车前子利水渗湿，清利下焦湿热，防熟地滋腻；牡丹皮清肝胆相火而凉血；四药甘淡寒凉，与君药相反相成，用为佐药。诸药合用，共奏温肾化气，利水消肿之功。

【临床应用】

1. 水肿　因肾阳衰弱，气化不利所致，症见面浮身肿，腰以下尤甚，按之凹陷不起，心悸，气促，畏寒，神疲，腰部酸胀，小便不利，舌淡，脉沉细。

2. 腰痛　因肾阳亏虚，腰府失养所致，症见腰膝酸软，畏寒，四肢欠温，少气乏力，夜尿频多，舌淡，脉沉细。

3. 喘嗽　因肾阳不足，摄纳无权所致，症见喘促日久，气息短促，呼多吸少，动则喘甚，气不得续，咳嗽时轻时重，常因咳甚而尿出，或尿后余沥，面青肢冷，脉微细或沉弱。

【药理作用】本品有减少尿蛋白、降低血尿酸水平、降低血清肌酐及尿素氮含量和抑制膀胱收缩的作用。

【禁忌】孕妇禁用。

【注意事项】

1. 湿热壅盛、风水泛滥水肿者慎用。
2. 本品含附子有毒，不可过量、久用。
3. 服药期间饮食宜清淡，宜低盐饮食。
4. 本品含钾量高，与保钾利尿药螺内酯、氨苯蝶啶合用时，应防止高钾血症；避免与磺胺类药物同时使用。

【用法用量】规格①大蜜丸，口服。一次 1 丸，一日 2~3 次。

规格②水蜜丸，口服。一次 6g，一日 2~3 次。

【剂型规格】丸剂：①每丸重 9g；②每袋装 6g。

九、气血双补

80. 八珍丸（颗粒、胶囊）

【药物组成】党参、炒白术、茯苓、甘草、当归、白芍、川芎、熟地黄。

【功能主治】补气益血。用于气血两虚，面色萎黄，食欲不振，四肢乏力，月经过多。

【方解】方中以熟地黄、党参甘温益气养血，为君药。当归辛苦温，补血；白芍酸苦微寒，养血和营，协助熟地益心生血，调和肝脾；炒白术苦温，健脾燥湿；茯苓甘淡，益脾渗湿，协助党参补脾肺之气，以助气血生化之源，共为臣药。川芎辛温，活血行气；甘草补中益气，调和药性，共为佐使药。诸药相合，共奏补气益血之功。

【临床应用】

1. 气血两亏证　因素体虚弱，或久病不愈，或劳伤过度，气虚不能生血或血虚无以化气，气血两虚所致，症见面色萎黄不华，食欲不振，四肢乏力，精神恍惚，少气懒言，口唇指甲淡白。

2. 月经过多　因禀赋不足，或过劳久思，或大病久病，损伤脾气，冲任不固，血失统摄所致，症见月经量多，色淡红，质清稀，小腹空坠，面色苍白，神疲体倦，气短懒言。

【药理作用】本品有提高造血功能、调节机体免疫功能、改善血液流变性等作用。

【禁忌】对本品过敏者禁用。

【注意事项】

1. 体实有热者慎用。

2. 服药期间忌食辛辣、油腻、生冷食物。

【用法用量】丸剂：

规格①大蜜丸，口服。一次1丸，一日2次。

规格②、④浓缩丸，口服。一次8丸，一日3次。

规格③水蜜丸，口服。一次6g，一日2次。

颗粒剂：规格①、②开水冲服。一次1袋，一日2次。

胶囊：口服。一次3粒，一日2次。

【剂型规格】丸剂：①每丸重9g；②每8丸相当于原生药3g；③每袋装6g；④每瓶装60g。

颗粒剂：①每袋装3.5g；②每袋装8g。

胶囊：每粒装0.4g。

十、益气养阴

81. 消　渴　丸

【药物组成】葛根、地黄、黄芪、天花粉、玉米须、南五味子、山药、格列本脲。

【功能主治】滋肾养阴，益气生津。用于气阴两虚所致的消渴病，症见多饮、多尿、多食、消瘦、体倦乏力、眠差、腰痛；2 型糖尿病见上述证候者。

【方解】本品是中西药复方制剂，其中地黄甘寒，滋肾养阴，清热生津，以为君药。辅以葛根、黄芪补脾升阳，资生化源，生津止渴，共为臣药。佐以天花粉、南五味子、山药益气养阴，生津止渴，固敛阴津；玉米须利小便而泄热，所含西药成分格列本脲有降糖作用。诸药合用，共奏滋肾养阴，益气生津之功。

【临床应用】消渴　因素体阴虚火盛，或过食肥甘厚味，或过用温燥之品，或情志郁结化火，或房室耗伤，上、中、下三焦燥热日久，耗气伤阴，气阴两虚所致。症见多渴多饮，小便频数，多食善饥，肢体消瘦，体倦无力，睡眠欠佳，腰膝酸痛；2 型糖尿病见上述证候者。

【药理作用】本品有降血糖、调血脂等作用。

【不良反应】文献报道主要为：低血糖反应，其诱因为进餐延迟、剧烈体力活动，或药物剂量过大，以及合用一些可增加低血糖发生的药物。发生低血糖反应后，进食、饮糖水通常均可缓解。对肝肾功能不全，年老、体弱者，若剂量偏大（对成年患者的一般剂量对年老、体弱者即可能过量），则可引起严重低血糖。偶见药疹。偶见轻度恶心、呕吐等消化道反应。罕见脱发。

【禁忌】

1. 对本品过敏者禁用。
2. 孕妇、哺乳期妇女禁用。
3. 胰岛素依赖型糖尿病患者禁用。
4. 对磺胺类药物过敏者禁用。
5. 伴有酮症酸中毒、昏迷、严重烧伤、感染、严重外伤和重大手术者禁用。
6. 肝、肾功能不全者禁用。
7. 白细胞减少者禁用。

【注意事项】

1. 阴阳两虚消渴者慎用。
2. 服药期间忌肥甘、辛辣之品，控制饮食，注意合理的饮食结构，忌烟酒。
3. 本品含格列本脲，严格按处方药使用，并注意监测血糖。
4. 服用本品时禁止加服磺酰脲类抗糖尿病药。若合用其他类型口服抗糖尿病药，必须在医生指导下服用。
5. 用药期间应定期测定血糖、尿糖、尿酮体、尿蛋白、肝肾功能和血象，并进行眼科检查。
6. 注意早期防治各种并发症，如糖尿病脑病、糖尿病心脏病、糖尿病肾病等，以防止病情的恶化。

【用法用量】饭前用温开水送服。一次 5~10 丸，一日 2~3 次；或遵医嘱。

【剂型规格】丸剂：每 10 丸重 2.5g（含格列本脲 2.5mg）。

82. 贞芪扶正颗粒(胶囊)

贞芪扶正颗粒

【药物组成】黄芪、女贞子。

【功能主治】有提高人体免疫功能,保护骨髓和肾上腺皮质功能;用于各种疾病引起的虚损;配合手术、放射线、化学治疗,促进正常功能的恢复。

【方解】方中黄芪味甘性温,补脾气,益肺气,进而振奋元气,补气生血,养阴生津;女贞子味甘性平,补益肝肾,补而不腻,为清补之品。两药合用,有气阴双补,补虚益损,扶正祛邪之功。

【临床应用】久病虚损　因大病久病,五脏俱虚,气阴不足所致,症见气短懒言,面色苍白,神疲乏力,肌肉消瘦,口干舌燥,自汗盗汗,潮热口渴;各种疾病引起的虚损配合手术、放射治疗、化学治疗,促进正常功能的恢复。

【药理作用】本品有提高机体免疫功能、抗肿瘤、升高白细胞、保护肾上腺皮质和肝脏功能、改善血液流变性、抗疲劳、抗应激等作用。

【注意事项】

1. 阳虚胃寒,肢冷食少便溏者慎用。
2. 服药期间饮食宜清淡,忌辛辣、油腻食物。

【用法用量】颗粒剂:规格①、②口服。一次 1 袋,一日 2 次。

【剂型规格】颗粒剂:①每袋装 5g;②每袋装 15g。

贞芪扶正胶囊

【药物组成】黄芪、女贞子。

【功能主治】补气养阴。用于久病虚损,气阴不足,配合手术、放射治疗、化学治疗,促进正常功能的恢复。

【方解】方中黄芪味甘性温,补脾气,益肺气,进而振奋元气,补气生血,养阴生津;女贞子味甘性平,补益肝肾,补而不腻,为清补之品。两药合用,有气阴双补,补虚益损,扶正祛邪之功。

【临床应用】久病虚损　因大病久病,五脏俱虚,气阴不足所致,症见气短懒言,面色苍白,神疲乏力,肌肉消瘦,口干舌燥,自汗盗汗,潮热口渴;久病虚损,气阴不足配合手术、放射治疗、化学治疗,促进正常功能的恢复。

【药理作用】本品有提高机体免疫功能、抗肿瘤、升高白细胞、保护肾上腺皮质和肝脏功能、改善血液流变性、抗疲劳、抗应激等作用。

【注意事项】

1. 阳虚胃寒,肢冷食少便溏者慎用。
2. 服药期间饮食宜清淡,忌辛辣、油腻食物。

【用法用量】胶囊:

规格①口服。一次4粒,一日2次。

规格②口服。一次6粒,一日2次。

【剂型规格】胶囊:①每粒装0.35g(相当于原药材3.125g);②每6粒相当于原生药12.5g。

83. 参芪降糖颗粒(胶囊、片)

【药物组成】人参茎叶皂苷、五味子、黄芪、山药、地黄、覆盆子、麦冬、茯苓、天花粉、泽泻、枸杞子。

【功能主治】益气养阴,滋脾补肾。主治消渴症,用于2型糖尿病。

【方解】人参大补元气,生津止渴,其茎叶皂苷为其有效成分;黄芪健脾益气,升举清阳,二药同用,大补元气,健脾升阳,生津止渴,共为君药。山药平补气阴,健脾滋肾润肺,固涩精微;麦冬养阴清热,益胃生津,二药合用,助参芪益气养阴,生津润燥,共为臣药。五味子益气生津止渴,收敛固涩阴精;枸杞子滋补肝肾,养阴润燥;覆盆子益精缩尿,固涩阴液,三药同用,补敛合用,脾肾同调,佐助君药益气生津止渴,并可避免津液的滑脱;地黄清热凉血,养阴生津;天花粉清热泻火,养阴生津;茯苓健脾益气;泽泻泻虚火,祛肾浊,使补而不滞,皆为佐药。诸药合用,气阴兼养,补敛结合,补中有清,共奏益气养阴,滋脾补肾之功。

【临床应用】消渴　因禀赋虚弱,或过食肥甘厚味,或过用温补之品,或情志过极,或房室劳倦,阴虚燥热,气阴两虚所致,症见口渴多饮,咽干口燥,多食多尿,形体消瘦,倦怠乏力;2型糖尿病见上述证候者。

【药理作用】本品具有降血糖、抗氧化等作用。

【注意事项】

1. 有实热证者不宜用。

2. 孕妇慎用。

3. 阴阳两虚消渴者慎用。

4. 服用期间忌食肥甘、辛辣食物,控制饮食,注意合理的饮食结构;忌烟酒。

5. 避免长期精神紧张,适当进行体育活动。

6. 对重症病例,应合用其他降糖药物治疗,以防病情加重。

7. 在治疗过程中,尤其是与西药降糖药联合用药时,要及时监测血糖,避免发生低血糖反应。

【用法用量】颗粒剂:口服。一次1g,一日3次,一个月为一个疗程。效果不显著或治疗前症状较重者,一次用量可达3g,一日3次。

胶囊:口服。一次3粒,一日3次,一个月为一个疗程。效果不显著或治疗前症状较重者,每次用量可达 8 粒,一日 3 次。

片剂:口服。一次 3 片,一日 3 次,一个月为一个疗程。效果不显著或治疗前症状较重者,每次用量可达 8 片,一日 3 次。

【剂型规格】颗粒剂:每袋装 3g。

胶囊:每粒装 0.35g。

片剂:每片重 0.35g。

84. 天芪降糖胶囊

【药物组成】黄芪、天花粉、女贞子、石斛、人参、地骨皮、黄连(酒蒸)、山茱萸、墨旱莲、五倍子。

【功能主治】益气养阴,清热生津。用于 2 型糖尿病气阴两虚证,症见倦怠乏力,口渴喜饮,五心烦热,自汗、盗汗,气短懒言,心悸失眠。

【方解】方中黄芪甘微温,入脾、肺经,能益气生津,润燥止渴;天花粉苦甘并济,入肺、胃经,能清肺胃之热,养肺胃之阴,生津止渴,共为君药。人参甘微苦平,入脾、肺、心、肾经,大补元气,补脾益肺,生津止渴;石斛甘寒滋润,入胃、肾经,滋养胃肾,滋阴生津止渴;山茱萸味酸微温,入肝、肾二经,补益肝肾,生津止渴,固精缩尿;女贞子甘苦,入肝、肾经,能滋肾水,退虚热,止烦渴;墨旱莲酸甘寒并济,能益肾阴,退浮火,止烦渴,五者同用,补气养阴,生津止渴,用为臣药。酒黄连苦寒,清胃生津止渴;地骨皮甘寒清润,入肺、肝、肾经,清肺热,泻肾火,退虚热,存津液;五倍子酸、涩,寒,入肺经敛肺降火,存阴液,止消渴,入肾经固摄涩精缩尿,同为佐使。诸药合用,共奏益气养阴,清热生津之功。

【临床应用】消渴 因气阴两虚所致,症见倦怠乏力,口渴喜饮,五心烦热,自汗、盗汗,气短懒言,心悸失眠;2 型糖尿病见上述证候者。

【药理作用】本品有降低血糖,降低甘油三酯、胆固醇含量及降低全血黏度作用。

【不良反应】服用本品,可偶见胃肠道不适。

【禁忌】孕妇禁用。

【注意事项】

1. 阴阳两虚型 2 型糖尿病患者慎用。

2. 服药期间,避免长期精神紧张,适当进行体育锻炼。注意合理饮食,忌食肥甘、辛辣食物,忌烟酒。

3. 在治疗过程中,尤其是与口服降糖药或胰岛素联合使用时要及时监测血糖,避免低血糖的发生。

4. 注意早期识别和防治糖尿病的各种并发症,以防病情恶化。

【用法用量】口服。一次 5 粒,一日 3 次,8 周为一个疗程;或遵医嘱。

【剂型规格】胶囊:每粒装0.32g。

85. 津力达颗粒

【药物组成】人参、黄精、麸炒苍术、苦参、麦冬、地黄、制何首乌、山茱萸、茯苓、佩兰、黄连、知母、炙淫羊藿、丹参、粉葛、荔枝核、地骨皮。

【功能主治】益气养阴,健脾运津。用于2型糖尿病气阴两虚证,症见口渴多饮,消谷易饥,尿多,形体渐瘦,倦怠乏力,自汗盗汗,五心烦热,便秘等。

【方解】方中人参大补元气,补益脾肺,生津止渴;黄精健脾润肺益肾,益气养阴,生津止渴;粉葛升发清阳,生津止渴,共为君药。地黄、麦冬、知母、山茱萸、制何首乌补肺胃,益肝肾,滋阴生津止渴;麸炒苍术、茯苓、佩兰健脾助运,除湿和中;黄连、地骨皮、苦参清热燥湿,防止湿邪碍脾,以开气阴生化之源,避免热盛伤阴,以达泻火存阴之目的,共为臣药。佐以荔枝核理气散结;丹参活血化瘀,合以调畅气血;炙淫羊藿温补肾阳,助阳化气。诸药合用,共奏益气养阴,健脾运津之功。

【临床应用】消渴 多因素体阴虚,肺胃燥热,耗气伤阴所致,症见口渴多饮,消谷易饥,尿多,形体渐瘦,倦怠乏力,自汗盗汗,五心烦热,便秘;2型糖尿病见上述证候者。

【药理作用】本品具有降血糖、降血脂、抗炎、抗氧化等作用。

【禁忌】对本品过敏者禁用。

【注意事项】

1. 孕妇慎用。
2. 忌食肥甘厚腻、油腻食物。

【用法用量】开水冲服。一次1袋,一日3次。8周为一个疗程;或遵医嘱。对已经使用西药的患者,可合并使用本品,并根据血糖情况,酌情调整西药用量。

【剂型规格】颗粒剂:每袋装9g。

86. 益气维血胶囊(片、颗粒)

益气维血胶囊

【药物组成】猪血提取物、黄芪、大枣。

【功能主治】补血益气。用于面色萎黄或苍白,头晕目眩,神疲乏力,少气懒言。

【方解】方中黄芪甘温,归脾、肺经,健脾益气生血,以开气血生化之源,补肺益气,以除气虚动辄喘乏之症,故为君药。猪血提取物药性咸平,为血肉有情之品,以血补血,辅助君药,有生血之能,故为臣药。大枣甘温,健脾益气,养血安神,引药入经,为佐使药。诸药合用,共奏补血益气之功。

【临床应用】

1. 气血两虚证　因体质虚弱,或劳倦损伤,或病久失调,气血两虚所致,症见面色萎黄或苍白,神疲乏力,少气懒言,头晕目眩,唇舌色淡,脉细弱。

2. 眩晕　因气血两虚所致,症见眩晕,心悸,面色苍白,神疲乏力,气短,唇舌色淡,脉虚弱。

【不良反应】偶见恶心、呕吐、腹泻、便秘,可自行缓解或停药后消失。

【禁忌】对本品过敏者禁用。

【注意事项】

1. 脾胃虚弱,呕吐,便溏者慎用。

2. 用药期间忌食辛辣、油腻、生冷食物。

3. 本品宜饭前服用。

4. 本品不宜用茶水送服。

【用法用量】口服。成人一次 4 粒,一日 3 次;儿童一次 4 粒,一日 2 次;3 岁以下儿童一次 2 粒,一日 2 次;或遵医嘱。

【剂型规格】胶囊:每粒装 0.45g。

益气维血片

【药物组成】猪血提取物、黄芪、大枣。

【功能主治】补血益气。用于血虚证、气血两虚证证候治疗,症见面色萎黄或苍白、头晕目眩、神疲乏力、少气懒言、自汗、唇舌色淡、脉细弱等以及低色素小细胞型贫血见上述证候者。

【方解】方中黄芪甘温,归脾、肺经,健脾益气生血,以开气血生化之源,补肺益气,以除气虚动辄喘乏之症,故为君药。猪血提取物药性咸平,为血肉有情之品,以血补血,辅助君药,有生血之能,故为臣药。大枣甘温,健脾益气,养血安神,引药入经,为佐使药。诸药合用,共奏补血益气之功。

【临床应用】

1. 气血两虚证　因体质虚弱,或劳倦损伤,或病久失调,气血两虚所致,症见面色萎黄或苍白,神疲乏力,少气懒言,头晕目眩,唇舌色淡,脉细弱;低色素小细胞型贫血见上述证候者。

2. 眩晕　因气血两虚所致,症见眩晕,心悸,面色苍白,神疲乏力,气短,唇舌色淡,脉虚弱;低色素小细胞型贫血见上述证候者。

3. 自汗　因气血两虚所致,症见自汗,少气,乏力,唇舌色淡,脉虚弱;低色素小细胞型贫血见上述证候者。

【不良反应】偶见恶心、呕吐、腹泻、便秘,可自行缓解或停药后消失。

【禁忌】对本品过敏者禁用。

【注意事项】

1. 脾胃虚弱,呕吐,便溏者慎用。

2. 用药期间忌食辛辣、油腻、生冷食物。

3. 儿童服药困难者应以嚼服或打碎服用。3 岁以下儿童不推荐服用。

4. 本品宜饭前服用。

5. 本品不宜用茶水送服。

【用法用量】口服、嚼服或打碎服用。成人一次 4 片,一日 3 次;儿童一次 4 片,一日 2 次;或遵医嘱。

【剂型规格】片剂:每片重 0.57g。

益气维血颗粒

【药物组成】猪血提取物、黄芪、大枣。

【功能主治】补血益气。用于气血两虚所致的面色萎黄或苍白、眩晕、神疲乏力、少气懒言、自汗、唇舌色淡、脉细弱;缺铁性贫血见上述证候者。

【方解】方中黄芪甘温,归脾、肺经,健脾益气生血,以开气血生化之源,补肺益气,以除气虚动辄喘乏之症,故为君药。猪血提取物药性咸平,为血肉有情之品,以血补血,辅助君药,有生血之能,故为臣药。大枣甘温,健脾益气,养血安神,引药入经,为佐使药。诸药合用,共奏补血益气之功。

【临床应用】

1. 气血两虚证　因体质虚弱,或劳倦损伤,或病久失调,气血两虚所致,症见面色萎黄或苍白,神疲乏力,少气懒言,头晕目眩,唇舌色淡,脉细弱;缺铁性贫血见上述证候者。

2. 眩晕　因气血两虚所致,症见眩晕,心悸,面色苍白,神疲乏力,气短,唇舌色淡,脉虚弱;缺铁性贫血见上述证候者。

3. 自汗　因气血两虚所致,症见自汗,少气,乏力,唇舌色淡,脉虚弱;缺铁性贫血见上述证候者。

【不良反应】偶见恶心、呕吐、腹泻、便秘,可自行缓解或停药后消失。

【禁忌】对本品过敏者禁用。

【注意事项】

1. 脾胃虚弱,呕吐,便溏者慎用。

2. 用药期间忌食辛辣、油腻、生冷食物。

3. 本品宜饭前服用。

4. 本品不宜用茶水送服。

【用法用量】口服。成人一次 10g,一日 3 次;儿童一次 10g,一日 2 次;3 岁以下儿童一次 5g,一日 2 次;或遵医嘱。

【剂型规格】颗粒剂:每袋装 10g。

十一、益气复脉

87. 芪苈强心胶囊

【药物组成】黄芪、人参、黑顺片、丹参、葶苈子、泽泻、玉竹、桂枝、红花、香加皮、陈皮。

【功能主治】益气温阳，活血通络，利水消肿。用于冠心病、高血压病所致轻、中度充血性心力衰竭证属阳气虚乏，络瘀水停证，症见心慌气短，动则加剧，夜间不能平卧，下肢浮肿，倦怠乏力，小便短少，口唇青紫，畏寒肢冷，咳吐稀白痰。

【方解】方中黄芪益气行滞，利水消肿；黑顺片助阳化气，温经通络，以治心气虚乏、心阳式微、络瘀水停之本，共为君药。丹参活血化瘀，葶苈子泻肺利水，人参补气通络，助君药益气活血，通络利水，共为臣药。红花活血化瘀，泽泻利水消肿，香加皮强心利尿，玉竹益气养阴以防利水伤正，陈皮调畅气机以防壅补滞气，共为佐药。桂枝辛温通络，温阳化气，兼引诸药入络，用为使药。诸药合用，共奏益气温阳，活血通络，利水消肿之功。

【临床应用】轻、中度充血性心力衰竭　因阳气虚乏，络瘀水停所致，症见心慌气短，动则加剧，夜间不能平卧，下肢浮肿，倦怠乏力，小便短少，口唇青紫，畏寒肢冷，咳痰稀白，舌质淡或紫暗，苔白，脉虚弱，或沉涩；冠心病、高血压病所致轻、中度充血性心力衰竭见上述证候者。

【药理作用】本品有抗慢性心力衰竭、调血脂等作用。

【注意事项】

1. 孕妇慎用。
2. 宜饭后服用。
3. 如果正在服用其他治疗心衰的药物，不宜突然停用。

【用法用量】口服。一次4粒，一日3次。

【剂型规格】胶囊：每粒装0.3g。

第八节　安神剂

养心安神

88. 天王补心丸（片）

【药物组成】丹参、当归、石菖蒲、党参、茯苓、五味子、麦冬、天冬、地黄、玄参、制远志、炒酸枣仁、柏子仁、桔梗、甘草、朱砂。

【功能主治】滋阴养血，补心安神。用于心阴不足，心悸健忘，失眠多梦，大便干燥。

【方解】本方重用地黄滋阴养血，为君药。天冬、麦冬滋阴清热，炒酸枣仁、柏子仁养心安神，当归补血润燥，共为臣药。党参补气，五味子益气养阴安神；茯苓、制远志、石菖蒲宁心安神，交通心肾；玄参滋阴降火，以制虚火上炎；丹参活血祛瘀，凉血安神，补而不滞；朱砂镇心安神，兼治其标，以上共为佐药。桔梗载药上行，甘草调和诸药，共为使药。综合全方，共奏滋阴养血，补心安神之功。

【临床应用】

1. 心悸　因心肾阴虚，心神失养所致，症见心悸，气短，汗出，虚烦不寐，舌红少苔，脉细数或结代。

2. 不寐　因阴虚血少，心神失养所致，症见失眠多梦，心悸，健忘，舌红少苔，脉细数。

【药理作用】本品有镇静、改善记忆功能和增加血液中血细胞数量等作用。

【禁忌】

1. 孕妇及哺乳期妇女、儿童禁用。
2. 肝肾功能不全、造血系统疾病者禁用。

【注意事项】

1. 脾胃虚寒者不宜用。
2. 本品含朱砂，不宜过量、久服，且不宜与溴化物、碘化物同用。
3. 睡前不宜饮用浓茶、咖啡等刺激性饮品。
4. 严重心律失常者需急诊观察治疗。
5. 服用本品超过1周者，应检查血、尿中汞离子浓度，检查肝、肾功能，超过规定度者立即停药。

【用法用量】丸剂：

规格①大蜜丸，口服。一次1丸，一日2次。

规格②浓缩丸，口服。一次8丸，一日3次。

规格③、⑤水蜜丸，口服。一次6g，一日2次。

规格④、⑥小蜜丸，口服。一次9g，一日2次。

片剂：口服。一次4~6片，一日2次。

【剂型规格】丸剂：①每丸重9g；②每8丸相当于原药材3g；③每袋装6g；④每袋装9g；⑤每瓶装60g；⑥每瓶装120g。

片剂：每片重0.5g。

89. 柏子养心丸

【药物组成】柏子仁、党参、炙黄芪、川芎、当归、茯苓、制远志、酸枣仁、肉桂、醋五味子、半夏曲、炙甘草、朱砂。

【功能主治】补气，养血，安神。用于心气虚寒，心悸易惊，失眠多梦，健忘。

【方解】方中重用柏子仁养心安神，为君药。党参、炙黄芪补气健脾，使气旺而生阴血，酸枣仁、醋五味子、制远志重在养血补心，安神定志，合以补益心脾，养血安神，共为臣药。川芎调畅气血以助酸枣仁、柏子仁养心，当归养血安神，茯苓化痰宁心，肉桂温通心阳，以助酸枣仁、柏子仁安神，半夏曲和胃安神，朱砂重镇安神，以上共为佐药。炙甘草补气宁心，调和诸药，为使药。诸药合用，共奏补气，养血，安神之功。

【临床应用】

1. 不寐　因心气虚寒，气血不足，心神失养所致，症见夜寐多梦，难眠易醒，心慌气短，汗出，健忘，舌淡，脉细。

2. 心悸　因心气虚寒，气血不足，心神失养所致，症见心悸，气短，汗出，虚烦不寐，舌淡苔白，脉细或结代。

【药理作用】本品有镇静催眠和抗快速型心律失常作用。

【禁忌】孕妇及哺乳期妇女、儿童禁用。

【注意事项】

1. 肝阳上亢者不宜使用。

2. 保持精神舒畅，劳逸适度。

3. 不宜饮用浓茶、咖啡等兴奋性饮品。

4. 宜饭后服用。

5. 本品含有朱砂，不宜过量、久用，不宜与溴化物、碘化物同用，肝肾功能不全者慎用。

【用法用量】规格①大蜜丸，口服。一次 1 丸，一日 2 次。

规格②、④水蜜丸，口服。一次 6g，一日 2 次。

规格③、⑤小蜜丸，口服。一次 9g，一日 2 次。

【剂型规格】丸剂：①每丸重 9g；②每袋装 6g；③每袋装 9g；④每瓶装 60g；⑤每瓶装 120g。

90. 枣仁安神颗粒（胶囊）

【药物组成】炒酸枣仁、丹参、醋五味子。

【功能主治】养血安神。用于心血不足所致的失眠、健忘、心烦、头晕；神经衰弱症见上述证候者。

【方解】本方重用炒酸枣仁，其性味甘平，入心、肝之经，养血补肝，宁心安神，为君药。丹参入心、肝经，可清心除烦，养血安神，为臣药。醋五味子收敛固涩，益气生津，补肾宁心，为佐药。三药合用，共奏养血安神之功。

【临床应用】

1. 不寐 因心血不足，心失所养所致，症见失眠多梦，健忘，气短懒言，记忆力减退，头晕，面色少华，舌淡红，苔薄，脉细弱；神经衰弱症见上述证候者。

2. 心悸 因心血不足，心失所养所致，症见心悸不宁，气短懒言，失眠多梦，记忆力减退，面色少华，舌淡红，苔薄，脉细弱；神经衰弱症见上述证候者。

【药理作用】本品有镇静、催眠、抗焦虑、镇痛、抗惊厥、降温和改善微循环等作用。

【禁忌】对本品过敏者禁用。

【注意事项】

1. 由于消化不良所导致的睡眠差者不宜用。

2. 孕妇慎用。

3. 胃酸过多者慎用。

4. 不宜服用咖啡、浓茶等兴奋性饮品。

【用法用量】颗粒剂：开水冲服。一次1袋，一日1次，临睡前服用。

胶囊：口服。一次5粒，一日1次，临睡前服用。

【剂型规格】颗粒剂：每袋装5g。

胶囊：每粒装0.45g。

91. 乌灵胶囊

【药物组成】乌灵菌粉。

【功能主治】补肾健脑，养心安神。用于心肾不交所致的失眠、健忘、心悸心烦、神疲乏力、腰膝酸软、头晕耳鸣、少气懒言、脉细或沉无力；神经衰弱见上述证候者。

【方解】方中乌灵菌粉性味甘平。本品补肾填精健脑，养心安神止悸。用于精血不足，髓海空虚，心神失养，心肾不交所致失眠、健忘、心悸诸症。

【临床应用】

1. 不寐 因心肾不交，心神失养所致，症见失眠多梦，心悸心烦，健忘，腰膝酸软，头晕耳鸣，神疲乏力，少气懒言，脉细或沉无力；神经衰弱症见上述证候者。

2. 健忘 因肾精不足，心神失养所致，症见健忘，神疲乏力，腰膝酸软，头晕耳鸣，脉细或沉无力；神经衰弱症见上述证候者。

【药理作用】本品有抗癫痫、抗应激、改善学习记忆功能等作用。

【禁忌】对本品过敏者禁用。

【注意事项】

1. 服药期间忌烟、酒及辛辣、油腻食物。

2. 服药期间要保持情绪乐观，切忌生气恼怒。

3. 孕妇慎用。

【用法用量】口服。一次 3 粒，一日 3 次。

【剂型规格】胶囊：每粒装 0.33g。

第九节 止 血 剂

凉血止血

92. 槐 角 丸

【药物组成】槐角(清炒)、地榆炭、黄芩、麸炒枳壳、当归、防风。

【功能主治】清肠疏风，凉血止血。用于血热所致的肠风便血、痔疮肿痛。

【方解】方中炒槐角味苦性微寒，专清大肠湿热，凉血止血，为君药。地榆炭凉血止血，防风疏风止血，共为臣药。黄芩清热燥湿，当归养血活血，麸炒枳壳下气宽肠，为佐药。诸药合用，既能凉血止血，又能清肠疏风，风热湿毒即清，便血自止，共奏清肠疏风，凉血止血之功。

【临床应用】

1. 便血 因湿热壅遏大肠，灼伤血络所致，症见先血后便，血色鲜红，大便不畅，腹部胀痛，食少纳呆，舌红苔黄腻，脉濡数。

2. 痔疮 因风邪热毒或湿热壅遏大肠，灼伤血络所致，症见痔疮肿痛，便血，血色鲜红，大便不畅。

【药理作用】本品有止血、镇痛、抗炎、抗菌、降血脂等作用。

【禁忌】对本品过敏者禁用。

【注意事项】

1. 虚寒性便血者不宜用。

2. 孕妇慎用。

3. 失血过多，身体虚弱者慎用。

4. 服药期间忌食辛辣油腻之品。

5. 若痔疮便血、发炎肿痛严重和便血呈喷射状者，应立即采取综合急救措施。

【用法用量】规格①大蜜丸，口服。一次 1 丸，一日 2 次。

规格②水蜜丸，口服。一次 6g，一日 2 次。

规格③小蜜丸，口服。一次9g，一日2次。

【剂型规格】丸剂：①每丸重9g；②每袋装6g；③每袋装9g。

93. 升血小板胶囊

【药物组成】青黛、连翘、仙鹤草、牡丹皮、甘草。

【功能主治】清热解毒，凉血止血，散瘀消斑。用于原发性血小板减少性紫癜。症见全身瘀点或瘀斑，发热烦渴，小便短赤，大便秘结，或见鼻衄，齿衄，舌红苔黄，脉滑数或弦数。

【方解】方中青黛咸寒，归肝经，清热解毒，凉血消斑，专治血热妄行出血发斑，为方中君药。牡丹皮苦辛微寒，清热凉血，活血散瘀，为治血分瘀热之要药，既助君药清热凉血，又能活血散瘀消斑，且止血而不留瘀，用为臣药。仙鹤草苦涩性平，收敛止血，佐助君药止血消斑；连翘味苦微寒，归肺、心、小肠经，清热解毒，疏风散结，既助君药清热降火，解毒散结，又可引热下行从小便而出，共为佐药。甘草甘平，既能清热解毒，又能调和药性，为佐使药。诸药合用，共奏清热解毒，凉血止血，散瘀消斑之功。

【临床应用】原发性血小板减少性紫癜　因血热妄行所致，症见自发性出血，血色鲜红，全身瘀点或瘀斑，颜色发红或暗红，发热烦渴，小便短赤，大便秘结，或见鼻衄，齿衄，尿血，便血或肠风下血，舌红苔黄，脉滑数或弦数。

【药理作用】本品有升高血小板、红细胞、白细胞数目等作用。

【禁忌】孕妇禁用。

【注意事项】

1. 骨髓巨核细胞减少型的血小板减少症及白细胞减少者慎用。
2. 本品主要针对血热妄行证候的出血治疗，有虚证者应慎用。
3. 服药期间，应定期复查血象。

【用法用量】口服。一次4粒，一日3次。

【剂型规格】胶囊：每粒装0.45g。

第十节　祛　瘀　剂

一、活 血 祛 瘀

94. 血栓通胶囊（注射液△）、注射用血栓通（冻干）△

血栓通胶囊

【药物组成】三七总皂苷。

【功能主治】活血祛瘀，通脉活络。用于脑络瘀阻引起的中风偏瘫，心脉瘀阻引起的胸痹心痛；脑梗死，冠心病心绞痛见上述证候者。

【方解】三七味甘，微苦，性温，《本草备要》："散瘀定痛"，《得配本草》："止血散瘀定痛"，故本品具有化瘀止血，活血定痛的功效。本品由单味三七提取总皂苷制成，具有活血祛瘀，通脉活络之功。

【临床应用】

1. 中风　因瘀阻脑络所致，症见半身不遂，口舌㖞斜，偏身麻木，言语謇涩，舌质暗，脉涩；脑梗死见上述证候者。

2. 胸痹　因瘀阻心脉所致，症见胸部憋闷疼痛，甚则胸痛彻背，痛处固定不移，入夜尤甚，心悸气短，舌质紫暗，脉弦涩；冠心病心绞痛见上述证候者。

【药理作用】本品有抗脑缺血、抗心肌缺血、抑制血小板聚集、改善微循环、降血脂等作用。

【注意事项】

1. 孕妇慎用。

2. 服药期间，忌食肥甘、辛辣食物，忌烟酒。

【用法用量】口服。一次1~2粒，一日3次。

【剂型规格】胶囊：每粒装0.18g（含三七总皂苷100mg）。

血栓通注射液

【药物组成】三七总皂苷。

【功能主治】活血祛瘀；扩张血管，改善血液循环。用于视网膜中央静脉阻塞，脑血管病后遗症，内眼病，眼前房出血等。

【方解】三七味甘，微苦，性温，《本草备要》："散瘀定痛"，《得配本草》："止血散瘀定痛"，故本品具有化瘀止血，活血定痛的功效。本品由单味三七提取总皂苷制成，具有活血祛瘀，通脉活络之功。

【临床应用】

1. 暴盲　因眼脉瘀阻所致，症见外眼端好，视力急降，两眼疼痛，甚则失明，舌质紫暗；视网膜中央静脉阻塞见上述证候者。

2. 中风　因瘀阻脑络所致，症见半身不遂，口舌㖞斜，偏身麻木，言语謇涩，舌质暗，脉涩；脑血管病后遗症见上述证候者。

【药理作用】本品有抑制血小板聚集、提高纤维蛋白溶解酶的活性、调节血管收缩功能、减少缺血致血管损伤、降低血液黏度、改善微循环、抗脑组织缺血缺氧损伤、改善学习记忆功能等作用。

【不良反应】偶有以下不良反应，全身性损害：发热、寒战、畏寒、多汗、过敏样反应、过敏性休克等；呼吸系统损害：胸闷、呼吸困难、呼吸急促、哮喘、喉水肿等；皮肤及其附件损害：皮疹、荨麻疹、斑丘疹、瘙痒、皮肤溃疡、溃疡性口炎、剥脱性皮炎、静脉炎、关节痛、局部疼痛等；心率及心律紊乱：心悸、心动过速等；中枢及外周神经系统损害：头晕、头痛、嗜睡、抽搐、震颤等；胃肠系统损害：恶心、呕吐、口苦、口干等；心血管系统损害：面色发青、发绀、潮红、血压下降、血压升高等；其他损害：血尿、肝功能异常等。

【禁忌】

1. 脑出血急性期禁用。

2. 对人参、三七过敏者禁用。

3. 对酒精过敏者禁用。

4. 儿童禁用。

【注意事项】

1. 孕妇慎用。

2. 用药期间勿从事驾驶及高空作业等危险工作。

3. 本品不能与其他药物在同一容器中混合使用。

4. 本品不良反应包括过敏性休克，应在有抢救条件的医疗机构使用，使用者应接受过过敏性休克抢救培训，用药后出现过敏反应或其他严重不良反应须立即停药并及时救治。

5. 严格按照药品说明书规定的功能主治使用，禁止超功能主治范围用药。

6. 严格掌握用法用量。按照药品说明书推荐剂量、调配要求用药，不得超剂量、过快滴注或长期连续用药。

7. 加强用药监护。用药过程中，应密切观察用药反应，特别是开始用药的 30 分钟内，发现异常立即停药，采用积极救治措施，救治患者。

8. 本品保存不当可能影响药品质量。用药前和配制后及使用过程中应认真检查本品及滴注液，发现药液出现混浊、沉淀、变色、结晶等药物性状改变以及瓶身有漏气、裂纹等现象时，均不得使用。

【用法用量】静脉注射。一次 2~5ml，以氯化钠注射液 20~40ml 稀释后使用，一日 1~2 次。

静脉滴注。一次 2~5ml，用 10% 葡萄糖注射液 250~500ml 稀释后使用，一日 1~2 次。

肌内注射。一次 2~5ml，一日 1~2 次。

理疗。一次 2ml，加注射用水 3ml，从负极导入。

【剂型规格】注射液：①每支装 2ml：70mg（三七总皂苷）；②每支装 5ml：175mg（三七总皂苷）。

注射用血栓通（冻干）

【药物组成】三七总皂苷。

【功能主治】活血祛瘀,通脉活络。用于瘀血阻络,中风偏瘫,胸痹心痛及视网膜中央静脉阻塞症。

【方解】三七味甘,微苦,性温,《本草备要》:"散瘀定痛",《得配本草》:"止血散瘀定痛",故本品具有化瘀止血,活血定痛的功效。本品由单味三七提取总皂苷制成,具有活血祛瘀,通脉活络之功。

【临床应用】

1. 中风 因瘀阻脑络所致,症见半身不遂,口舌㖞斜,偏身麻木,言语謇涩,舌质暗,脉涩。

2. 胸痹 因瘀阻心脉所致,症见胸部憋闷疼痛,甚则胸痛彻背,痛处固定不移,入夜尤其甚,心悸气短,舌质紫暗,脉弦涩。

3. 暴盲 因眼脉瘀阻所致,症见外眼端好,视力急降,两眼疼痛,甚则失明,舌质紫暗;视网膜中央静脉阻塞见上述证候者。

【药理作用】本品有抑制血小板聚集、提高纤维蛋白溶解酶的活性、调节血管收缩功能、减少缺血致血管损伤、降低血液黏度、改善微循环、抗脑组织缺血缺氧损伤等作用。

【不良反应】全身性损害:发热、寒战、过敏样反应、过敏性休克等;呼吸系统损害:胸闷、呼吸困难、呼吸急促、哮喘、喉水肿等;皮肤及其附件损害:皮疹、瘙痒、剥脱性皮炎等;心率及心律紊乱:心悸、心动过速等;中枢及外周神经系统损害:头晕、头痛、抽搐、震颤等;胃肠系统损害:恶心、呕吐等;心血管系统损害:发绀、潮红、血压下降、血压升高等;其他损害:血尿、肝功能异常等。

【禁忌】

1. 脑出血急性期禁用。

2. 对人参、三七过敏者禁用。

3. 对酒精过敏者禁用。

4. 儿童禁用。

【注意事项】

1. 孕妇慎用。

2. 用药期间勿从事驾驶及高空作业等危险工作。

3. 本品不能与其他药物在同一容器中混合使用。

4. 本品不良反应包括过敏性休克,应在有抢救条件的医疗机构使用,使用者应接受过过敏性休克抢救培训,用药后出现过敏反应或其他严重不良反应须立即停药并及时救治。

5. 严格按照药品说明书规定的功能主治使用,禁止超功能主治范围用药。

6. 严格掌握用法用量。按照药品说明书推荐剂量、调配要求用药,不得超剂量、过快滴注或长期连续用药。

7. 加强用药监护。用药过程中，应密切观察用药反应，特别是开始用药30分钟内，发现异常立即停药，采用积极救治措施，救治患者。

8. 本品保存不当可能影响药品质量。用药前和配制后及使用过程中应认真检查本品及滴注液，发现药液出现混浊、沉淀、变色、结晶等药物性状改变以及瓶身有漏气、裂纹等现象时，均不得使用。

【用法用量】临用前用注射用水或氯化钠注射液适量使溶解。

静脉注射。一次150mg，用氯化钠注射液30~40ml稀释，一日1~2次；或遵医嘱。

静脉滴注。一次250~500mg，用10%葡萄糖注射液250~500ml稀释，一日1次；或遵医嘱。

肌内注射。一次150mg，用注射用水稀释至40mg/ml，一日1~2次；或遵医嘱。

理疗。一次100mg，加入注射用水3ml，从负极导入。

【剂型规格】注射用无菌粉末：①每瓶（支）装100mg；②每瓶（支）装150mg；③每瓶（支）装250mg。

95. 血塞通胶囊（注射液△）、注射用血塞通（冻干）△

血塞通胶囊

【药物组成】三七总皂苷。

【功能主治】活血祛瘀，通脉活络，抑制血小板聚集和增加脑血流量。用于脑络瘀阻，中风偏瘫，心脉瘀阻，胸痹心痛；脑血管病后遗症，冠心病心绞痛属上述证候者。

【方解】三七味甘，微苦，性温，《本草备要》："散瘀定痛"，《得配本草》："止血散瘀定痛"，故本品具有化瘀止血，活血定痛的功效。本品由单味三七提取总皂苷制成，具有活血祛瘀，通脉活络之功。

【临床应用】

1. 中风　因瘀阻脑络所致，症见半身不遂，口舌㖞斜，偏身麻木，言语謇涩，舌质暗，脉涩；脑血管病后遗症见上述证候者。

2. 胸痹　因瘀阻心脉所致，症见胸部憋闷疼痛，甚则胸痛彻背，痛处固定不移，入夜尤甚，心悸气短，舌质紫暗，脉弦涩；冠心病心绞痛见上述证候者。

【药理作用】本品具有抗脑缺血、抗心肌缺血、抑制血小板聚集、改善微循环、降血脂等作用。

【禁忌】

1. 对本品过敏者禁用。

2. 脑出血急性期禁用。

3. 对人参、三七过敏者禁用。

【注意事项】

1. 孕妇慎用。

2. 服药期间饮食宜清淡，忌烟酒。

【用法用量】规格①、②口服。一次100mg，一日3次。

【剂型规格】胶囊：①每粒装50mg；②每粒装100mg。

血塞通注射液

【药物组成】三七总皂苷。

【功能主治】活血祛瘀，通脉活络。用于中风偏瘫，瘀血阻络证；动脉粥状硬化性血栓性脑梗死、脑栓塞、视网膜中央静脉阻塞见瘀血阻络证者。

【方解】三七味甘，微苦，性温，《本草备要》："散瘀定痛"，《得配本草》："止血散瘀定痛"，故本品具有化瘀止血，活血定痛的功效。本品由单味三七提取总皂苷制成，具有活血祛瘀，通脉活络之功。

【临床应用】

1. 中风　因瘀阻脑络所致，症见半身不遂，口舌㖞斜，偏身麻木，言语謇涩，舌质暗，脉涩；动脉粥状硬化性血栓性脑梗死、脑栓塞见上述证候者。

2. 暴盲　因眼脉瘀阻所致，症见外眼端好，视力急降，两眼疼痛，甚则失明，舌质紫暗；视网膜中央静脉阻塞见上述证候者。

【药理作用】本品有抗脑缺血、抗心肌缺血、抑制血小板聚集、改善微循环、降血脂等作用。

【不良反应】全身性损害：发热、寒战、过敏样反应、过敏性休克等；呼吸系统损害：胸闷、呼吸困难、呼吸急促、哮喘、喉水肿、咽干等；皮肤及其附件损害：皮疹、瘙痒、剥脱性皮炎等；心率及心律紊乱：心悸、心动过速等；中枢及外周神经系统损害：头晕、头痛、抽搐、震颤等；胃肠系统损害：恶心、呕吐等；心血管系统损害：发绀、潮红、血压下降、血压升高等；其他损害：血尿、肝功能异常、急性肾功能衰竭等。

【禁忌】

1. 脑出血急性期禁用。

2. 对人参、三七过敏者禁用。

3. 儿童禁用。

4. 对本品过敏者禁用。

【注意事项】

1. 孕妇慎用。

2. 用药期间勿从事驾驶及高空作业等危险工作。

3. 本品不能与其他药物在同一容器中混合使用。

4. 本品不良反应包括过敏性休克,应在有抢救条件的医疗机构使用,使用者应接受过过敏性休克抢救培训,用药后出现过敏反应或其他严重不良反应须立即停药并及时救治。

5. 严格按照药品说明书规定的功能主治使用,禁止超功能主治范围用药。

6. 严格掌握用法用量。按照药品说明书推荐剂量、调配要求用药,不得超剂量、过快滴注或长期连续用药。

7. 加强用药监护。用药过程中,应密切观察用药反应,特别是开始用药的30分钟内,发现异常立即停药,采用积极救治措施,救治患者。

8. 本品保存不当可能影响药品质量。用药前和配制后及使用过程中应认真检查本品及滴注液,发现药液出现混浊、沉淀、变色、结晶等药物性状改变以及瓶身有漏气、裂纹等现象时,均不得使用。

【用法用量】肌内注射。一次100mg,一日1~2次。

静脉滴注。一次200~400mg,以5%~10%葡萄糖注射液250~500ml稀释后缓缓滴注,一日1次。

【剂型规格】注射液:①每支装2ml:100mg;②每支装5ml:250mg;③每支装10ml:250mg。

注射用血塞通(冻干)

【药物组成】三七总皂苷。

【功能主治】活血祛瘀,通脉活络。用于中风偏瘫、瘀血阻络及脑血管疾病后遗症、胸痹心痛、视网膜中央静脉阻塞属瘀血阻滞证者。

【方解】三七味甘,微苦,性温,《本草备要》:"散瘀定痛",《得配本草》:"止血散瘀定痛",故本品具有化瘀止血,活血定痛的功效。本品由单味三七提取总皂苷制成,具有活血祛瘀,通脉活络之功。

【临床应用】

1. 中风 因瘀阻脑络所致,症见半身不遂,口舌㖞斜,偏身麻木,言语謇涩,舌质暗,脉涩;脑血管疾病后遗症见上述证候者。

2. 胸痹 因瘀阻心脉所致,症见胸部憋闷疼痛,甚则胸痛彻背,痛处固定不移,入夜尤甚,心悸气短,舌质紫暗,脉弦涩。

3. 暴盲 因眼脉瘀阻所致,症见外眼端好,视力急降,两眼疼痛,甚则失明,舌质紫暗;视网膜中央静脉阻塞见上述证候者。

【药理作用】本品具有抗脑缺血、抗心肌缺血、抑制血小板聚集、改善微循环、降血脂等作用。

【不良反应】全身性损害:发热、寒战、过敏样反应、过敏性休克等;呼吸系统损害:胸闷、呼吸困难、呼吸急促、哮喘、喉水肿等;皮肤及其附件损害:皮疹、瘙痒、剥脱性皮炎等;心率及心律紊乱:心悸、心动过速等;中枢及外周神经系统损害:头晕、头痛、抽搐、震颤等;胃肠系统损害:恶心、呕吐等;心血管系统损害:发绀、潮红、血压下降、血压升高等;其他损害:血尿、肝功能异常等。

【禁忌】

1. 脑出血急性期禁用。
2. 对人参、三七过敏者禁用。
3. 对酒精高度过敏者禁用。
4. 儿童禁用。

【注意事项】

1. 孕妇慎用。
2. 用药期间勿从事驾驶及高空作业等危险工作。
3. 本品不能与其他药物在同一容器中混合使用。
4. 连续用药不得超过 15 日。
5. 本品不良反应包括过敏性休克,应在有抢救条件的医疗机构使用,使用者应接受过过敏性休克抢救培训,用药后出现过敏反应或其他严重不良反应须立即停药并及时救治。
6. 严格按照药品说明书规定的功能主治使用,禁止超功能主治范围用药。
7. 严格掌握用法用量。按照药品说明书推荐剂量、调配要求用药,不得超剂量、过快滴注或长期连续用药。
8. 加强用药监护。用药过程中,应密切观察用药反应,特别是开始用药的 30 分钟内,发现异常立即停药,采用积极救治措施,救治患者。
9. 本品保存不当可能影响药品质量。用药前和配制后及使用过程中应认真检查本品及滴注液,发现药液出现混浊、沉淀、变色、结晶等药物性状改变以及瓶身有漏气、裂纹等现象时,均不得使用。

【用法用量】临用前加注射用水或相应的氯化钠注射液或葡萄糖注射液使其溶解。

静脉滴注。一次 200~400mg,以 5% 或 10% 葡萄糖注射液 250~500ml 稀释后缓慢滴注,一日 1 次。

静脉注射。一次 200mg,以 25% 或 50% 葡萄糖注射液 40~60ml 稀释后缓慢注射,一日 1 次;糖尿病患者可用氯化钠注射液代替葡萄糖注射液稀释后使用;15 日为一个疗程,停药 1~3 日后可进行第二个疗程。

【剂型规格】注射用无菌粉末:①每支装 100mg;②每支装 200mg;③每支装 400mg。

96. 丹参注射液△

【药物组成】丹参。

【功能主治】活血化瘀,通脉养心。用于冠心病胸闷,心绞痛。

【方解】丹参通血脉,散郁结,去瘀生新,调经顺脉,具有活血祛瘀,通络止痛之功。本品为由丹参提取物制成的制剂,功专活血祛瘀,通脉养心,主要用于瘀血闭阻所致的胸痹。

【临床应用】胸痹 因瘀血闭阻所致,症见胸部疼痛,痛处固定,入夜尤甚,甚或痛引肩背,时或心悸不宁,舌质紫暗或有瘀斑,脉弦涩;冠心病心绞痛见上述证候者。

【药理作用】本品有抗心肌缺血、抗脑缺血、降血脂、改善血液流变性、抗炎、抗急性肝损伤、抗急性脊髓损伤、抑制气道重塑的发展等作用。

【不良反应】过敏反应:皮肤潮红或苍白、皮疹、瘙痒、寒战、喉头水肿、呼吸困难、心悸、发绀、血压下降甚至休克等。皮肤及其附件:皮疹(包括红斑、丘疹、风团等)、瘙痒、多汗、局部皮肤反应等。全身性反应:畏寒、寒战、发热甚至高热、乏力、身痛、面色苍白、水肿、过敏性休克等。呼吸系统:咳嗽、咽喉不适、胸闷、憋气、呼吸困难等。心血管系统:心悸、胸闷、憋气、发绀、心律失常、血压升高或下降等。消化系统:恶心、呕吐、腹痛、腹胀、口干等。精神及神经系统:头晕、头痛、抽搐、震颤、局部或周身麻木等。用药部位:潮红、疼痛、紫癜等。其他:视觉异常、面部不适等。

【禁忌】

1. 对本类药物过敏或有严重不良反应病史者禁用。
2. 有出血倾向者禁用。
3. 严重贫血者禁用。
4. 新生儿、婴幼儿、孕妇禁用。

【注意事项】

1. 本品不良反应可见严重过敏反应(包括过敏性休克),应在有抢救条件的医疗机构使用,使用者应接受过相关抢救培训,用药后出现过敏反应或其他严重不良反应须立即停药并及时救治。

2. 严格掌握功能主治与辨证用药。严格按照药品说明书规定的功能主治使用,禁止超功能主治用药。

3. 在治疗期间,心绞痛持续发作,宜加用硝酸酯类药。若出现剧烈心绞痛,或见气促、汗出、面色苍白者,心肌梗死,应及时急诊救治。

4. 严格掌握用法用量。按照药品说明书推荐剂量及要求用药,严格控制滴注速度和用药剂量。尤其注意不超剂量、过快滴注和长期连续用药。

5. 严禁混合配伍，谨慎联合用药。本品应单独使用，禁忌与其他药品混合配伍使用。如确需联合使用其他药品时，应谨慎考虑与本品的间隔时间以及药物相互作用等问题，输注两种药物之间须以适量稀释液对输液管道进行冲洗。

6. 用药前应仔细询问患者情况、用药史和过敏史。过敏体质者、对有其他药物过敏史者、肝肾功能异常患者、老年人等特殊人群以及初次使用中药注射剂的患者应慎重使用，如确需使用，应加强监测。

7. 加强用药监护。用药过程中，应密切观察用药反应，特别是开始的30分钟，发现异常，立即停药，积极救治。

8. 本品为纯中药制剂，保存不当可能会影响质量，若发现溶液出现混浊、沉淀、变色、漏气或瓶身细微破裂者，均不能使用。

【用法用量】肌内注射。一次2~4ml，一日1~2次。

静脉注射。一次4ml，用50%葡萄糖注射液20ml稀释后使用，一日1~2次。

静脉滴注。一次10~20ml，用5%葡萄糖注射液100~500ml稀释后使用，一日1次；或遵医嘱。

【剂型规格】注射液：①每支装2ml；②每支装10ml。

97. 银杏叶胶囊（片、滴丸）

【药物组成】银杏叶提取物。

【功能主治】活血化瘀通络。用于瘀血阻络引起的胸痹心痛、中风、半身不遂、舌强语謇；冠心病稳定型心绞痛、脑梗死见上述证候者。

【方解】银杏叶味甘、苦、涩，性平。《全国中草药汇编》称其能"活血止痛"，《新华本草纲要》称其"用于胸闷心痛，心悸怔忡等症"，《中华人民共和国药典》记载其能"活血化瘀，通络止痛，化浊降脂"，故本品有活血化瘀通络之功。

【临床应用】

1. 胸痹　因瘀血闭阻心脉所致，症见胸部疼痛，痛处不移，入夜更甚，心悸不宁，舌暗红，脉沉细涩；冠心病稳定型心绞痛见上述证候者。

2. 中风　因瘀血闭阻脑脉所致，症见头痛头晕，半身不遂，语言謇涩，口舌㖞斜，舌暗红或紫，脉沉细涩；脑梗死见上述证候者。

【药理作用】本品有扩张血管、抗心肌缺血、抗脑缺血、抑制血栓形成和降血脂等作用。

【禁忌】对本品过敏者禁用。

【注意事项】

1. 孕妇慎用。

2. 心力衰竭者慎用。

3. 忌食生冷、辛辣、油腻食物，忌烟酒、浓茶。

4. 在治疗期间，心绞痛持续发作，宜加用硝酸酯类药。若出现剧烈心绞痛，心肌梗死，见气促、汗出、面色苍白者，应及时救治。

【用法用量】胶囊：

规格①口服。一次2粒，一日3次；或遵医嘱。

规格②口服。一次1粒，一日3次；或遵医嘱。

片剂：

规格①口服。一次2片，一日3次；或遵医嘱。

规格②口服。一次1片，一日3次；或遵医嘱。

滴丸剂：规格①、②口服。一次5丸，一日3次；或遵医嘱。

【剂型规格】胶囊：①每粒含总黄酮醇苷9.6mg、萜类内酯2.4mg；②每粒含总黄酮醇苷19.2mg、萜类内酯4.8mg。

片剂：①每片含总黄酮醇苷9.6mg、萜类内酯2.4mg；②每片含总黄酮醇苷19.2mg、萜类内酯4.8mg。

滴丸剂：①每丸重60mg；②薄膜衣丸每丸重63mg。

98. 银丹心脑通软胶囊

【药物组成】银杏叶、丹参、灯盏细辛、绞股蓝、山楂、大蒜、三七、艾片。

【功能主治】苗医：蒙修，蒙柯，陇蒙柯，给俄，告俄蒙给。

中医：活血化瘀，行气止痛，消食化滞。用于气滞血瘀引起的胸痹，胸闷，气短，心悸等；冠心病心绞痛、高脂血症、脑动脉硬化，中风、中风后遗症见上述证候者。

【方解】方中银杏叶味甘、苦、涩，性平，有活血化瘀，通络止痛，化浊降脂之功；丹参味苦，微寒，有活血祛瘀，通络止痛之功，共为君药。灯盏细辛，味辛、微苦，温，有活血化瘀，通经活络止痛之功；三七味甘、微苦，温，有化瘀止血，活血定痛之功；绞股蓝味苦、微甘，凉，能益气健脾；山楂甘、酸，微温，能健胃消食，活血化瘀；大蒜辛，温，能温中健胃，消食理气；艾片辛、苦，微寒能开窍醒神，清热止痛，共为佐使。诸药合用，共奏活血化瘀，行气止痛，消食化滞之功。

【临床应用】

1. 胸痹　因气滞血瘀所致，症见疼痛剧烈，心前区憋闷，痛有定处，两胁胀痛，气短，心悸，头晕，舌质紫暗或瘀斑，脉弦涩或结代；冠心病心绞痛见上述证候者。

2. 中风　因气滞血瘀所致，症见半身不遂，口舌㖞斜，偏身麻木，言语謇涩，舌质暗，脉涩；中风后遗症、脑动脉硬化见上述证候者。

3. 高脂血症　因痰浊内阻，气滞血瘀所致，症见头晕头重，胸闷泛恶，腹胀纳呆，肢体麻木，舌暗或有瘀斑、瘀点，脉弦涩。

【药理作用】本品有抗心肌缺血、增加机体耐缺氧能力、调血脂等作用。

【注意事项】

1. 气虚血瘀、痰瘀互阻之胸痹、心悸者不宜单用。
2. 孕妇慎用。
3. 出血性疾病及有出血倾向者慎用。
4. 服药期间饮食宜清淡、低盐，忌食生冷、辛辣、油腻食物，忌烟酒、浓茶。
5. 在治疗期间，心绞痛持续发作宜加用硝酸酯类药。如果出现剧烈心绞痛、心肌梗死等，应及时救治。
6. 中风急性期应综合救治，待病情稳定后方可用药。

【用法用量】口服。一次 2~4 粒，一日 3 次。

【剂型规格】软胶囊：每粒装 0.4g。

二、活血化瘀

99. 瘀血痹胶囊（颗粒、片）

【药物组成】乳香（制）、没药（制）、红花、威灵仙、川牛膝、香附（制）、姜黄、当归、丹参、川芎、炙黄芪。

【功能主治】活血化瘀，通络止痛。用于治疗瘀血阻络所致的痹病，症见肌肉关节剧痛、痛处拒按、固定不移、可有硬节或瘀斑。

【方解】方中制乳香、制没药行气活血化瘀，伸筋通络止痛为君药。红花、丹参活血通脉，祛瘀止痛；川芎、制香附活血理气，祛风止痛；姜黄破血行气，通络止痛；当归、炙黄芪益气养血，行滞通络止痛，共为臣药。威灵仙祛风除湿，通络止痛，川牛膝活血通经止痛，为佐药。全方共奏活血化瘀，通络止痛之功，使血脉通畅，祛除外邪，舒筋活络，解除痹痛。

【临床应用】痹病　由瘀血痹阻所致，症见肌肉关节肿胀剧痛，痛处拒按，固定不移，可有硬节或瘀斑，夜间痛甚，舌质紫暗或有瘀斑、瘀点，脉弦涩。

【药理作用】本品有抗炎、镇痛等作用。

【禁忌】

1. 孕妇禁用。
2. 对本品过敏者禁用。

【注意事项】

1. 脾胃虚弱者慎用。
2. 有出血倾向者慎用。

3. 忌烟、酒及辛辣、生冷、油腻食物。

【用法用量】胶囊：口服。一次 6 粒，一日 3 次；或遵医嘱。

颗粒剂：开水冲服。一次 1 袋，一日 3 次。

片剂：口服。一次 5 片，一日 3 次；或遵医嘱。

【剂型规格】胶囊：每粒装 0.4g。

颗粒剂：每袋装 10g。

片剂：薄膜衣片每片重 0.5g。

三、益气活血

100. 麝香保心丸

【药物组成】人工麝香、人参提取物、人工牛黄、肉桂、苏合香、蟾酥、冰片。

【功能主治】芳香温通，益气强心。用于气滞血瘀所致的胸痹，症见心前区疼痛、固定不移；心肌缺血所致的心绞痛、心肌梗死见上述证候者。

【方解】方中人工麝香活血化瘀，开窍止痛，为君药。人参益气行滞，肉桂温阳通脉，蟾酥开窍止痛，苏合香芳香温通，共为臣药。人工牛黄开窍醒神，冰片开窍止痛，共为佐药。诸药合用，共奏芳香温通，益气强心之功。

【临床应用】胸痹　因气滞血瘀，脉络闭塞所致，症见胸痹，胸闷，心前区疼痛，痛处固定不移，舌质暗或紫，脉弦涩；心肌缺血所致的心绞痛、心肌梗死见上述证候者。

【药理作用】本品有抗心肌缺血、改善血液流变性、降血脂和抗心肌纤维化等作用。

【不良反应】本品舌下含服者偶有麻木感。

【禁忌】

1. 孕妇禁用。

2. 对本品过敏者禁用。

【注意事项】

1. 本品中含有蟾酥，不宜过用久用。

2. 本品具有强心作用，不宜与洋地黄类药物同用。

3. 心绞痛持续发作，服药后不能缓解时，应加用硝酸甘油等药物。如出现剧烈心绞痛、心肌梗死，应及时急诊救治。

4. 饮食宜清淡、低盐、低脂，忌生冷、辛辣、油腻之品，忌烟酒。

5. 运动员慎用。

【用法用量】口服。一次 1~2 丸，一日 3 次；或症状发作时服用。

【剂型规格】丸剂：每丸重 22.5mg。

101. 脑心通丸(胶囊、片)

【药物组成】黄芪、赤芍、丹参、当归、川芎、桃仁、红花、醋乳香、醋没药、鸡血藤、牛膝、桂枝、桑枝、地龙、全蝎、水蛭。

【功能主治】益气活血,化瘀通络。用于气虚血滞、脉络瘀阻所致中风中经络,半身不遂、肢体麻木、口眼㖞斜、舌强语謇及胸痹心痛、胸闷、心悸、气短;脑梗死、冠心病心绞痛属上述证候者。

【方解】方中重用黄芪,大补脾胃之气,气旺血行,有益气行滞,活血化瘀之功,故为君药。丹参通血脉,散郁结,祛瘀生新,调经顺脉,具有活血祛瘀,通脉止痛之功;当归长于活血祛瘀,兼能养血和营,二药合用,辅助君药祛瘀而不伤正,共为臣药。赤芍、川芎、桃仁、红花、醋乳香、醋没药活血化瘀,通络止痛;鸡血藤行血补血,舒筋活络;牛膝滋补肝肾,活血通经,共为佐药。桂枝、桑枝、地龙、全蝎、水蛭通经活络,息风止痉,用为佐使。诸药相合,共奏益气活血,化瘀通络之功。

【临床应用】

1. 中风　因气虚血滞、脉络瘀阻所致,症见半身不遂,周身麻木,口舌㖞斜,言语不利等;脑梗死见上述证候者。

2. 胸痹　因气虚血滞、脉络瘀阻所致,症见胸闷,心前区刺痛,心悸,气短,乏力,自汗,脉细涩,舌淡色紫;冠心病心绞痛见上述证候者。

【药理作用】本品有抗脑缺血、抗心肌缺血、改善心功能、改善微循环、抑制血小板聚集等作用。

【禁忌】孕妇禁用。

【注意事项】

1. 有出血倾向者慎用。

2. 服药期间饮食宜清淡、低盐,忌食生冷、辛辣、油腻食物,忌烟酒、浓茶。

3. 胃病患者饭后服用。

4. 在治疗期间,心绞痛持续发作宜加用硝酸酯类药。如果出现剧烈心绞痛、心肌梗死等,应及时救治。

5. 中风急性期应综合救治,待病情稳定后方可用药。

【用法用量】丸剂:口服。一次1~2袋,一日3次。

胶囊:口服。一次2~4粒,一日3次。

片剂:口服。一次2~4片,一日3次。

【剂型规格】丸剂:每袋装0.8g。

胶囊:每粒装0.4g。

片剂:每片重0.45g。

102. 诺迪康胶囊

【药物组成】圣地红景天。

【功能主治】益气活血，通脉止痛。用于气虚血瘀所致胸痹，症见胸闷、刺痛或隐痛、心悸气短、神疲乏力、少气懒言、头晕目眩；冠心病心绞痛见上述证候者。

【方解】方中红景天味甘、苦，性平。归肺、心二经。《西藏常用中草药》载其"活血止痛"，《中药学》谓其："健脾益气，活血化瘀"。故本品能健脾益气，气旺血生，以滋化源，又能益气行滞，活血祛瘀，通经活络，能补能行，因而有良好的益气活血，通脉止痛的作用，是用于治疗气虚血瘀胸痹心痛的有效药物。

【临床应用】胸痹　因气虚血瘀所致，症见心胸疼痛，胸闷气短，心悸乏力，或易汗出，舌质紫暗或有瘀斑，脉细涩或结代；冠心病心绞痛见上述证候者。

【药理作用】本品有抗心肌缺血、强心和降血脂等作用。

【禁忌】对本品过敏者禁用。

【注意事项】

1. 孕妇慎用。
2. 在治疗期间，心绞痛持续发作，宜加用硝酸酯类药。若出现剧烈心绞痛、心肌梗死，应及时救治。
3. 忌辛辣、生冷、油腻食物。

【用法用量】口服。一次1~2粒，一日3次。

【剂型规格】胶囊：每粒装0.28g。

103. 血栓心脉宁胶囊

【药物组成】川芎、槐花、丹参、水蛭、毛冬青、人工牛黄、人工麝香、人参茎叶总皂苷、冰片、蟾酥。

【功能主治】益气活血，开窍止痛。用于气虚血瘀所致的中风、胸痹，症见头晕目眩、半身不遂、胸闷心痛、心悸气短；缺血性中风恢复期、冠心病心绞痛见上述证候者。

【方解】方中人参大补元气，促进血行；丹参活血化瘀，通络止痛，二药益气活血，为君药。麝香辛散温通，芳香走窜开窍醒神，活血化瘀，宣痹止痛；牛黄、冰片、蟾酥豁痰开窍，通络止痛，息风止痉，为臣药。川芎、水蛭、毛冬青活血化瘀，行气通脉止痛；槐花清泄肝热，明目定眩，为佐药。诸药合用，共奏益气活血，开窍止痛之功。

【临床应用】

1. 胸痹　因气虚血瘀,心脉痹阻所致,症见胸闷、疼痛隐隐,头晕目眩,乏力,动则气短,舌紫暗苔薄白,脉细涩;冠心病心绞痛见上述证候者。

2. 中风　因气虚血瘀,脑脉痹阻所致,症见半身不遂,头晕目眩,乏力,动则气短,舌质紫暗苔薄白,脉细涩;缺血性中风恢复期见上述证候者。

【药理作用】本品有抗脑缺血、抗心肌缺血和抑制血栓形成等作用。

【禁忌】孕妇禁用。

【注意事项】

1. 寒凝、阴虚血瘀胸痹心痛者不宜单用。

2. 经期妇女慎用。

3. 久服易伤脾胃,餐后服用为宜。

4. 忌食生冷、辛辣、油腻食物,忌烟酒、浓茶。

5. 本品中含有蟾酥,不宜过用久用。

6. 本品中蟾酥有强心作用,正在服用洋地黄类药物的患者慎用。

7. 在治疗期间,心绞痛持续发作,宜加用硝酸酯类药。如果出现剧烈心绞痛、心肌梗死等,应及时救治。

8. 运动员慎用。

【用法用量】口服。一次4粒,一日3次。

【剂型规格】胶囊:每粒装0.5g。

104. 参松养心胶囊

【药物组成】人参、麦冬、山茱萸、丹参、酸枣仁(炒)、桑寄生、赤芍、土鳖虫、甘松、黄连、南五味子、龙骨。

【功能主治】益气养阴,活血通络,清心安神。用于治疗冠心病室性早搏属气阴两虚,心络瘀阻证,症见心悸不安,气短乏力,动则加剧,胸部闷痛,失眠多梦,盗汗,神倦懒言。

【方解】方中人参、麦冬、南五味子益气养阴,宁心安神止悸,为君药。山茱萸、桑寄生、炒酸枣仁补肾益心,养血安神;丹参活血化瘀,清心安神;赤芍、土鳖虫活血祛瘀,通络止痛,共为臣药。佐以黄连清心安神,龙骨重镇安神,甘松理气开郁,解郁安神。诸药合用,共奏益气养阴,活血通络,清心安神之功。

【临床应用】

1. 心悸　因气阴两虚,心络瘀阻所致,症见心悸不安,气短乏力,动则加剧,胸部闷痛,失眠多梦,盗汗,神倦,懒言,舌质暗或有瘀点,少苔,脉细弱或结代;冠心病室性早搏见上述证候者。

2. 胸痹　因气阴两虚,心络瘀阻所致,症见胸闷不舒,阵发胸痛,心悸,气短，失眠多梦，头晕眼花，神倦懒言，盗汗，舌质暗，少苔或有瘀点，脉细弱。

【药理作用】本品有抗心肌缺血、抗快速型心律失常、催眠等作用。

【不良反应】个别患者服药期间可出现胃胀。

【禁忌】孕妇禁用。

【注意事项】

1. 应注意配合原发性疾病的治疗。
2. 在治疗期间心绞痛持续发作者应及时就诊。
3. 忌食生冷、辛辣、油腻食物，忌烟酒、浓茶。

【用法用量】口服。一次 2~4 粒，一日 3 次。

【剂型规格】胶囊：每粒装 0.4g。

105. 益心舒颗粒（胶囊、片）

【药物组成】人参、麦冬、黄芪、五味子、丹参、川芎、山楂。

【功能主治】益气复脉，活血化瘀，养阴生津。用于气阴两虚，瘀血阻脉所致的胸痹，症见胸痛胸闷、心悸气短、脉结代；冠心病心绞痛见上述证候者。

【方解】方中人参为君药，大补元气，养阴生津，安神定悸，益气复脉。臣以黄芪益气行血，丹参活血化瘀，通利血脉，养血安神。佐以麦冬养阴生津，宁心安神；五味子益气养阴，收敛安神；川芎行气活血，化瘀通络；山楂活血散瘀，通经止痛。诸药配合，共奏益气复脉，活血化瘀，养阴生津之功。

【临床应用】

1. 胸痹　因气阴两虚，瘀血阻脉所致，症见胸闷隐痛，心悸，气短，动则汗出，头晕，乏力，心烦失眠，面色不华，舌淡红或紫暗或有瘀斑，苔少，脉细数或结代；冠心病心绞痛见上述证候者。
2. 心悸　因气阴两虚，瘀血阻脉所致，症见心悸不宁，胸闷气短，头晕，乏力，少气懒言，口干咽燥，失眠，多汗，面色不华，舌淡红或紫暗或有瘀斑，苔少，脉细数或结代。

【药理作用】本品有抗心肌缺血、增加冠脉流量、提高机体耐缺氧能力、改善微循环、降血脂、抗动脉粥样硬化等作用。

【注意事项】

1. 孕妇及月经期妇女慎用。
2. 服药期间，饮食宜清淡、低盐，忌食辛辣、油腻食物，忌烟酒。
3. 心绞痛持续发作及严重心律失常者，应及时救治。

【用法用量】颗粒剂：开水冲服。一次 1 袋，一日 3 次。

胶囊：口服。一次 3 粒，一日 3 次。

片剂：

规格①口服。一次3片,一日3次。

规格②口服。一次2片,一日3次。

【剂型规格】颗粒剂:每袋装4g。

胶囊:每粒装0.4g。

片剂:①每片重0.4g;②每片重0.6g。

106. 补肺活血胶囊

【药物组成】黄芪、赤芍、补骨脂。

【功能主治】益气活血,补肺固肾。用于肺心病(缓解期)属气虚血瘀证,症见咳嗽气促,或咳喘胸闷,心悸气短,肢冷乏力,腰膝酸软,口唇发绀,舌淡苔白或舌紫暗。

【方解】方中黄芪健脾益肺,补气行滞,以缓解脾肺气虚,瘀血阻滞,喘咳胸闷,心悸气短之主证,故为君药。补骨脂温补肾阳,纳气平喘,辅助君药用治肺肾两虚,摄纳无权的气喘咳嗽,故为臣药。赤芍活血化瘀,畅通气血,佐助君药缓解气虚血瘀之证,三药合用,共益气活血,补肺固肾之功。

【临床应用】喘证 因肺肾气虚,瘀血闭阻所致,症见咳嗽气促,动则为甚,或咳喘胸闷,心悸气短,肢冷乏力,腰膝酸软,小便清长,口唇发绀,舌淡苔白或舌紫暗者;肺心病(缓解期)见上述证候者。

【药理作用】本品有抗炎及抗纤维化等作用。

【不良反应】偶见口干。

【禁忌】对本品过敏者禁用。

【注意事项】

1. 孕妇慎用。

2. 服药期间,忌食辛辣、油腻食物。

【用法用量】口服。一次4粒,一日3次。

【剂型规格】胶囊:每粒装0.35g。

107. 灯盏生脉胶囊

【药物组成】灯盏细辛、人参、五味子、麦冬。

【功能主治】益气养阴,活血健脑。用于气阴两虚、瘀阻脑络引起的胸痹心痛,中风后遗症,症见痴呆、健忘、手足麻木症;冠心病心绞痛,缺血性心脑血管疾病,高脂血症见上述证候者。

【方解】灯盏细辛为君药,具有活血化瘀,通络止痛作用。人参、五味子、麦冬为“生脉散”的传统处方,人参甘温,益元气,通血脉,补脾气,生津液为臣药;麦冬甘寒养阴清热,润肺生津;五味子酸温,敛肺止汗,生津止渴为佐使药。

四药合用，一散一补一润一敛，活血化瘀，益气养阴，生津止渴，敛阴止汗，使得血脉通畅，气复津生，汗止阴存，气充脉复，共奏益气养阴，活血健脑之功。

【临床应用】

1. 胸痹　因气阴两虚、心脉痹阻所致，症见心胸隐痛，痛有定处，胸闷气短，动则益甚，头晕头痛，倦怠乏力，神疲懒言，面色㿠白，或易汗出，咽干口渴，舌质淡红，或紫暗有瘀斑，舌体胖边有齿痕，苔薄白，脉细涩或结代；冠心病心绞痛、高脂血症见上述证候者。

2. 中风　因气阴两虚、瘀阻脑络所致，症见半身不遂，口舌㖞斜，舌强言謇或不语，头晕头痛，痴呆，健忘，手足麻木，感觉减退或消失，面色㿠白，气短乏力，自汗出，咽干口渴，舌质暗淡，舌苔薄白腻或有齿痕，脉沉细、细缓或细弦；中风后遗症、高脂血症见上述证候者。

【药理作用】本品具有抗脑缺血损伤、改善学习记忆功能、抗氧化、抗应激等作用。

【禁忌】脑出血急性期禁用。

【注意事项】对本品过敏者慎用。

【用法用量】口服。一次2粒，一日3次。饭后30分钟服用。两个月为一个疗程，疗程可连续。巩固疗效或预防复发，一次1粒，一日3次。

【剂型规格】胶囊：每粒装0.18g。

108. 活　心　丸

【药物组成】灵芝、麝香、熊胆、红花、牛黄、珍珠、人参、蟾酥、附子、冰片。

【功能主治】益气活血，温经通脉。主治胸痹、心痛，用于冠心病、心绞痛。

【方解】方中人参大补元气，益气行滞，通利血脉；附子补火助阳，温通经脉，散寒止痛。二药合用，具有益气活血，温经通脉，通痹止痛之效，针对主病主证，故为君药。红花活血通经，散瘀止痛；麝香活血通经，开窍止痛；灵芝补心气，安心神。三药同用，辅助君药增强活血通经，开窍止痛，补气安神之功，故为臣药。牛黄清心，豁痰，开窍，解毒；蟾酥解毒，止痛，开窍醒神；熊胆清热解毒，平肝明目；珍珠安神定惊；冰片开窍醒神，清热止痛。以上五药合用，佐助君药增强安神定惊，开窍醒神，通脉止痛之功，故共为佐药。全方配伍，共奏益气活血，温经通脉之功。

【临床应用】胸痹　因气虚血瘀，胸阳不振所致，症见胸闷胸痛，心悸怔忡，气短，神疲乏力，畏寒肢冷，面色苍白，舌淡暗，有瘀斑或瘀点，苔薄白，脉弱而涩，或沉紧、沉细；冠心病心绞痛见上述证候者。

【药理作用】本品有抗心肌缺血等作用。

【禁忌】孕妇禁用。

【注意事项】

1. 本品可引起子宫平滑肌收缩，妇女经期慎用。

2. 运动员慎用。

3. 本品中含有蟾酥，不宜过用久用。

4. 本品中蟾酥有强心作用，正在服用洋地黄类药物的患者慎用。

5. 在治疗期间，心绞痛持续发作，宜加用硝酸酯类药。如果出现剧烈心绞痛、心肌梗死等，应及时救治。

【用法用量】口服。一次1~2粒，一日1~3次；或遵医嘱。

【剂型规格】丸剂：每素丸重20mg。

109. 芪参益气滴丸

【药物组成】黄芪、丹参、三七、降香油。

【功能主治】益气通脉，活血止痛。用于气虚血瘀所致胸痹，症见胸闷胸痛、气短乏力、心悸、自汗、面色少华、舌体胖有齿痕、舌质暗或紫暗有瘀斑、脉沉弦；冠心病心绞痛见上述证候者。

【方解】方中黄芪补气升阳，生津养血，行滞通痹，针对主要病机，故为君药。丹参活血祛瘀，通经止痛，清心除烦；三七散瘀止血，消肿定痛，二药合用，辅助君药活血止痛，清心安神，故为臣药。降香油活血化瘀，理气止痛，佐助君药增强活血化瘀，理气行滞，通脉止痛之功，故为佐药。四药合用，共奏益气益气通脉，活血止痛之功。

【临床应用】胸痹　因心气不足、心脉痹阻所致，症见心胸疼痛，痛有定处，胸闷气短，心悸不宁，倦怠乏力，神疲懒言，面色少华，或易出汗，舌质淡红，或紫暗有瘀斑，舌体胖边有齿痕，苔薄白，脉细涩或结代；冠心病心绞痛见上述证候者。

【药理作用】本品有抗心肌缺血、抗心肌肥厚、降血脂、抗动脉粥样硬化、抑制血小板聚集、降血糖等作用。

【禁忌】对本品过敏者禁用。

【注意事项】

1. 孕妇慎用。

2. 服药期间，忌食辛辣、油腻食物。

3. 在治疗期间，心绞痛持续发作，宜加用硝酸酯类药。如果出现剧烈心绞痛、心肌梗死等，应及时救治。

【用法用量】规格①、②餐后半小时服用。一次1袋（支），一日3次。4周为一个疗程；或遵医嘱。

【剂型规格】滴丸剂：①每袋（支）装0.5g，每40丸重1g；②每袋装0.52g（每

38丸重1g)。

四、化瘀散结

110. 扶正化瘀片(胶囊)

【药物组成】丹参、发酵虫草菌粉、桃仁、松花粉、绞股蓝、五味子(制)。

【功能主治】活血祛瘀,益精养肝。用于乙型肝炎肝纤维化属“瘀血阻络,肝肾不足”证者,症见胁下痞块,胁肋疼痛,面色晦暗,或见赤缕红斑,腰膝酸软,疲倦乏力,头晕目涩,舌质暗红或有瘀斑,苔薄或微黄,脉弦细。

【方解】丹参活血祛瘀通络,散结消肿止痛;发酵虫草菌粉补肾益精,扶正固本,二者同用,活血化瘀,散结止痛,补肾益气,扶正固本,用为君药。桃仁味苦能泄,入肝经血分,活血祛瘀,散结消肿;松花粉味甘性温,补气扶正;绞股蓝清热解毒,益气扶正,三者同用,协助君药增强活血祛瘀,益精养肝,清热解毒之功,用为臣药。制五味子益气生津,补肾固本,保肝降酶,用为佐使。诸药同用,共奏活血祛瘀,益精养肝之功。

【临床应用】乙型肝炎肝纤维化　因瘀血阻络、肝肾不足所致,症见胁下痞块,胁肋疼痛,面色晦暗,或见赤缕红斑,腰膝酸软,疲倦乏力,头晕目涩,舌质暗红或有瘀斑,苔薄或微黄。脉弦细。

【药理作用】本品有改善心功能、抑制心肌及肝纤维化等作用。

【不良反应】扶正化瘀胶囊偶见服后有胃中不适感。

【禁忌】孕妇忌用。

【注意事项】

1. 湿热盛者慎用。
2. 服药期间,忌食辛辣、油腻食物。

【用法用量】片剂:

规格①口服。一次4片,一日3次。

规格②口服。一次2片,一日3次。

胶囊:

规格①口服。一次5粒,一日3次。24周为一个疗程。

规格②口服。一次3粒,一日3次。24周为一个疗程。

【剂型规格】片剂:①薄膜衣片每片重0.4g;②薄膜衣片每片重0.8g。

胶囊:①每粒装0.3g;②每粒装0.5g。

111. 鳖甲煎丸

【药物组成】鳖甲胶、阿胶、蜂房(炒)、鼠妇虫、土鳖虫(炒)、蜣螂、硝石(精制)、柴胡、黄芩、半夏(制)、党参、干姜、厚朴(姜制)、桂枝、白芍(炒)、射干、桃仁、牡丹皮、大黄、凌霄花、葶苈子、石韦、瞿麦。

【功能主治】活血化瘀,软坚散结。用于胁下癥块。

【方解】方中鳖甲胶软坚散结,入肝络而搜邪,又能咸寒滋阴,用为君药。臣以精制硝石破坚散结,大黄攻积祛瘀,炒土鳖虫、蜣螂、鼠妇虫、桃仁、凌霄花、牡丹皮破血逐瘀,助君药以加强软坚散结的作用;再以姜厚朴舒畅气机,瞿麦、石韦利水祛湿;制半夏、射干、葶苈子祛痰散结;炒蜂房攻毒杀虫止痛,柴胡、黄芩清热疏肝,干姜、桂枝温中通阳,以调畅郁滞之气机,消除凝聚之痰湿,平调互结之寒热,亦为臣药。佐以党参、阿胶、炒白芍补气养血,使全方攻邪而不伤正。全方寒热并用,攻补兼施,升降结合,气血津液同治,共奏活血化瘀,软坚散结之功。

【临床应用】癥瘕积聚　因瘀血内停、气机不畅、痰湿阻滞所致,症见胁下癥块,固定不移,或疼痛拒按,舌质紫暗,脉弦涩。

【药理作用】本品有抗肝、肺和肾间质纤维化、抑制血管生成及抗肿瘤等作用。

【禁忌】孕妇禁用。

【注意事项】

1. 本品破血逐瘀药较多,体质虚弱者慎用。
2. 服药期间,忌食辛辣、油腻食物。

【用法用量】严格按照国家批准的药品说明书使用。

【剂型规格】丸剂。

五、化瘀宽胸

112. 冠心苏合丸(胶囊、软胶囊)

【药物组成】苏合香、冰片、乳香(制)、檀香、土木香。

【功能主治】理气,宽胸,止痛。用于寒凝气滞、心脉不通所致的胸痹,症见胸闷、心前区疼痛;冠心病心绞痛见上述证候者。

【方解】方中苏合香辛温走窜,冰片辛凉走窜,芳香开窍,辟秽化浊,开郁止痛,共为君药。制乳香、檀香辛温行散,温经活血,行气宽胸,通痹止痛,共为臣药。土木香健脾和胃,以资化源,调气解郁,散寒止痛,为佐药。诸药合用,共奏理气,宽胸,止痛之功。

【临床应用】胸痹　因寒凝心脉,阳气不运,闭阻气机所致,症见卒然心痛如绞,遇寒即发,形寒肢冷,甚则胸痛彻背,背痛彻胸,舌淡苔薄白,脉沉弦或沉迟;冠心病心绞痛见上述证候者。

【药理作用】本品有抗心肌缺血、抑制血栓形成、降血脂等作用。

【禁忌】孕妇禁用。

【注意事项】

1. 热郁神昏、气虚津伤者不宜用。

2. 本药属温开,阴虚血瘀、痰瘀互阻所致胸痹者不宜用。

3. 本品多为芳香开窍药,不宜长期服用。

4. 苏合香、冰片对胃黏膜有一定的刺激作用,胃炎、胃溃疡、食管炎者慎用。

5. 本品含乳香,脾胃虚弱者慎用。

6. 服药期间忌食生冷、辛辣、油腻之品,忌烟酒、浓茶。

7. 在治疗期间,心绞痛持续发作,宜加用硝酸酯类药。如果出现剧烈心绞痛、心肌梗死等,应及时救治。

【用法用量】丸剂:嚼碎服。一次1丸,一日1~3次;或遵医嘱。

胶囊:含服或吞服。一次2粒,一日1~3次。临睡前或发病时服用。

软胶囊:

规格①口服。一次2粒,一日3次。

规格②口服或急重症嚼碎服。一次2粒,一日3次;或遵医嘱。

【剂型规格】丸剂:每丸重1g。

胶囊:每粒装0.35g。

软胶囊:①每粒装0.31g;②每粒装0.5g。

113. 地奥心血康胶囊

【药物组成】薯蓣科植物黄山药或穿龙薯蓣的根茎提取物。

【功能主治】活血化瘀,行气止痛,扩张冠脉血管,改善心肌缺血。用于预防和治疗冠心病、心绞痛以及瘀血内阻之胸痹、眩晕、气短、心悸、胸闷或痛。

【方解】本品由单味薯蓣科植物黄山药或穿龙薯蓣的根茎提取物甾体总皂苷组成。黄山药或穿龙薯蓣,味苦,性平,功能活血行气,祛风除湿,通络镇痛。其提取物总苷具有活血化瘀,行气止痛之功,能扩张冠状动脉,改善心肌缺血,主要用于瘀血内阻之胸痹心痛。

【临床应用】

1. 胸痹　因瘀血闭阻所致,症见胸部疼痛,痛处固定,甚或痛引肩背,时或心悸不宁,眩晕,气短,舌质紫暗或有瘀斑,脉弦涩或结代;冠心病心绞痛见上述证候者。

2. 心悸　因瘀血闭阻所致,症见心悸不安,胸闷不舒,心痛时作,气短喘息,或见唇甲青紫,舌质紫暗或有瘀斑,脉涩或结代;冠心病见上述证候者。

【药理作用】本品有抗心肌缺血、抗脑缺血、抑制血栓形成、降血脂和改善血流动力学指标等作用。

【不良反应】服用本品后偶有头晕、头痛，可自行缓解。极少数病例空腹服用有胃肠道不适。

【注意事项】

1. 孕妇慎用。

2. 过敏体质者慎用。

3. 服药期间饮食宜清淡、低盐、低脂，忌食辛辣，忌烟酒。

4. 在治疗期间，心绞痛持续发作，宜加用硝酸酯类药。若出现剧烈心绞痛，心肌梗死，应及时急诊救治。

【用法用量】口服。一次 1~2 粒，一日 3 次。

【剂型规格】胶囊：每粒含甾体总皂苷 100mg（相当于甾体总皂苷元 35mg）。

六、化 瘀 通 脉

114. 通心络胶囊

【药物组成】人参、水蛭、全蝎、赤芍、蝉蜕、土鳖虫、蜈蚣、檀香、降香、乳香(制)、酸枣仁(炒)、冰片。

【功能主治】益气活血，通络止痛。用于冠心病心绞痛属心气虚乏、血瘀络阻证，症见胸部憋闷、刺痛、绞痛、固定不移，心悸自汗，气短乏力，舌质紫暗或有瘀斑，脉细涩或结代。亦用于气虚血瘀络阻型中风病，症见半身不遂或偏身麻木、口舌㖞斜、言语不利。

【方解】方中人参大补元气，益气以助血行，为君药。水蛭、土鳖虫、赤芍、制乳香、降香活血破血，祛瘀通痹，共为臣药。全蝎、蜈蚣平肝息风，通络止痛，檀香理气宽胸止痛，冰片通窍止痛，蝉蜕息风止痉，炒酸枣仁养心安神，共为佐药。诸药合用，共奏益气活血，通络止痛之功。

【临床应用】

1. 胸痹　因心气不足，心血瘀阻，心脉失养，胸阳失展所致，症见胸闷，心前区刺痛，心悸，气短，乏力，自汗，脉细涩，舌淡色紫；冠心病心绞痛见上述证候者。

2. 中风　因气虚血瘀，风痰阻络，脑脉不通所致，症见半身不遂，周身麻木，口舌㖞斜，言语不利等。

【药理作用】本品有抗心肌缺血、抗脑缺血、抑制血栓形成、改善血流动力学、抑制炎症因子、促进神经再生等作用。

【不良反应】个别患者用药后可出现胃部不适。

【禁忌】

1. 孕妇及妇女月经期禁用。

2. 出血性疾患禁用。

【注意事项】

1. 阴虚火旺型中风不宜用。

2. 宜饭后服用。

3. 服药期间饮食宜清淡、低盐、低脂,忌食辛辣及烟酒。

4. 保持心情舒畅。

5. 在治疗期间,心绞痛持续发作,宜加用硝酸酯类药,并应及时就诊。

【用法用量】口服。一次2~4粒,一日3次。

【剂型规格】胶囊:每粒装0.26g。

115. 灯盏花素片

【药物组成】灯盏花素。

【功能主治】活血化瘀,通经活络。用于脑络瘀阻,中风偏瘫,心脉痹阻,胸痹心痛;中风后遗症及冠心病心绞痛见上述证候者。

【方解】灯盏花亦称灯盏细辛,味辛,性微温,具有活血化瘀,通络止痛的功效。灯盏花素是从灯盏花中提取的有效成分,有抗心肌缺血、降血脂及降低血黏度的药理作用,故可用于中风偏瘫,胸痹心痛。

【临床应用】

1. 中风　因脑脉瘀阻所致,症见半身不遂,肢体无力,半身麻木,言语謇涩,舌质暗或有瘀点瘀斑,脉涩;中风后遗症见上述证候者。

2. 胸痹　因心脉瘀阻所致,症见胸部憋闷疼痛,甚则胸痛彻背,痛处固定不移,入夜尤甚,心悸气短,舌质紫暗,脉弦涩;冠心病心绞痛见上述证候者。

【药理作用】本品有抗心肌缺血、降血脂及降低血黏度等作用。

【不良反应】个别患者出现皮肤瘙痒,停药后自行消失。

【禁忌】脑出血急性及有出血倾向患者禁用。

【注意事项】

1. 孕妇及妇女月经期慎用。

2. 服药期间饮食宜清淡、低盐,忌食生冷、辛辣、油腻食物,忌烟酒、浓茶。

3. 心痛剧烈及持续时间长者,应作心电图及心肌酶学检查,并采取相应的医疗措施。

【用法用量】口服。一次2片,一日3次;或遵医嘱。

【剂型规格】片剂:每片含灯盏花素20mg。

116. 脑安颗粒（胶囊、片、滴丸）

脑安颗粒（胶囊、片）

【药物组成】川芎、当归、红花、人参、冰片。

【功能主治】活血化瘀，益气通络。用于脑血栓形成急性期，恢复期属气虚血瘀证候者，症见急性起病，半身不遂，口舌㖞斜，舌强语謇，偏身麻木，气短乏力，口角流涎，手足肿胀，舌暗或有瘀斑，苔薄白等。

【方解】方中川芎行气活血祛瘀，祛风通络止痛，为君药。当归养血活血荣筋；红花活血祛瘀，通经活络；人参大补元气，补气行滞以助血行，三味为臣药。佐以冰片芳香醒神，豁痰开窍。诸药合用，共奏活血化瘀，益气通络之功。

【临床应用】中风　因气虚血瘀所致，症见半身不遂，肢体瘫软，言语不利，口舌㖞斜，偏身麻木，气短乏力，伴心悸汗出、口角流涎、手足肿胀、舌暗或有瘀斑、苔薄白，脉细缓或细涩者；脑血栓形成急性期、恢复期见上述证候者。

【药理作用】本品有抑制血栓形成、抑制血小板聚集、增加脑血流量、抗急性脑损伤以及抗动脉粥样硬化等作用。

【禁忌】孕妇禁用。

【注意事项】

1. 出血性中风者慎用。

2. 中风病痰热证、风火上扰者慎用。

3. 服药期间饮食宜清淡、低盐、低脂，忌辛辣食品及烟酒。

【用法用量】颗粒剂：口服。一次1袋，一日2次；4周为一个疗程；或遵医嘱。

胶囊：口服。一次2粒，一日2次；疗程4周；或遵医嘱。

片剂：口服。一次2片，一日2次；4周为一个疗程；或遵医嘱。

【剂型规格】颗粒剂：每袋装1.2g。

胶囊：每粒装0.4g。

片剂：每片重0.53g。

脑 安 滴 丸

【药物组成】川芎、当归、红花、人参、冰片。

【功能主治】活血化瘀，益气通络。适用于脑血栓引起的半身不遂，偏身麻木，言语不利，口舌㖞斜及偏头痛（血管 - 神经性头痛）引起的健忘、头晕、恶心、畏光怕声、神疲乏力，属于气虚血瘀证候者。

【方解】方中川芎行气活血祛瘀，祛风通络止痛，为君药。当归养血活血荣筋；红花活血祛瘀，通经活络；人参大补元气，补气行滞以助血行，共为臣药。佐以冰片芳香醒神，豁痰开窍。诸药合用，共奏活血化瘀，益气通络之功。

【临床应用】

1. 中风　因气虚血瘀所致，症见半身不遂，肢体瘫软，言语不利，口舌㖞斜，偏身麻木，气短乏力，伴心悸汗出、口角流涎、手足肿胀、舌暗或有瘀斑、苔薄白，脉细缓或细涩者；脑血栓见上述证候者。

2. 头痛　因气虚血瘀，痹阻脑络所致，症见偏头痛，健忘，头晕，恶心，畏光怕声，神疲乏力；血管 - 神经性头痛见上述证候者。

【不良反应】少数患者服药后可出现轻度恶心、胃胀。

【禁忌】孕妇禁用。

【注意事项】

1. 出血性中风者慎用。

2. 产妇慎用。

3. 中风病痰热证、风火上扰者慎用。

4. 服药期间饮食宜清淡、低盐、低脂，忌辛辣食品及烟酒。

【用法用量】口服。一次 20 粒，一日 2 次，疗程为 4 周。

【剂型规格】滴丸剂：每丸重 50mg。

117. 脉血康胶囊

【药物组成】水蛭。

【功能主治】破血，逐瘀，通脉止痛。用于中风，半身不遂，癥瘕痞块，血瘀经闭，跌扑损伤。

【方解】水蛭苦咸性平，咸以入血，苦能泄降，功擅破瘀血，祛蓄血，盖瘀血祛而营卫昌，经络活，血脉通，疼痛止，痹通结解，故可医中风，消癥瘕，通经闭，疗伤痛，有良好的破血，逐瘀，通脉止痛之功。

【临床应用】

1. 中风　因暴怒血菀于上，风痰瘀阻，闭阻脑络所致，症见半身不遂，肢体麻木，口舌㖞斜，言语謇涩，舌质暗有瘀斑，脉弦涩。

2. 癥瘕　因脏腑失调，气血阻滞，瘀血内结，气聚为瘕，血瘀为癥，症见腹中结块，坚硬不移动，痞满胀痛，舌质紫暗或边有瘀点，脉弦涩。

3. 闭经　因七情内伤，肝气郁结，气滞血瘀，或饮冷受寒，血为寒凝，使冲任阻滞不通，胞脉闭阻而致，症见经闭，小腹疼痛，痛处固定，舌质紫暗或边有瘀点，脉弦涩。

4. 跌打损伤　因跌扑闪挫，瘀血壅滞，血闭气阻所致，症见伤处皮肤青紫，肿胀疼痛。

【药理作用】本品有抗凝血、降低血小板聚集率和黏附率、降低血液黏度、提高纤溶活力、调血脂、延缓动脉硬化等作用。

【禁忌】孕妇禁用。

【注意事项】

1. 有出血倾向者慎用。

2. 阴血亏虚、气虚体弱者慎用。

【用法用量】口服。一次2~4粒，一日3次。

【剂型规格】胶囊：每粒装0.25g。

七、扩瘀散结

118. 大黄䗪虫丸△

【药物组成】熟大黄、土鳖虫（炒）、水蛭（制）、虻虫（去翅足，炒）、蛴螬（炒）、干漆（煅）、桃仁、炒苦杏仁、黄芩、地黄、白芍、甘草。

【功能主治】活血破瘀，通经消癥。用于瘀血内停所致的癥瘕、闭经，症见腹部肿块、肌肤甲错、面色黯黑、潮热羸瘦、经闭不行。

【方解】熟大黄苦寒泻降，善行血分，下瘀血，通经脉，消癥积，炒土鳖虫味咸性寒，逐瘀通经，软坚散结，共为君药。制水蛭、炒虻虫破血逐瘀消癥，炒蛴螬、煅干漆、桃仁破血逐瘀，祛积消癥，通经止痛，共为臣药。地黄、白芍养血滋阴，退热除蒸；黄芩清热燥湿，泻火解毒；炒苦杏仁破壅降逆，通肠泄热，共为佐药。甘草益气补中，调和药性，为佐使药。诸药合用，共奏活血破瘀，通经消癥之功。

【临床应用】

1. 癥瘕　因瘀血积结日久所致，症见腹部肿块，面色黧黑，肌肤甲错，舌质紫暗，有瘀斑，脉沉涩。

2. 闭经　因瘀血内停所致，症见面色黧黑，肌肤甲错，潮热羸瘦，经闭不行，舌质紫暗，脉弦涩。

【药理作用】本品有抗血栓、抗动脉粥样硬化、抗肝和肺纤维化、改善肾损伤及糖尿病视网膜病变等作用。

【禁忌】孕妇禁用。

【注意事项】

1. 气虚血瘀者慎用。

2. 体弱年迈者慎用，体质壮实者常中病即止，不可过量、久用。

3. 服药后出现皮肤过敏者停用。

4. 服药期间忌食生冷食物。

【用法用量】口服。大蜜丸一次1~2丸，一日1~2次。

【剂型规格】丸剂：每丸重3g。

八、理气活血

119. 血府逐瘀丸(口服液、胶囊)

【药物组成】柴胡、当归、地黄、赤芍、红花、桃仁、麸炒枳壳、甘草、川芎、牛膝、桔梗。

【功能主治】活血祛瘀，行气止痛。用于气滞血瘀所致的胸痹、头痛日久、痛如针刺而有定处、内热烦闷、心悸失眠、急躁易怒。

【方解】方中桃仁、红花活血祛瘀，通络止痛，共为君药。地黄、川芎、赤芍、当归、牛膝活血化瘀，宣痹止痛，以助君药之力，共为臣药。柴胡舒肝解郁，升达清阳；桔梗开宣肺气，载药上行；麸炒枳壳升降气机，开胸行气，使气行则血行，共为佐药。甘草调和诸药，为使药。诸药相合，共奏活血祛瘀，行气止痛之功。

【临床应用】

1. 胸痹　因气滞血瘀，心脉闭塞而致，症见胸痛，痛如针刺而有定处，烦躁，心悸，气短，舌暗或有瘀斑，脉弦紧或涩。

2. 心悸　因气滞血瘀，心神失养所致，症见心悸，胸闷不适，失眠多梦，舌暗或有瘀斑，脉弦紧或涩。

3. 头痛　因气滞血瘀，经络瘀阻而致，症见头痛，痛如针刺，固定不移，急躁易怒，舌暗或有瘀斑，脉弦紧或涩。

【药理作用】本品有抗心肌缺血、改善心功能、抑制血小板聚集、改善血液流变性、改善微循环、降血脂等作用。

【禁忌】孕妇禁用。

【注意事项】

1. 体弱无瘀者不宜用。

2. 气虚血瘀者慎用。

3. 服药期间饮食宜清淡，忌生冷、油腻食物，忌烟酒。

4. 在治疗期间，若心痛持续发作，宜加用硝酸酯类药。如出现剧烈心绞痛、心肌梗死，应及时急诊救治。

【用法用量】丸剂：

规格①大蜜丸，空腹，用红糖水送服。一次1~2丸，一日2次。

规格②水蜜丸，空腹，用红糖水送服。一次6~12g，一日2次。

规格③水丸，空腹，用红糖水送服。一次1~2袋，一日2次。

规格④小蜜丸，空腹，用红糖水送服。一次9~18g(45~90丸)，一日2次。

合剂：口服。一次20ml，一日3次。

胶囊:口服。一次 6 粒,一日 2 次,1 个月为一个疗程。

【剂型规格】丸剂:①每丸重 9g;②每 60 粒重 6g;③每 67 丸约重 1g;④每 100 丸重 20g。

合剂:每支装 10ml。

胶囊:每粒装 0.4g。

120. 复方丹参片(颗粒、胶囊、滴丸)

【药物组成】丹参、三七、冰片。

【功能主治】活血化瘀,理气止痛。用于气滞血瘀所致的胸痹,症见胸闷、心前区刺痛;冠心病心绞痛见上述证候者。

【方解】方中丹参活血化瘀,清心安神,通脉止痛,为君药。三七活血化瘀,通经止痛,为臣药。冰片辛香走窜,能通窍止痛,醒神化浊,引药入经,为佐使药。诸药合用,共奏活血化瘀,理气止痛之功。

【临床应用】胸痹　因气滞血瘀,阻塞心脉所致,症见胸前闷痛,或卒然心痛如绞,痛有定处,甚则胸痛彻背,背痛彻胸,舌紫暗或有瘀斑,脉弦涩或结代;冠心病心绞痛见上述证候者。

【药理作用】本品有抗心肌缺血、抗动脉粥样硬化、改善血液流变性、降血脂、抗抑改善学习记忆功能等作用。

【不良反应】服用复方丹参滴丸偶见胃肠道不适。

【禁忌】孕妇禁用。

【注意事项】

1. 寒凝血瘀胸痹心痛者不宜用。
2. 脾胃虚寒者慎用。
3. 肝肾功能异常者慎用。
4. 个别人服药后胃脘不适,宜饭后服用。
5. 饮食宜清淡、低盐、低脂。忌生冷、辛辣、油腻之品,忌烟酒、浓茶。
6. 治疗期间,心绞痛持续发作,宜加用硝酸酯类药。如果出现剧烈心绞痛、心肌梗死等,应及时救治。

【用法用量】片剂:

规格①、③口服。一次 3 片,一日 3 次。

规格②口服。一次 1 片,一日 3 次。

胶囊:口服。一次 3 粒,一日 3 次。

颗粒剂:口服。一次 1 袋,一日 3 次。

滴丸剂:规格①、②吞服或舌下含服。一次 10 丸,一日 3 次。28 日为一个疗程;或遵医嘱。

【剂型规格】片剂：①薄膜衣小片每片重 0.32g（相当于饮片 0.6g）；②薄膜衣大片每片重 0.8g（相当于饮片 1.8g）；③糖衣片（相当于饮片 0.6g）。

颗粒剂：每袋装 1g。

胶囊：每粒装 0.3g。

滴丸剂：①每丸重 25mg；②薄膜衣滴丸每丸重 27mg。

121. 速效救心丸

【药物组成】川芎、冰片。

【功能主治】行气活血，祛瘀止痛，增加冠脉血流量，缓解心绞痛。用于气滞血瘀型冠心病，心绞痛。

【方解】方中川芎行气活血，为血中之气药，善开中焦气血郁结，气行则血行，有行气活血，祛瘀止痛之功，故为君药。冰片辛香走窜，宣通诸窍，通络止痛，为臣药。两药合用，共奏行气活血，祛瘀止痛之功。

【临床应用】

1. 胸痹　因气滞血瘀，心脉闭阻所致，症见胸闷心痛、痛有定处或牵引左臂内侧，心悸、舌紫暗苔薄，脉细涩；冠心病心绞痛见上述证候者。

2. 心悸　因气滞血瘀，心脉闭阻，心失所养而致，症见心悸不宁，惊惕不安，胸闷心痛，气短，舌质紫暗有瘀斑；冠心病见上述证候者。

【药理作用】本品有抗心肌缺血、抑制血小板聚集、抗血栓形成、提高机体耐缺氧能力、改善血流动力学指标、镇痛等作用。

【禁忌】

1. 对本品过敏者禁用。

2. 孕妇禁用。

【注意事项】

1. 寒凝血瘀、阴虚血瘀胸痹心痛不宜单用。

2. 有过敏史者慎用。

3. 伴有中重度心力衰竭的心肌缺血者慎用。

4. 忌食生冷、辛辣、油腻之品，忌烟酒、浓茶。

5. 在治疗期间，心绞痛持续发作，宜加用硝酸酯类药。如果出现剧烈心绞痛、心肌梗死等，应及时救治。

【用法用量】含服。一次 4~6 粒，一日 3 次；急性发作时，一次 10~15 粒。

【剂型规格】滴丸剂：每粒重 40mg。

122. 心可舒胶囊（片）

【药物组成】丹参、葛根、三七、山楂、木香。

【功能主治】活血化瘀,行气止痛。用于气滞血瘀引起的胸闷、心悸、头晕、头痛、颈项疼痛;冠心病心绞痛、高血脂、高血压、心律失常见上述证候者。

【方解】方中丹参主入心、肝二经血分,既能养血活血,通利血脉,化瘀止痛,又能补心定志,安神宁心,为治疗气滞血瘀,胸痹心痛,头痛头晕,心悸不安的主药,故为君药。葛根辛甘升散,主入脾、胃经,功能为升举脾胃清阳之气,解肌通络止痛,能辅助君药缓解气血阻滞,清阳不升,经络瘀阻引起的头痛、头晕、颈项强痛。三七为活血祛瘀通脉止痛佳品,辅助君药增强化瘀止痛之力,二药共为臣药。山楂行气散瘀,化浊降脂,木香辛行苦泄,性温能通,能通畅气机,解三焦之气滞,有良好的行气止痛之效,盖气为血之帅,气行则血行,二药合用可佐助君药增强调畅气血,化浊降脂,通脉止痛之效,故为佐药。诸药同用,共奏活血化瘀,去浊降脂,行气止痛之功。盖气血行则荣卫昌,浊脂去而血脉通,气滞血瘀诸症悉解。

【临床应用】

1. 胸痹 因气滞血瘀,瘀阻心脉,心脉闭阻所致,症见疼痛剧烈,心前区憋闷,痛有定处,两胁胀痛,气短,心悸,头晕,舌质紫暗或瘀斑,脉弦涩或结代;冠心病心绞痛见上述证候者。

2. 心悸 因气滞血瘀,瘀阻心脉,心失所养所致,症见心悸不宁,惕惕不安,胸闷气短,烦躁易怒,舌暗脉结代;心律失常见上述证候者。

3. 头痛 因气滞血瘀,瘀阻清窍所致,症见头痛如刺,痛有定处,头晕,健忘,烦躁易怒,舌有瘀斑,脉弦涩;高血压见上述证候者。

4. 眩晕 因气滞血瘀,瘀阻清窍,脑失所养而致,症见头晕目眩,耳鸣,头痛,胸闷,心悸,舌质暗有瘀斑,脉弦涩;高血压、高脂血症见上述证候者。

【药理作用】本品有抗心肌缺血、抗快速型心律失常、抗脑缺血、降血压、降血脂、抗动脉粥样硬化、抑制血小板聚集的作用。

【注意事项】

1. 气虚血瘀、痰瘀互阻之胸痹、心悸者不宜单用。

2. 孕妇慎用。

3. 出血性疾病及有出血倾向者慎用。

4. 饮食宜清淡、低盐、低脂。切勿过饱。忌食生冷、辛辣、油腻食物,忌烟酒、浓茶。

5. 在治疗期间,心绞痛持续发作宜加用硝酸酯类药。如果出现剧烈心绞痛、心肌梗死等,应及时救治。

【用法用量】胶囊:口服。一次 4 粒,一日 3 次;或遵医嘱。

片剂:

规格①口服。一次 4 片,一日 3 次;或遵医嘱。

规格②口服。一次2片，一日3次；或遵医嘱。

【剂型规格】胶囊：每粒装0.3g。

片剂：①每片重0.31g；②每片重0.62g。

九、滋阴活血

123. 脉络宁注射液△

【药物组成】牛膝、玄参、石斛、金银花（灰毡毛忍冬）。

【功能主治】清热养阴，活血祛瘀。用于血栓闭塞性脉管炎，动脉硬化性闭塞症，脑血栓形成及后遗症，静脉血栓形成等。

【方解】方中牛膝活血化瘀通络，凉血消肿止痛，为君药。玄参清热养阴，解毒散结，辅助君药散结消肿，以为臣药。金银花清热解毒，凉血消肿；石斛养阴清热，合为佐药。诸药协同，共奏清热养阴，活血祛瘀之功。

【临床应用】

1. 脱疽　因阴虚内热、血脉瘀阻所致，症见肢体灼热疼痛，夜间尤甚，或见坏疽；血栓闭塞性脉管炎、静脉血栓形成、动脉硬化性闭塞症见上述证候者。

2. 中风　因阴虚风动，毒瘀阻络所致，症见半身不遂，口舌㖞斜，偏身麻木，言语不利；脑血栓形成及后遗症见上述证候者。

【药理作用】本品有保护脑组织、抑制血栓形成、改善微循环、改善血液流变性、扩张血管和抗炎等作用。

【不良反应】本品不良反应以呼吸系统损害、心血管系统损害为主，其中过敏反应最为突出。偶见憋气、心悸、潮红、过敏样反应、头晕、头痛、瘙痒、皮疹、恶心，罕见呼吸困难、过敏性休克。

【禁忌】

1. 孕妇禁用。

2. 对本品过敏者禁用。

【注意事项】

1. 体质虚寒者慎用。

2. 有哮喘病史者慎用。

3. 本品不能与其他药物在同一容器中混合滴注。

4. 用药前应对光检查本品及配制后的滴注液，发现药液出现混浊、沉淀、颜色异常加深等药物性状改变以及瓶身细微破裂者，均不得使用。

5. 用药过程中应缓慢滴注，临床使用应以20~40滴/min为宜，同时密切观察用药反应，特别是对初次用药的患者及开始用药的30分钟内，之后也应注意巡视。

6. 临床使用发现不良反应时，应立即停药，停药后症状可自行消失或酌情给予对症治疗。

【用法用量】静脉滴注。一次10~20ml(1~2支)，加入5%葡萄糖注射液或氯化钠注射液250~500ml中滴注，一日1次，10~14日为一个疗程，重症患者可连续使用2~3个疗程。

【剂型规格】注射液：每支装10ml。

十、祛瘀解毒

124. 平消胶囊(片)

【药物组成】郁金、仙鹤草、五灵脂、白矾、硝石、干漆(制)、麸炒枳壳、马钱子粉。

【功能主治】活血化瘀，散结消肿，解毒止痛。对毒瘀内结所致的肿瘤患者具有缓解症状，缩小瘤体，提高机体免疫力，延长患者生存时间的作用。

【方解】方中郁金活血化瘀，行气止痛，为君药。五灵脂、制干漆活血破瘀，散结止痛；麸炒枳壳行气破气；马钱子通络消肿，散结止痛，四药共为臣药，有加强君药活血行气之功。白矾解毒；硝石攻坚破积，解毒消肿；仙鹤草扶正补虚，共为佐药。诸药合用，共奏活血化瘀，散结消肿，解毒止痛之功。

【临床应用】肿瘤　因邪毒瘀结所致，症见胸腹疼痛，痛有定处，或有肿块，面色晦暗，舌质紫暗，或有瘀斑、瘀点，脉沉涩。

【药理作用】本品有抗肿瘤作用。

【不良反应】平消胶囊少见恶心、药疹，偶见头晕、腹泻。停药后上述症状可自行消失。

【禁忌】孕妇禁用。

【注意事项】

1. 运动员慎用。

2. 本品所含马钱子、干漆有毒，不可过量、久用。

3. 用药期间饮食宜清淡，忌食辛辣食物。

【用法用量】胶囊：口服。一次4~8粒，一日3次。

片剂：

规格①口服。一次4~8片，一日3次。

规格②口服。一次4~5片，一日3次。

【剂型规格】胶囊：每粒装0.23g。

片剂：①薄膜衣片每片重0.24g；②糖衣片片芯重0.23g。

125. 华蟾素片(胶囊)

【药物组成】干蟾皮。

【功能主治】解毒,消肿,止痛。用于中、晚期肿瘤,慢性乙型肝炎等症。

【方解】干蟾皮味苦性凉,有毒。《中国动物药志》载其“清热解毒,利水消肿。治痈疽肿毒,瘰疬,肿瘤,疳积腹胀”。本品为干蟾皮经加工制成,具有解毒,消肿,止痛之功。

【临床应用】

1. 中、晚期肿瘤　因毒瘀内蕴所致,症见局部肿块,固定不移,或疼痛拒按,舌质紫暗。

2. 慢性乙型肝炎　因疫毒伤肝、湿热内阻所致,症见胁肋疼痛,食欲不振,神疲乏力,舌红或红绛,苔黄或黄腻,脉弦细数。

【药理作用】本品有抗肿瘤、免疫促进、抗病毒作用。

【不良反应】口服初期偶有腹痛、腹泻等胃肠道刺激反应。

【禁忌】

1. 孕妇禁用。
2. 对本品过敏者禁用。
3. 避免与剧烈兴奋心脏药物配伍。

【注意事项】

1. 过敏体质者慎用。
2. 心脏病患者慎用。
3. 脾胃虚弱者慎用。

【用法用量】口服。一次 3~4 片,一日 3~4 次。

胶囊:

规格①口服。一次 2 粒,一日 3~4 次。

规格②口服。一次 3~4 粒,一日 3~4 次。

【剂型规格】

片剂:素片每片重 0.3g。

胶囊:①每粒装 0.25g;②每粒装 0.3g。

十一、行气散结

126. 红金消结胶囊(片)

【药物组成】三七、香附、八角莲、鼠妇虫、黑蚂蚁、五香血藤、鸡矢藤、金荞麦、大红袍、柴胡。

【功能主治】彝医：补知凯扎诺，且凯色土，哈息黑。

中医：舒肝理气，软坚散结，活血化瘀，消肿止痛。用于气滞血瘀所致的乳腺小叶增生，子宫肌瘤，卵巢囊肿。

【方解】金荞麦活血祛瘀，消肿止痛；八角莲活血化瘀，散结消肿；鼠妇虫破瘀通经，软坚散结；黑蚂蚁祛风通络，消肿止痛，共行活血化瘀，软坚散结，通络止痛之功。香附行气解郁，调经止痛；柴胡疏肝解郁，调畅气血，共行疏肝理气，消散气血郁结之功。大红袍活血调经，祛瘀止痛；三七散瘀止痛，活血消肿；鸡矢藤祛风利湿，活血消肿，通络止痛；五香血藤活血祛瘀，理气止痛，共行活血调经，消肿止痛之功。全方共奏舒肝理气，软坚散结，活血化瘀，消肿止痛之功。

【临床应用】

1. 乳癖　因气滞血瘀所致，症见乳房肿块，质韧不坚，胀痛或刺痛，症状随喜怒消长，善郁易怒，失眠多梦，心烦口苦，苔薄黄，脉弦滑；乳腺小叶增生见上述证候者。

2. 石瘕　因气滞血瘀于胞宫所致，症见腹部包块，质地坚硬，推之不移，状如怀子，小腹酸胀疼痛，月经经期、经量改变，舌质紫暗或有斑点，脉沉涩；子宫肌瘤见上述证候者。

3. 肠蕈　由气滞血瘀所致，症见少腹部包块，质地坚硬，推之可移，少腹胀满刺痛，经前乳房胀痛，情绪抑郁，经期腹痛，舌质紫暗或有斑点，脉细或弦；卵巢囊肿见上述证候者。

【禁忌】

1. 对本品过敏者禁用。

2. 孕妇禁用。

【注意事项】服药治疗期间忌食酸、冷及刺激性食物。

【用法用量】胶囊：口服。一次4粒，一日3次。

片剂：规格①、②、③口服。一次4片，一日3次。

【剂型规格】胶囊：每粒装0.4g。

片剂：①薄膜衣片每片重0.42g；②薄膜衣片每片重0.45g；③薄膜衣片每片重0.5g。

第十一节　理　气　剂

一、疏肝解郁

127. 逍遥丸（颗粒）

【药物组成】柴胡、当归、白芍、炒白术、茯苓、炙甘草、薄荷。

【功能主治】疏肝健脾，养血调经。用于肝郁脾虚所致的郁闷不舒、胸胁胀痛、头晕目眩、食欲减退、月经不调。

【方解】方中以柴胡疏肝解郁，行气止痛为君药。当归、白芍养血和血，柔肝止痛，共为臣药。炒白术、茯苓、炙甘草健脾祛湿，益气和中，扶土抑木，以滋化源，为佐药。薄荷辛凉清轻，助柴胡疏肝散热，引药入经，为使药。诸药合用，肝脾并治，补疏共施，气血兼顾，共奏疏肝解郁，养血调经之功。

【临床应用】

1. 胁痛　因情志忧郁，肝失疏泄所致，症见两胁串痛或胀痛，郁闷不舒，脉弦，舌质淡暗。

2. 胃脘痛　因肝郁气滞，肝气犯胃所致，症见胃脘两胁攻冲作痛，痞满胀痛，嗳气呃逆，脉弦细，舌质淡苔薄白。

3. 郁证　因情志不遂，肝气郁结，肝脾不和所致，症见心情抑郁，情绪不宁，心烦不寐，闷闷不乐，喜叹息，胸闷胁痛，大便不调，舌苔白，脉弦细。

4. 月经不调　因肝气郁结，冲任失调所致，症见月经周期紊乱，经前烦躁易怒，乳房胀痛，经期腹痛，腹胀便溏，舌质暗，脉弦细。

5. 眩晕　因肝郁气滞，肝阳上扰所致，症见头晕目眩，每遇情绪波动则加重，伴心烦不寐，大便不调，舌苔白，脉弦。

【药理作用】本品有保肝、调节胃肠平滑肌张力、抗抑郁、调节内分泌功能和抗应激等作用。

【禁忌】对本品过敏者禁用。

【注意事项】

1. 凡肝肾阴虚或湿毒瘀阻所致的胁痛慎用。

2. 月经过多者不宜服用。

3. 服药期间饮食宜清淡，忌辛辣、生冷食物。

【用法用量】丸剂：

规格①大蜜丸，口服。一次1丸，一日2次。

规格②、③水丸，口服。一次6~9g，一日1~2次。

规格④浓缩丸，口服。一次8丸，一日3次。

颗粒剂：规格①、②、③、④开水冲服。一次1袋，一日2次。

【剂型规格】丸剂：①每丸重9g；②每袋装6g；③每袋装9g；④每8丸相当于原生药3g。

颗粒剂：①每袋装4g；②每袋装5g；③每袋装6g；④每袋装15g。

128. 丹栀逍遥丸

【药物组成】牡丹皮、焦栀子、柴胡（酒制）、酒白芍、当归、茯苓、白术（土炒)、薄荷、炙甘草。

【功能主治】舒肝解郁,清热调经。用于肝郁化火,胸胁胀痛,烦闷急躁,颊赤口干,食欲不振或有潮热,以及妇女月经先期,经行不畅,乳房与少腹胀痛。

【方解】方中以酒柴胡疏肝解郁,行气止痛为君药。当归、酒白芍养血和血,柔肝止痛;焦栀子清热凉血,泻火除烦;牡丹皮清热凉血,化瘀止痛,共为臣药。土炒白术、茯苓、炙甘草共奏健脾祛湿、益气和中之功,扶土抑木,以滋化源,为佐药。薄荷辛凉清轻,助柴胡疏肝散热,引药入经,为佐使药。诸药合用,肝脾并治,补疏共施,气血兼顾,共奏舒肝解郁,清热调经之功。

【临床应用】

1. 胁痛　因肝郁化火,肝旺克脾所致,症见两胁胀痛,口苦咽干,胃脘胀闷,食后加重,舌质暗红,苔黄腻,脉弦滑数。

2. 胃脘痛　因肝郁化火,肝胃不和所致,症见胃脘胀痛连及两胁,口苦反酸,嗳气频繁,食后痞满加重,甚至呃逆呕吐,舌质红,苔黄,脉弦滑数。

3. 郁证　因情志不遂,肝郁化火,肝脾不和所致,症见情绪急躁易怒,心烦不寐,胸胁胀满,口苦而干,或头痛,目赤,耳鸣,舌红苔黄,脉弦数。

4. 月经不调　因肝郁化火,冲任失调所致,症见月经周期紊乱,经前烦躁易怒,乳房胀痛,经期腹痛,腹胀便溏,舌红或暗,脉弦数。

【药理作用】本品有保肝、抗焦虑、抗抑郁等作用。

【禁忌】对本品过敏者禁用。

【注意事项】

1. 脾胃虚寒,脘腹冷痛,大便溏薄者不宜用。

2. 孕妇、妇女月经期慎用。

3. 服药期间饮食宜清淡,忌生冷、辛辣及油腻食物。

4. 服药期间保持心情舒畅。

【用法用量】口服。一次 6~9g,一日 2 次。

【剂型规格】丸剂:每袋装 6g。

129. 护肝片(颗粒、胶囊)

【药物组成】柴胡、茵陈、板蓝根、五味子、猪胆粉、绿豆。

【功能主治】疏肝理气,健脾消食。具有降低转氨酶作用。用于慢性肝炎及早期肝硬化。

【方解】方中柴胡苦辛微寒,疏肝理气,解郁止痛。茵陈苦辛微寒,清热除湿,利胆退黄。板蓝根、猪胆粉、绿豆均能清热解毒,且绿豆又可健脾和中,渗利湿热。五味子健脾益气生津,护肝降酶。诸药合用,共奏疏肝理气,健脾消食之功。

【临床应用】

1. 胁痛　因肝郁脾虚，情志不遂，郁热挟毒所致，症见两胁串痛，舌苔黄，脉弦；慢性肝炎及早期肝硬化见上述证候者。

2. 黄疸　因肝胆湿毒蕴结所致，症见身目发黄，尿黄，舌苔黄腻，脉滑数；慢性肝炎及早期肝硬化见上述证候者。

【药理作用】本品有抗急慢性肝损伤、抗氧化、抗炎、抗肝纤维化等作用。

【注意事项】

1. 本品药性偏寒，脾胃虚寒者不宜用。

2. 如果肝功能全面好转，需停用本药品时应递减剂量，不宜骤停，以免谷丙转氨酶反跳。

3. 重症肝炎、肝衰竭及肝硬化失代偿期患者不宜用。

4. 服药期间忌食辛辣油腻食物，绝对戒酒。

【用法用量】片剂：规格①、②、③口服。一次4片，一日3次。

颗粒剂：

规格①口服。一次1.5g，一日3次。

规格②口服。一次1袋，一日3次。

胶囊：口服。一次4粒，一日3次。

【剂型规格】片剂：①糖衣片片芯重0.35g；②薄膜衣片每片重0.36g；③薄膜衣片每片重0.38g。

颗粒剂：①每袋装1.5g；②每袋装2g。

胶囊：每粒装0.35g。

二、疏肝和胃

130. 气滞胃痛颗粒（片）

【药物组成】柴胡、醋延胡索、枳壳、醋香附、白芍、炙甘草。

【功能主治】舒肝理气，和胃止痛。用于肝郁气滞，胸痞胀满，胃脘疼痛。

【方解】方中柴胡疏肝解郁，理气止痛，为君药。醋香附疏肝解郁，理气止痛；白芍养血敛阴，柔肝止痛，共为臣药。醋延胡索行气活血，止痛；枳壳行气和中，消痞除胀，共为佐药。炙甘草调和诸药，为使药。诸药合用，共奏舒肝理气，和胃止痛之功。

【临床应用】胃痛　因情志失调，肝郁气滞所致，症见胃脘胀痛，痛窜胁背，气怒痛重，嗳气纳少，大便不畅，舌质淡红，苔薄白，脉弦。

【药理作用】本品有抗胃溃疡、减少胃酸分泌、减慢胃排空、抑制小肠推进运动和镇痛等作用。

【禁忌】对本品过敏者禁用。

【注意事项】

1. 肝胃郁火、胃阴不足所致胃痛者慎用。

2. 本品含活血行气之品,孕妇慎用。

3. 服药期间饮食宜清淡,忌酒及辛辣、生冷、油腻食物。

4. 忌愤怒、忧郁,保持心情舒畅。

【用法用量】颗粒剂:规格①、②开水冲服。一次1袋,一日3次。

片剂:

规格①口服。一次6片,一日3次。

规格②口服。一次3片,一日3次。

【剂型规格】颗粒剂:①每袋装2.5g;②每袋装5g。

片剂:①糖衣片片芯重0.25g;②薄膜衣片每片重0.5g。

131. 胃苏颗粒

【药物组成】紫苏梗、香附、陈皮、香橼、佛手、枳壳、槟榔、炒鸡内金。

【功能主治】理气消胀,和胃止痛。主治气滞型胃脘痛,症见胃脘胀痛,窜及两胁,得嗳气或矢气则舒,情绪郁怒则加重。胸闷食少,排便不畅,舌苔薄白,脉弦等;慢性胃炎及消化性溃疡见上述证候者。

【方解】方中紫苏梗归肺、脾经,理气宽中,和胃止痛;香附入肝,疏肝解郁,理气和胃;陈皮理气和胃化湿,宣通疏利脾胃,共为君药。枳壳破气消积,利膈宽中,解胃脘胀满;槟榔下气利水,调和脾胃,行气消滞,共为臣药。香橼、佛手疏肝和胃,理气止痛;炒鸡内金消积化滞,共为佐使药。诸药合用,共奏理气消胀,和胃止痛之功。

【临床应用】

1. 胃痛　因肝郁气滞,横逆犯胃所致,症见胃脘胀痛,牵及两胁,得嗳气或矢气则舒,情绪郁怒则加重,胸闷食少,排便不畅,舌苔薄白,脉弦;慢性胃炎、消化性溃疡见上述证候者。

2. 痞满　因肝郁气滞,肝胃不和所致,症见脘腹胀满,牵及两胁,嗳气食少,生气后加剧,舌苔薄白,脉弦;慢性胃炎、消化性溃疡见上述证候者。

【药理作用】本品有抗胃溃疡,增强肠管运动和收缩力等作用。

【不良反应】服用本品后偶有口干,嘈杂。

【禁忌】

1. 对本品过敏者禁用。

2. 孕妇禁用。

【注意事项】

1. 脾胃阴虚或肝胃郁火胃痛者慎用。

2. 服药期间忌生冷及油腻食品，戒烟酒。

3. 服药期间要保持情绪稳定，切忌恼怒。

【用法用量】规格①、②口服。一次1袋，一日3次。15日为一个疗程，可服1~3个疗程；或遵医嘱。

【剂型规格】颗粒剂：①每袋装5g；②每袋装15g。

132. 元胡止痛片（颗粒、胶囊、滴丸）

【药物组成】醋延胡索、白芷。

【功能主治】理气，活血，止痛。用于气滞血瘀的胃痛、胁痛、头痛及痛经。

【方解】方中醋延胡索辛散温通，既善于活血祛瘀，又能行气止痛，为君药。白芷辛散温通，长于祛风散寒、燥湿止痛，助延胡索活血行气止痛，为臣药。两药合用，共奏理气，活血，止痛之功。

【临床应用】

1. 胃痛　因情志失调，气血瘀滞所致，症见胃脘疼痛，痛处固定不移，疼痛持久，遇怒加重，舌质紫暗或有瘀斑，脉弦或涩。

2. 胁痛　因肝失条达，气血瘀滞所致，症见胁肋胀痛或刺痛，痛处拒按，入夜痛甚，舌质紫暗，脉象沉弦或涩。

3. 头痛　因瘀血停留，阻滞脉络所致，症见头痛如锥刺，痛处固定不移，舌质紫暗或瘀斑。

4. 痛经　因冲任瘀阻或寒凝经脉所致，症见经前或经期腹痛，痛处固定不移，拒按，或伴有胸胁乳房胀痛，或经量少，或经行不畅，经色紫暗有块，舌紫暗或有瘀点，脉弦或弦滑。

【药理作用】本品有镇痛、镇静、改善血液流变性和改善微循环等作用。

【禁忌】对本品过敏者禁用。

【注意事项】

1. 虚证痛经，表现为经期或经后小腹隐痛喜按，月经质稀或色淡，伴有头晕目花、心悸气短者不宜用。

2. 胃阴不足胃痛者不宜用。

3. 方中含活血、行气之品，孕妇慎用。

4. 饮食宜清淡，忌酒及辛辣、生冷、油腻食物。

5. 忌愤怒、忧郁，保持心情舒畅。

【用法用量】片剂：规格①、②口服。一次4~6片，一日3次；或遵医嘱。

颗粒剂：开水冲服。一次1袋，一日3次；或遵医嘱。

胶囊:

规格①口服。一次4~6粒,一日3次;或遵医嘱。

规格②口服。一次2~3粒,一日3次;或遵医嘱。

滴丸剂:口服。一次20~30丸,一日3次;或遵医嘱。

【剂型规格】片剂:①糖衣片片芯重0.25g;②薄膜衣片每片重0.26g。

颗粒剂:每袋装5g。

胶囊:①每粒装0.25g;②每粒装0.45g。

滴丸剂:每10丸重0.5g。

133. 三九胃泰颗粒(胶囊)

【药物组成】三叉苦、九里香、两面针、木香、黄芩、茯苓、地黄、白芍。

【功能主治】清热燥湿,行气活血,柔肝止痛。用于湿热内蕴、气滞血瘀所致的胃痛,症见脘腹隐痛、饱胀反酸、恶心呕吐、嘈杂纳减;浅表性胃炎、糜烂性胃炎、萎缩性胃炎见上述证候者。

【方解】方中三叉苦清热燥湿,九里香行气活血,共为君药。两面针活血消肿,木香行气止痛,为臣药。黄芩清热燥湿,茯苓健脾渗湿,地黄滋阴凉血,白芍养阴柔肝,缓急止痛,共为佐使药。诸药合用,共奏清热燥湿,行气活血,柔肝止痛之功。

【临床应用】

1. 胃痛　因饮食不节,湿热内蕴所致,症见胃脘疼痛,嘈杂纳减,口苦口黏,大便黏滞,舌苔黄腻;浅表性胃炎、糜烂性胃炎、萎缩性胃炎见上述证候者。

2. 痞满　因肝郁气滞,瘀血阻滞所致,症见胃部饱胀,胃痛夜甚,舌质暗红有瘀点;浅表性胃炎、糜烂性胃炎、萎缩性胃炎见上述证候者。

【药理作用】本品具有抗炎、抗急性胃黏膜损伤、抑菌(幽门螺杆菌等)作用。

【禁忌】对本品过敏者禁用。

【注意事项】

1. 虚寒性胃痛及寒凝血瘀胃痛者慎用。
2. 孕妇慎用。
3. 服药期间忌油腻、生冷、难消化食物。
4. 服药期间宜保持心情舒畅。

【用法用量】颗粒剂:规格①、②、③开水冲服。一次1袋,一日2次。

胶囊:口服。一次2~4粒,一日2次。

【剂型规格】颗粒剂:①每袋装2.5g;②每袋装10g;③每袋装20g。

胶囊:每粒装0.5g。

134. 加味左金丸

【药物组成】姜黄连、制吴茱萸、黄芩、柴胡、木香、醋香附、郁金、白芍、醋青皮、麸炒枳壳、陈皮、醋延胡索、当归、甘草。

【功能主治】平肝降逆,疏郁止痛。用于肝郁化火、肝胃不和引起的胸脘痞闷、急躁易怒、嗳气吞酸、胃痛少食。

【方解】姜黄连苦寒,清热泻火,降逆止呕,制吴茱萸辛温,开郁散结,下气降逆,二药合用有清泻肝火,降逆止呕之作用,合为君药。柴胡、木香、醋香附、郁金、醋青皮、麸炒枳壳、陈皮、醋延胡索疏肝和胃,理气止痛,合为臣药。黄芩苦寒泄热,白芍、当归养血柔肝,且可防止辛苦之药伤阴耗津,共为佐药。甘草调和诸药,为使药。诸药合用,共奏平肝降逆,疏郁止痛之功。

【临床应用】

1. 胃痛 因肝胃不和,肝火犯胃所致,症见胃脘胀痛,痛连两胁,烦躁易怒,嗳气呃逆,口干口苦,纳食减少,舌红苔黄,脉弦数。

2. 吞酸 因肝胃不和,肝火犯胃所致,症见吞酸嘈杂,口干口苦,嗳气频作,舌红苔黄,脉弦数。

【药理作用】本品有抑制胃酸分泌,抗溃疡、抗急性胃黏膜损伤及抗肿瘤的作用。

【禁忌】对本品过敏者禁用。

【注意事项】

1. 肝寒犯胃及体虚者慎用。
2. 孕妇慎用。
3. 忌食生冷油腻及不易消化的食物。
4. 保持心情舒畅,忌气恼。

【用法用量】口服。一次6g,一日2次。

【剂型规格】丸剂:每100丸重6g。

135. 荜铃胃痛颗粒

【药物组成】荜澄茄、川楝子、醋延胡索、酒大黄、黄连、吴茱萸、醋香附、香橼、佛手、海螵蛸、煅瓦楞子。

【功能主治】行气活血,和胃止痛。用于气滞血瘀所致的胃脘痛;慢性胃炎见有上述证候者。

【方解】方中醋延胡索辛散温通,活血祛瘀,行气止痛,为血中之气药,故为君药。荜澄茄温中散寒,行气止痛;酒大黄活血化瘀,通经止痛,二者合用,助延胡索化瘀行气止痛，共为臣药。醋香附、香橼、佛手、川楝子疏肝和胃，行气止痛；海螵蛸、煅瓦楞子制酸和胃止痛；黄连、吴茱萸疏肝泻火，和胃止痛，共为佐药。诸药合用，共奏行气活血，和胃止痛之功。

【临床应用】胃痛　因气滞血瘀所致，症见胃脘疼痛，痛处固定不移，疼痛持久而拒按，痞闷胀满，恶心呕吐，吞酸嘈杂，舌质紫暗或有瘀斑，脉弦或涩；慢性胃炎见上述证候者。

【药理作用】本品有抑制胃酸分泌、抑制胃蛋白酶活力、保护胃黏膜、解除平滑肌痉挛及镇痛作用等。

【禁忌】

1. 孕妇禁用。

2. 对本品过敏者禁用。

【注意事项】

1. 饮食宜清淡，忌食辛辣、生冷、油腻食物。

2. 保持心情舒畅，忌情绪激动及生闷气。

3. 不宜在服药期间同时服用滋补性中药。

【用法用量】开水冲服。一次1袋，一日3次。

【剂型规格】颗粒剂：每袋装5g。

三、疏肝健脾

136. 五灵胶囊

【药物组成】柴胡、灵芝、丹参、五味子。

【功能主治】疏肝健脾活血。用于慢性乙型肝炎肝郁脾虚挟瘀症，症见纳呆、腹胀嗳气、胁肋胀痛、疲乏无力等。

【方解】方中柴胡辛行苦泄，性善条达肝气，疏肝解郁，用为君药。灵芝甘平，益气健脾，补中扶正；丹参活血化瘀，通经止痛，共为臣药。五味子酸甘性温，补气养阴，可佐助灵芝益气补中，并安定心神，消除郁闷不乐，还能防柴胡疏泄升散而耗气伤阴，保肝降酶，行佐制之用。诸药同用，肝脾同治，气血并调，收散兼用。诸药合用，共奏疏肝解郁，益气健脾，活血化瘀之功。

【临床应用】

1. 慢性乙型肝炎　因肝气郁滞，脾失健运，瘀血阻络所致，症见食少纳呆，恶心欲呕，脘腹胀满，面色无华或晦暗，或有胁肋胀痛或刺痛，甚或胁下痞块，情志抑郁，郁闷不乐，时有叹息，疲倦乏力，转氨酶升高，舌质暗或有瘀点，脉弦。

2. 痞满　因肝失疏泄，脾虚失运，瘀血阻滞所致，症见胃脘痞满，甚或胀痛，痛窜胁肋，食少嗳气，恶心欲呕，大便溏薄，疲倦乏力，胁下满闷，舌质暗或有瘀点，脉弦；慢性乙型肝炎见上述证候者。

3. 胁痛　因肝郁气滞，脾虚失运，瘀血阻络所致，症见胁肋胀痛或刺痛，甚或胁下痞块，情志抑郁，郁闷不乐，时有叹息，疲乏无力，食少纳呆，腹胀嗳气，面色无华或晦暗，舌质暗或有瘀点，脉弦；慢性乙型肝炎见上述证候者。

【药理作用】本品有抗乙肝病毒、抗肝损伤、抗肝纤维化、改善血液流变性以及提高机体免疫功能等作用。

【不良反应】偶见轻度恶心，上腹不适等消化道反应。

【禁忌】对本品过敏者禁用。

【注意事项】

1. 孕妇慎用。

2. 有消化性溃疡病史者慎用。

3. 临床试验中，个别病例出现血小板减少，尚不能确定是否与服用本品有关。服药期间注意检测血小板。

【用法用量】口服。一次 5 粒，一日 3 次。饭后半小时服用。

【剂型规格】胶囊：每粒装 0.35g。

四、理气止痛

137. 枳术宽中胶囊

【药物组成】白术（炒）、枳实、柴胡、山楂。

【功能主治】健脾和胃，理气消痞。用于胃痞(脾虚气滞)，症见呕吐、反胃、纳呆、返酸等，以及功能性消化不良见以上证候者。

【方解】方中炒白术甘温，健脾益气以助运化，为君药。枳实辛苦微寒，破气行滞，消痞除满，为臣药，君臣相配，白术用量大于枳实，补消兼施，寓消于补，相辅相成。柴胡既可升脾胃之清气，又可疏肝气之郁结，与枳实相伍，升清降浊，升中求降，使气机和畅；山楂消食健脾，与君药白术合用，以消食积助运化，均为佐药。诸药合用，共奏健脾和胃，理气消痞之功。

【临床应用】胃痞　因脾虚气滞所致，症见胃脘胀满，纳呆食少，恶心呕吐，反胃，嗳气返酸，舌质淡红，苔薄白，脉弦细；功能性消化不良见上述证候者。

【药理作用】本品有促进胃排空、加快小肠推动运动、镇静、抗抑郁等作用。

【不良反应】服药后偶见胃痛或大便次数增多。

【禁忌】对本品过敏者禁用。

【注意事项】

1. 服药期间，饮食宜清淡，忌食辛辣、生冷、油腻食物。

2. 保持心情舒畅，忌情绪激动。

【用法用量】口服。一次3粒，一日3次，疗程为2周。

【剂型规格】胶囊：每粒装0.43g。

138. 宽胸气雾剂

【药物组成】细辛油、檀香油、高良姜油、荜茇油、冰片。

【功能主治】辛温通阳，理气止痛。用于阴寒阻滞、气机郁痹所致的胸痹，症见胸闷、心痛、形寒肢冷；冠心病心绞痛见上述证候者。

【方解】方中细辛油芳香走窜，辛散温通，散寒止痛，为君药。高良姜油、荜茇油助细辛油以温中散寒止痛；檀香油理气止痛，均为臣药。冰片通窍开闭以止痛，为佐使药。诸药合用，共奏辛温通阳，理气止痛之功。

【临床应用】胸痹　因阴寒凝滞，胸阳不振，气机郁痹所致，症见胸闷气短，心痛，感寒痛甚，重则喘息，不能平卧，形寒肢冷，面色苍白，舌苔白，脉沉细；冠心病心绞痛见上述证候者。

【禁忌】

1. 孕妇禁用。
2. 对本品及乙醇过敏者禁用。

【注意事项】

1. 本品含细辛油，有一定毒副作用，切勿使用过量。
2. 在治疗期间，心绞痛持续发作，应及时就诊。
3. 本品不得直接启开铝盖。
4. 用前请充分振摇。
5. 切勿受热，避免撞击。

【用法用量】规格①、②将瓶倒置，喷口对准舌下喷，一日2~3次。

【剂型规格】气雾剂：①每瓶含内容物5.8g，其中药液2.7ml（含挥发油0.6ml），每瓶60揿，每揿重69mg；②每瓶内容物重13.8g，内含药液4.8g（含挥发油1.5ml），每瓶185揿，每揿63mg。

第十二节　消　导　剂

消食导滞

139. 保和丸（颗粒、片）

【药物组成】焦山楂、六神曲（炒）、半夏（制）、茯苓、陈皮、连翘、炒莱菔子、炒麦芽。

【功能主治】消食，导滞，和胃。用于食积停滞，脘腹胀满，嗳腐吞酸，不欲饮食。

【方解】方中焦山楂消一切饮食积滞，尤善消肉食油腻之积，为君药。炒六神曲、炒莱菔子、炒麦芽健脾和胃，理气消食，为臣药。制半夏、陈皮燥湿化痰，茯苓利湿和中；连翘清热，去积滞之热，共为佐使药。诸药合用，共奏消食，导滞，和胃之功。

【临床应用】食积　因饮食不节，食积中阻所致，症见腹痛腹胀，恶心呕吐，嗳腐吞酸，不欲饮食，大便不调，舌苔厚腻，脉滑。

【药理作用】本品有助消化、调节胃肠运动、调节胃肠激素和抗溃疡等作用。

【禁忌】对本品过敏者禁用。

【注意事项】

1. 孕妇及哺乳期妇女慎用。
2. 身体虚弱或老年人不宜长期服用。
3. 服药期间饮食宜清淡，忌生冷、油腻食物。

【用法用量】丸剂：

规格①大蜜丸，口服。一次1~2丸，一日2次；小儿酌减。

规格②、③水丸，口服。一次6~9g，一日2次；小儿酌减。

规格④浓缩丸，口服。一次8丸，一日3次。

颗粒剂：开水冲服。一次1袋，一日2次；小儿酌减。

片剂：规格①、②口服。一次4片，一日3次。

【剂型规格】丸剂：①每丸重9g；②每袋装6g；③每袋装9g；④每8丸相当于原生药3g。

颗粒剂：每袋装4.5g。

片剂：①每片重0.26g；②每片重0.4g。

140. 六味安消散(胶囊)

本品系蒙古族、藏族验方。

【药物组成】藏木香、大黄、山柰、北寒水石(煅)、诃子、碱花。

【功能主治】和胃健脾，消积导滞，活血止痛。用于脾胃不和、积滞内停所致的胃痛胀满、消化不良、便秘、痛经。

【方解】方中藏木香辛温味苦，健脾和胃，行气止痛，为君药。大黄苦寒，攻积导滞，且能活血化瘀，辅助君药行气导滞止痛，为臣药。山柰辛温走窜，行气消食，温中止痛，助藏木香和胃健脾之功；煅北寒水石辛咸大寒，清热泻火，除烦止渴，助大黄清积滞中之伏热；诃子苦酸涩平，涩肠止泻，以防泻下太过伤正;碱花苦咸甘平,温中消积,制酸和胃,化痰通便,四药共为佐药。诸药合用,共奏和胃健脾,消积导滞,活血止痛之功。

【临床应用】

1. 胃痛　因脾胃不和,积滞内停所致,症见胃痛不适,胃胀,嗳腐吞酸,或吐不消化食物,吐后痛减,口渴口臭,心烦,大便臭秽或便秘,舌苔厚腻,脉滑实。

2. 便秘　因脾胃不和,积滞内停所致,症见大便干结难解,腹胀腹痛,嗳腐吞酸,口渴口臭,心烦,大便臭秽或便秘,舌苔厚腻,脉滑实。

3. 痛经　因冲任瘀阻或寒凝经脉,气血运行不畅,胞宫经血瘀阻所致,症见经前或经期小腹胀痛拒按,月经量少或经行不畅,经色紫暗或有血块,胸胁乳房胀痛,舌质紫暗或有瘀点,脉弦涩。

【药理作用】本品有镇痛、促进胃肠运动、抗胃溃疡及保护胃肠黏膜等作用。

【禁忌】

1. 对本品过敏者禁用。
2. 小儿及孕妇禁用。

【注意事项】

1. 脾胃虚寒的胃痛、便秘者慎用。
2. 妇女月经期慎用。
3. 饮食宜清淡,忌酒及辛辣、生冷、油腻食物。
4. 忌愤怒、忧郁,保持心情舒畅。

【用法用量】散剂:规格①、②口服。一次 1.5~3g,一日 2~3 次。

胶囊:口服。一次 3~6 粒,一日 2~3 次。

【剂型规格】散剂:①每袋装 1.5g;②每袋装 18g。

胶囊:每粒装 0.5g。

第十三节　治　风　剂

一、疏散外风

141. 川芎茶调丸(散、颗粒、片)

【药物组成】川芎、白芷、羌活、细辛、防风、荆芥、薄荷、甘草。

【功能主治】疏风止痛。用于外感风邪所致的头痛,或有恶寒、发热、鼻塞。

【方解】方中川芎辛温走散,归肝、胆经,有行气活血,祛风止痛功效,为诸经头痛之要药，尤擅治少阳、厥阴经头痛，为君药。羌活辛苦温，归膀胱、肾经，散风邪，除寒湿，治太阳经头项强痛；白芷辛温，归肺、肾经，辛香上行、祛风止痛、芳香通窍，主治阳明经头痛，二者共为臣药。荆芥味辛微温，祛风止痛；防风辛甘微温，归膀胱、肝、肾经，能祛风解表，胜湿止痛；薄荷辛散上行，疏散上部风邪；细辛辛温，归肺、肾、心经，辛窜力雄，通窍止痛；四药与川芎、羌活、白芷配伍，可治各部位头痛。更以清茶调服，既可苦寒清疏于上，又可防各药之温燥、升散，顺气降火于下，共为佐药。甘草调和诸药，为使药。全方配合，共奏疏风止痛之功。

【临床应用】

1. 头痛　因感受风邪所致，症见头痛时作，连及项背，呈掣痛感，伴有恶风畏寒，遇风尤甚，舌苔薄白，脉浮或脉浮紧。

2. 感冒　因外感风邪所致，症见恶寒重，发热轻，无汗，头痛，肢体酸痛，鼻塞，流涕，咽痒，咳嗽，舌苔薄白，脉浮紧。

【药理作用】本品有解热、抗炎、镇痛和抗过敏等作用。

【禁忌】对本品过敏者禁用。

【注意事项】

1. 久病气虚、血虚、肝阳上亢之头痛不宜用。
2. 孕妇慎服。
3. 服药期间饮食宜清淡，忌辛辣、油腻之物。

【用法用量】丸剂：

规格①水丸，饭后清茶冲服。一次3~6g，一日2次。

规格②浓缩丸，饭后清茶冲服。一次8丸，一日3次。

散剂：规格①、②饭后清茶冲服。一次3~6g，一日2次。

颗粒剂：规格①、②饭后用温开水或清茶冲服。一次1袋，一日2次；儿童酌减。

片剂：饭后清茶送服。一次4~6片，一日3次。

【剂型规格】丸剂：①每袋装6g；②每8丸相当于原药材3g。

散剂：①每袋装3g；②每袋装6g。

颗粒剂：①每袋装4g；②每袋装7.8g。

片剂：每片重0.48g。

142. 通天口服液

【药物组成】川芎、赤芍、天麻、羌活、白芷、细辛、菊花、薄荷、防风、茶叶、甘草。

【功能主治】活血化瘀，祛风止痛。用于瘀血阻滞、风邪上扰所致的偏头痛，症见头部胀痛或刺痛、痛有定处、反复发作、头晕目眩，或恶心呕吐、恶风。

【方解】方中川芎性味辛温，善于祛风活血而止头痛，长于治少阳、厥阴经头痛，并为诸经头痛之要药，为君药。赤芍活血化瘀，天麻平肝息风而止头眩，并为臣药。羌活、白芷均疏风止痛，其中羌活擅治太阳经头痛，白芷主治阳明经头痛；细辛散寒止痛，治少阴经头痛；菊花平肝明目，防风、薄荷辛散上行，疏风止痛，上述诸药协助君、臣药以增强疏风止痛之效，共为佐药。茶叶取其苦凉之性，既可上清头目，又能制约风药的过于温燥与升散，炙甘草益气和中，调和诸药，为使药。诸药合用，共奏活血化瘀，祛风止痛之功。

【临床应用】

头痛　因瘀血阻滞、风邪上扰所致，症见头部胀痛或刺痛，痛有定处，反复发作，头晕目眩，或恶心呕吐，恶风；偏头痛见上述证候者。

【药理作用】本品有改善血液流变性、抑制血小板聚集、抗炎、镇痛、抗脑缺血损伤等作用。

【禁忌】

1. 出血性脑血管病禁用。
2. 孕妇禁用。
3. 对本品过敏者禁用。

【注意事项】

1. 久病气虚、血虚所致头痛不宜使用。
2. 阴虚阳亢患者不宜用。
3. 服药期间饮食宜清淡，忌辛辣、油腻之物。

【用法用量】口服。第1日：即刻、服药1小时后、2小时后、4小时后各服10ml，以后每6小时服10ml。第2、3日：一次10ml，一日3次。3日为一个疗程，或遵医嘱。

【剂型规格】合剂：每支装10ml。

二、平肝息风

143. 松龄血脉康胶囊

【药物组成】鲜松叶、葛根、珍珠层粉。

【功能主治】平肝潜阳，镇心安神。用于肝阳上亢所致的头痛、眩晕、急躁易怒、心悸、失眠；高血压病及原发性高脂血症见上述证候者。

【方解】方中鲜松叶苦降温通，平肝潜阳，镇心安神。《本草汇言》谓治“头风头痛”，为治疗肝阳上亢，浊脂阻络引起的高血压、高脂血症的有效药物，为方中君药。葛根甘平，性凉，入阳明经，能升举清阳，解肌止痛，主治清阳不升，头痛眩晕，配伍鲜松叶同用，可增强其平肝潜阳，疏通血脉，缓解头痛眩晕症状，为方中臣药。珍珠层粉咸寒，入心、肝二经，有平肝潜阳，镇惊安神之效，辅助鲜松叶平肝镇惊之功，且引药入心、肝二经，为佐使药。三药合用，共奏平肝潜阳，镇心安神之功。

【临床应用】

1. 眩晕　因肝阳上亢所致，症见眩晕，耳鸣，腰膝酸软，少寐多梦，心烦胸闷，目赤，口苦，舌红少苔，脉弦细数；高血压病及原发性高脂血症见上述证候者。

2. 头痛　因肝阳上亢所致，症见头痛，耳鸣，心烦易怒，目赤，口苦，夜寐不安，舌红少苔，脉弦细数；高血压病及原发性高脂血症见上述证候者。

3. 心悸　因肝阳上亢所致，症见心悸，少寐多梦，急躁易怒，腰膝酸软，眩晕，耳鸣，口苦咽干，舌红少苔，脉弦细数；高血压病及原发性高脂血症见上述证候者。

4. 失眠　因肝阳上亢所致，症见少寐多梦，心烦易怒，眩晕，耳鸣，目赤，口苦，舌红少苔，脉弦细数；高血压病及原发性高脂血症见上述证候者。

【药理作用】本品有降压、调血脂、抗动脉粥样硬化等作用。

【不良反应】个别患者服药后出现轻度腹泻、胃脘胀满等，饭后服用有助于减轻或改善这些症状。

【注意事项】

1. 气血不足证者慎用。
2. 孕妇慎用。
3. 服药期间忌辛辣、生冷、油腻食物。
4. 高血压持续不降者及出现高血压危象者应及时到医院就诊。

【用法用量】口服。一次3粒，一日3次；或遵医嘱。

【剂型规格】胶囊：每粒装0.5g。

144. 丹珍头痛胶囊

【药物组成】高原丹参、夏枯草、熟地黄、珍珠母、鸡血藤、川芎、当归、白芍、菊花、蒺藜、钩藤、细辛。

【功能主治】平肝息风，散瘀通络，解痉止痛。用于肝阳上亢，瘀血阻络所致的头痛，背痛颈酸，烦躁易怒。

【方解】方中高原丹参祛瘀止痛，清心安神；川芎行血活血，祛风止痛，上行头目，为治头痛之要药，二者共为君药。夏枯草、菊花可清肝热，泻肝火；熟地黄、白芍、鸡血藤、当归能补血滋阴，舒筋活络，化瘀止痛，合为臣药。钩藤、蒺藜、珍珠母能平肝息风，疏肝解郁，镇心安神；细辛可散寒化痰，通窍止痛，共为佐药。诸药合用，共奏平肝息风，散瘀通络，解痉止痛之功。

【临床应用】头痛　因肝阳偏亢或瘀血阻络所致，症见头胀痛或刺痛，头晕目眩，心烦易怒，失眠多梦或头痛经久不愈，日轻夜重，舌红苔薄黄，脉弦细或舌暗红有瘀斑，苔薄白，脉细涩者。

【药理作用】本品有调节脑血管平滑肌张力等作用。

【禁忌】肾脏病患者、孕妇、新生儿禁用。

【注意事项】

1. 痰浊头痛不宜单独使用。
2. 服药期间饮食应清淡，忌烟酒、油腻辛辣之品。
3. 本品含有马兜铃科植物细辛，应在医生指导下使用，定期复查肾功能。

【用法用量】口服。一次 3~4 粒，一日 3 次；或遵医嘱。

【剂型规格】胶囊：每粒装 0.5g。

三、祛风化瘀

145. 正天丸(胶囊)

正天丸

【药物组成】钩藤、白芍、川芎、当归、地黄、白芷、防风、羌活、桃仁、红花、细辛、独活、麻黄、黑顺片、鸡血藤。

【功能主治】疏风活血，养血平肝，通络止痛。用于外感风邪、瘀血阻络、血虚失养、肝阳上亢引起的偏头痛、紧张性头痛、神经性头痛、颈椎病型头痛、经前头痛。

【方解】方中川芎活血行气，祛风止痛，为君药。当归、桃仁、红花、鸡血藤活血祛瘀，通络止痛；黑顺片、麻黄、白芷、防风、独活、羌活、细辛散寒，祛风，除湿，止痛；钩藤平肝止痉，共为臣药。地黄、白芍滋阴养血，共为佐使药。诸药合用，共奏疏风活血，养血平肝，通络止痛之功。

【临床应用】头痛　由外感风邪、瘀血阻络所致，症见头面疼痛经久不愈，痛处固定不移，或局部跳痛，或呈掣痛样，或伴恶风，舌质紫暗或瘀斑；或因肝阳上亢，上扰清空所致，头痛而眩，心烦易怒，面赤口苦，耳鸣胁痛，夜眠不宁，苔薄黄，脉弦有力；偏头痛、紧张性头痛、神经性头痛，颈椎病型头痛，经前头痛见上述证候者。

【药理作用】本品有镇静、镇痛和改善脑血流动力学等作用。

【不良反应】个别病例服药后有谷丙转氨酶轻度升高的现象，偶有口干、口苦、腹痛及腹泻。

【禁忌】

1. 孕妇及哺乳期妇女禁用。

2. 肝肾功能不全者禁用。

3. 对本品过敏者禁用。

【注意事项】

1. 高血压、心脏病患者慎用。

2. 年老体弱者慎用。

3. 过敏体质者慎用。

4. 本品不宜长期服用。

5. 服药期间忌烟、酒及辛辣、油腻食物。

6. 运动员慎用。

7. 用药期间注意血压监测。

8. 有心脏病史者,用药期间注意检测心律情况。

【用法用量】饭后服用。一次6g,一日2~3次,15日为一个疗程。

【剂型规格】丸剂:每袋装6g。

正天胶囊

【药物组成】钩藤、川芎、麻黄、细辛、黑顺片、白芍、羌活、独活、防风、地黄、当归、鸡血藤、桃仁、红花、白芷。

【功能主治】疏风活血,养血平肝,通络止痛。用于外感风寒、瘀血阻络、血虚失养、肝阳上亢引起的多种头痛,神经性头痛,颈椎病型头痛,经前头痛。

【方解】方中川芎活血行气,祛风止痛,为君药。当归、桃仁、红花、鸡血藤活血祛瘀,通络止痛;黑顺片、麻黄、白芷、防风、独活、羌活、细辛散寒,祛风,除湿,止痛;钩藤平肝止痉,共为臣药。地黄、白芍滋阴养血,共为佐使药。诸药合用,共奏疏风活血,养血平肝,通络止痛之功。

【临床应用】头痛　由外感风寒、瘀血阻络所致,症见头面疼痛经久不愈,痛处固定不移,或局部跳痛,或呈掣痛样,或伴恶风,舌质紫暗或瘀斑。或因肝阳上亢,上扰清空所致,头痛而眩,心烦易怒,面赤口苦,耳鸣胁痛,夜眠不宁,苔薄黄,脉弦有力;多种头痛,神经性头痛,颈椎病型头痛,经前头痛见上述证候者。

【不良反应】个别病例服药后有谷丙转氨酶轻度升高的现象,偶有口干、口苦、腹痛及腹泻。

【禁忌】

1. 孕妇及哺乳期妇女禁用。

2. 肝肾功能不全者禁用。

3. 对本品过敏者禁用。

【注意事项】

1. 高血压、心脏病患者慎用。

2. 年老体弱者慎用。

3. 过敏体质者慎用。

4. 运动员慎用。

5. 本品不宜长期服用。

6. 服药期间忌烟、酒及辛辣、油腻食物。

7. 用药期间注意监测血压。

8. 有心脏病史者，用药期间注意检测心律情况。

【用法用量】口服。一次2粒，一日3次。

【剂型规格】胶囊：每粒装0.45g。

四、养血祛风

146. 养血清脑丸（颗粒）

【药物组成】当归、川芎、白芍、熟地黄、钩藤、鸡血藤、夏枯草、决明子、珍珠母、延胡索、细辛。

【功能主治】养血平肝，活血通络。用于血虚肝旺所致头痛眩晕、心烦易怒、失眠多梦。

【方解】方中熟地黄甘、微温，归肝、肾经，能够补血滋阴，益精填髓；当归甘、辛，温，具有补血活血，调经止痛之功，二药合用，滋阴养血，补肾益肝，兼有活血通脉之能，共为君药。钩藤甘、凉，能够息风止痉，清热平肝；珍珠母咸，寒，能够潜阳安神，清热平肝息风；决明子甘、苦，微寒，归肝、大肠经，能够清肝明目，润肠通便；夏枯草苦、辛，寒，清肝火，解郁结，共为臣药。白芍滋阴养血；川芎活血行气，合归、芍而成养血和营之用；鸡血藤、延胡索补血活血，化瘀行气，舒筋通络，养血祛风，共为佐药。细辛散风通窍止痛，又可制约方中凉药之性，能够补而不滞，滋而不腻，为使药。诸药相合，标本兼治，共奏养血平肝，活血通络之功。

【临床应用】

1. 头痛　因血虚肝旺所致，症见头痛，眩晕，心烦易怒，视物昏花，心悸，失眠，口苦，舌质淡，脉弦细。

2. 眩晕　因血虚肝旺所致，症见头晕，耳鸣，头目胀痛，烦躁易怒，乏力，心悸，失眠，多梦，两目干涩，视物昏花，舌质淡，脉弦细。

3. 不寐　因心肝血虚，血不养神所致，症见失眠多梦，头晕目眩，心悸，乏力，视物昏花，舌质淡，脉弦细。

【药理作用】本品有改善软脑膜微循环、增加脑血流量、缓解血管痉挛和止痛作用。

【不良反应】偶见恶心、呕吐，罕见皮疹，停药后即可消失。

【禁忌】

1. 对本品过敏者禁用。

2. 孕妇禁服。

【注意事项】

1. 外感或湿痰阻络所致头痛、眩晕者慎用。

2. 服药期间饮食宜用清淡易消化食物，忌食辛辣食物。

3. 脾虚便溏患者慎用。

4. 本品有轻度降血压作用，低血压者慎用。

【用法用量】丸剂：口服。一次1袋，一日3次。

颗粒剂：口服。一次1袋，一日3次。

【剂型规格】丸剂：每袋装2.5g。

颗粒剂：每袋装4g。

147. 消银颗粒（片）

【药物组成】地黄、牡丹皮、赤芍、当归、苦参、金银花、玄参、牛蒡子、蝉蜕、白鲜皮、防风、大青叶、红花。

【功能主治】清热凉血，养血润肤，祛风止痒。用于血热风燥型白疕和血虚风燥型白疕，症见皮疹为点滴状、基底鲜红色、表面覆有银白色鳞屑，或皮疹表面覆有较厚的银白色鳞屑、较干燥、基底淡红色、瘙痒较甚。

【方解】方中地黄、玄参、牡丹皮凉血润燥，为君药。金银花、大青叶清热凉血解毒，当归、赤芍、红花凉血化瘀通络，共为臣药。苦参、白鲜皮、防风、牛蒡子、蝉蜕清热疏风止痒，共为佐药。诸药合用，共奏清热凉血，养血润肤，祛风止痒之功。

【临床应用】白疕 因血热风燥或血虚风燥所致，症见皮疹色鲜红或淡红，呈点滴状或片状，表面覆有白色鳞屑或鳞屑较厚，刮之可见薄膜现象，筛状出血，瘙痒。

【药理作用】本品有抗炎、抗过敏和降低血管通透性作用。

【不良反应】消银片偶见以下不良反应。消化系统：恶心、呕吐、腹胀、腹痛、腹泻、肝功能异常等；皮肤及其附件：瘙痒、皮疹等皮肤过敏反应；神经系统：头晕、头痛等；呼吸系统：胸闷、呼吸困难等；个案报道，有上消化道出血、月经紊乱、阴道出血、男性性功能障碍的病例。

【禁忌】

1. 对本品过敏者禁用。

2. 孕妇禁用。

【注意事项】

1. 脾胃虚寒者慎用。

2. 忌食辛辣、油腻食物、海鲜等发物，忌烟酒。

3. 建议服药期间定期检查肝功能，有慢性肝病或肝功能异常者慎用。

4. 有出血倾向者慎用。

【用法用量】颗粒剂：开水冲服。一次3.5g，一日3次。1个月为一个疗程。

片剂：规格①、②口服。一次5~7片，一日3次。1个月为一个疗程。

【剂型规格】颗粒剂：3.5g/袋。

片剂：①糖衣片片芯重0.3g；②薄膜衣片每片重0.32g。

148. 润燥止痒胶囊

【药物组成】何首乌、制何首乌、生地黄、桑叶、苦参、红活麻。

【功能主治】苗医：怡象任早，墟瘕任者，滇劫挡祛卡，任哈赊嘎：雪皮风症。

中医：养血滋阴，祛风止痒，润肠通便。用于血虚风燥所致的皮肤瘙痒；热毒蕴肤所致的痤疮肿痛，热结便秘。

【方解】方中生何首乌与制何首乌合用，有滋补肝肾，养血润燥，润肠通便之功；生地黄具有养阴生津，凉血清热作用；桑叶润燥祛风，透散内热；苦参能清热燥湿，祛风止痒，解毒消痤；红活麻祛风除湿，利水消肿。诸药配伍，共奏养血滋阴，祛风止痒，润肠通便之功。

【临床应用】

1. 粉刺　因血热蕴阻肌肤所致，症见颜面红斑、粉刺、毛囊一致性丘疹，脓包，以额头、口鼻周围为多，常伴有皮肤灼热，干渴喜冷饮，大便偏干；痤疮见上述证候者。

2. 风瘙痒　因血虚风燥所致，症见皮肤剧烈瘙痒，遇热易发作，入夜尤甚，夜寐不安，皮肤初无损害，但于过度搔抓后出现抓痕，血痂，色素沉着，湿疹化，苔癣样变等；皮肤瘙痒症见上述证候者。

3. 便秘　因阴虚血燥，热结大肠所致，症见大便干结，腹胀腹痛，形体消瘦，头晕耳鸣，心烦，舌质红，脉细数。

【药理作用】本品有抗炎和增强机体免疫功能的作用。

【禁忌】对本品过敏者禁用。

【注意事项】

1. 忌烟酒、辛辣、油腻及腥发食物。

2. 用药期间不宜同时服用温热性药物。

3. 患处不宜用热水洗烫。

4. 孕妇慎用。

5. 因糖尿病、肾病、肝病、肿瘤等疾病引起的皮肤瘙痒不宜使用。

6. 切忌用手挤压患处，如有多量结节、囊肿、脓疱等应去医院就诊。

7. 本品含何首乌，定期检测肝肾功能。

【用法用量】口服。一次4粒，一日3次，2周为一个疗程；或遵医嘱。

【剂型规格】胶囊：每粒装0.5g。

五、祛风通络

149. 华佗再造丸

【药物组成】川芎、吴茱萸、冰片等。

【功能主治】活血化瘀，化痰通络，行气止痛。用于痰瘀阻络之中风恢复期和后遗症，症见半身不遂，拘挛麻木，口眼㖞斜，言语不清。

【临床应用】中风　因痰瘀阻络而致，症见半身不遂，口舌㖞斜，言语不清，手足麻木，疼痛拘挛，肢体沉重疼痛或活动不利，舌质紫暗，舌下脉络瘀曲；中风恢复期和后遗症见上述证候者。

【药理作用】本品有抗脑缺血、改善软脑膜微循环、抑制血栓形成、降低血液黏度和抑制血小板聚集作用。

【禁忌】

1. 孕妇禁用。

2. 脑出血急性期禁用。

【注意事项】

1. 中风痰热壅盛证，表现为面红目赤，大便秘结者不宜用。

2. 平素大便干燥者慎服。

3. 服药期间，忌辛辣、生冷、油腻食物，忌烟酒。

【用法用量】口服。一次4~8g，一日2~3次；重症一次8~16g；或遵医嘱。

【剂型规格】丸剂。

150. 小活络丸

【药物组成】胆南星、制川乌、制草乌、地龙、乳香（制）、没药（制）。

【功能主治】祛风散寒，化痰除湿，活血止痛。用于风寒湿邪闭阻、痰瘀阻络所致的痹病，症见肢体关节疼痛，或冷痛，或刺痛，或疼痛夜甚、关节屈伸不利、麻木拘挛。

【方解】方中制川乌、制草乌温经散寒，祛风除湿，通痹止痛，为君药。胆南星燥湿化痰，祛经络中之风痰及湿邪，并能止痛；制乳香、制没药行气活血，以化络中之瘀血，亦可止痛，三者并为臣药。地龙走窜，通经活络，有佐使之用。诸药合用，共奏祛风散寒，化痰除湿，活血止痛之功。

【临床应用】痹病 因风寒湿邪闭阻，痰瘀阻络所致，症见肢体关节疼痛，酸楚，重着，麻木，遇阴寒潮湿加剧，或关节肿大，屈伸不利，步履艰难，行动受阻，舌苔薄白或白腻，脉弦紧或濡缓。

【药理作用】本品有抗炎、镇痛、抑制免疫功能等作用。

【禁忌】

1. 孕妇及哺乳期妇女禁用。

2. 对本品过敏者禁用。

【注意事项】

1. 湿热瘀阻，阴虚有热者慎用。

2. 脾胃虚弱者慎用。

3. 严重心脏病，高血压，肝、肾疾病不宜用。

4. 宜饭后服用，且不宜长期、过量服用。

5. 本品含乌头碱，应严格在医生指导下按规定量服用。不得任意增加服用量和服用时间。服药后如果出现唇舌发麻、头痛头昏、腹痛腹泻、心烦欲呕、呼吸困难等情况，应立即停药并到医院就治。

【用法用量】规格①大蜜丸，黄酒或温开水送服。一次 1 丸，一日 2 次。规格②浓缩丸，黄酒或温开水送服。一次 6 丸，一日 1~2 次；或遵医嘱。

【剂型规格】丸剂：①每丸重 3g；②每 6 丸相当于原生药 2.3g。

151. 复方风湿宁胶囊（片）

【药物组成】两面针、野木瓜、宽筋藤、过岗龙、威灵仙、鸡骨香。

【功能主治】祛风除湿，活血散瘀，舒筋止痛。用于风湿痹痛。

【方解】方中威灵仙辛咸性温，祛风湿，通经络，止痹痛，善走而不守，宣通十二经脉，为祛风除湿，通痹止痛的主药，故为君药。两面针苦辛性平，活血化瘀，祛风通络，行气止痛；野木瓜通络止痛，辅助君药增强祛风除湿，通痹止痛的功效，故为臣药。宽筋藤舒筋活络，祛风止痛；过岗龙祛风除湿，活血通络；鸡骨香祛风除湿，舒筋通络，佐助君药通痹止痛，故为佐药。诸药合用，共奏祛风除湿，活血散瘀，舒筋止痛之功。

【临床应用】痹病 因风湿闭阻，瘀血阻络所致，症见肢体关节肿胀疼痛，屈伸不利，肿大变形，舌淡暗，舌苔白腻，脉沉弦。

【药理作用】本品有抗炎、镇痛、改善血液流变性、改善微循环作用。

【禁忌】

1. 儿童、孕妇禁用。

2. 对本品过敏者禁用。

【注意事项】

1. 风湿热痹,关节红肿热痛者不宜用。
2. 宜饭后服用。
3. 不能过量服用。
4. 忌寒凉及油腻食物,忌与酸味食物同服。

【用法用量】胶囊:口服。一次5粒,一日3~4次。

片剂:

规格①、②口服。一次5片,一日3~4次。

规格③口服。一次2片,一日3~4次。

【剂型规格】胶囊:每粒装0.3g。

片剂:①基片重0.2g;②薄膜衣片每片重0.21g;③薄膜衣片每片重0.48g。

第十四节 祛湿剂

一、散寒除湿

152. 风湿骨痛胶囊(片)

【药物组成】制川乌、制草乌、红花、甘草、木瓜、乌梅、麻黄。

【功能主治】温经散寒,通络止痛。用于寒湿闭阻经络所致的痹病,症见腰脊疼痛、四肢关节冷痛;风湿性关节炎见上述证候者。

【方解】方中制川乌、制草乌均为大辛燥热之品,有较强的祛风、散寒、除湿、通痹止痛的功效,故合用为本方之君药。麻黄辛温,发汗解表,助君药散寒邪,利关节为臣药。木瓜、乌梅二味味酸入肝,有柔肝舒筋之效,且能制约君药燥热之弊;红花味辛能行能散,有活血祛瘀通络止痛之功能,以上三味共为佐药。甘草既能调和诸药,又能制君药之毒性,为本方之使药。诸药合用,共奏温经散寒,通络止痛之功。

【临床应用】痹病 因风寒湿邪痹阻经络所致,症见四肢关节冷痛,恶风寒,遇寒加重,遇热减轻,关节屈伸不利,腰脊疼痛,舌质淡、舌苔薄白,脉沉弦。风湿性关节炎见上述证候者。

【药理作用】本品有抗炎、镇痛等作用。

【禁忌】孕妇及哺乳期妇女禁用。

【注意事项】

1. 本品用于寒湿痹病,湿热痹病者慎用。

2. 本品含有乌头碱,应严格在医生指导下按规定量服用,不得任意增加服用量和服用时间,服药后如果出现唇舌发麻、头痛头昏、腹痛腹泻、心烦欲呕、呼吸困难等情况,应立即停药并到医院就治。

3. 心功能不全,心律失常,高血压,青光眼者慎用。

4. 运动员慎用。

【用法用量】胶囊:口服。一次 2~4 粒,一日 2 次。

片剂:

规格①口服。一次 4~6 片,一日 2 次。

规格②口服。一次 2~4 片,一日 2 次。

【剂型规格】胶囊:每粒装 0.3g。

片剂:①每片重 0.36g;②每片重 0.37g。

153. 追风透骨丸

【药物组成】制川乌、白芷、制草乌、香附(制)、甘草、白术(炒)、没药(制)、麻黄、川芎、乳香(制)、秦艽、地龙、当归、茯苓、赤小豆、羌活、天麻、赤芍、细辛、防风、天南星(制)、桂枝、甘松。

【功能主治】祛风除湿,通经活络,散寒止痛。用于风寒湿痹,肢节疼痛,肢体麻木。

【方解】本方由 23 味药组成。方中制川乌、制草乌散寒止痛为君药。白芷、桂枝、麻黄、防风、羌活、细辛发散风寒;秦艽散风除湿,舒筋活络;地龙、天麻祛风通络,共为臣药。制香附、甘松行气止痛;制乳香、制没药、赤芍、川芎、当归活血化瘀,茯苓、炒白术健脾祛湿,制天南星燥湿化痰,赤小豆清热利湿消肿,甘草调和药性,共为佐使药。诸药合用,共奏祛风除湿,通经活络,散寒止痛之功。

【临床应用】痹病　因风寒湿邪闭阻所致,症见肢体关节冷痛,喜暖恶寒,屈伸不利,麻木肿胀,舌质淡,舌苔白,脉沉弦。

【药理作用】本品有抗炎、镇痛、降低血黏度和降低血尿酸等作用。

【禁忌】孕妇禁用。

【注意事项】

1. 本品用于风寒湿痹,热痹者不宜用。

2. 本品含有的制川乌、制草乌有毒,不可过量服用,不宜久服。

3. 心功能不全,心律失常,高血压,青光眼慎用。

4. 运动员慎用。

【用法用量】口服。一次 6g,一日 2 次。

【剂型规格】丸剂:每 10 丸重 1g。

154. 正清风痛宁缓释片(片)

正清风痛宁缓释片

【药物组成】盐酸青藤碱。

【功能主治】祛风除湿,活血通络,利水消肿。用于风湿与类风湿性关节炎属风寒湿痹证者,症见肌肉酸痛,关节肿胀,疼痛,屈伸不利,麻木僵硬等。亦用于慢性肾炎(普通型为主)属湿邪瘀阻证者,症见反复浮肿,腰部酸痛,肢体困重,尿少,舌质紫暗或有瘀斑,苔腻等。

【方解】本品采用从青风藤中提取的盐酸青藤碱为原料制成。青风藤味苦、辛,性平,《本草纲目》载其“治风湿流注,历节,鹤膝,麻痹瘙痒,损伤疮肿。”功能祛风湿,通经络,利小便。因此,本品功能祛风除湿,活血通络,利水消肿。

【临床应用】

1. 痹病　因风寒湿痹所致,症见肌肉酸痛,关节肿胀,疼痛,屈伸不利,麻木僵硬等,舌质暗红有瘀斑;风湿与类风湿性关节炎见上述证候者。

2. 水肿　因湿邪瘀阻所致,症见反复浮肿,腰部酸痛,肢体困重,尿少,舌质紫暗或有瘀斑,苔腻;慢性肾炎见上述证候者。

【药理作用】本品有抗炎、镇痛等作用。

【不良反应】皮肤潮红、灼热、瘙痒、皮疹;偶见胃肠不适、恶心、食欲减退、头昏、头痛、多汗;少数患者发生白细胞减少和血小板减少;罕见嗜睡。

【禁忌】

1. 孕妇或哺乳期妇女禁用。

2. 有哮喘病史及对青藤碱过敏者禁用。

3. 支气管哮喘、肝肾功能不全者禁用。

【注意事项】

1. 定期复查血象(建议每月检查一次),并注意观察血糖和胆固醇。

2. 如出现皮疹或发生白细胞减少等副作用,应立即停药。

3. 应在医生指导下使用。

【用法用量】口服。用于风寒湿痹证者:每次1~2片,一日2次,2个月为一个疗程;用于慢性肾炎(普通型为主)患者:每次2片,一日2次,3个月为一个疗程。

【剂型规格】缓释片:每片含盐酸青藤碱60mg。

正清风痛宁片

【药物组成】盐酸青藤碱。

【功能主治】祛风除湿,活血通络,消肿止痛。用于风寒湿痹病,症见肌肉酸痛，关节肿胀、疼痛、屈伸不利、僵硬，肢体麻木；类风湿性关节炎、风湿性关节炎见上述证候者。

【方解】本品采用从青风藤中提取的盐酸青藤碱为原料制成。青风藤味苦、辛，性平，《本草纲目》载其“治风湿流注，历节，鹤膝，麻痹瘙痒，损伤疮肿。”功能祛风湿，通经络，利小便。因此，本品功能祛风除湿，活血通络，消肿止痛。

【临床应用】痹病　由风寒湿痹所致，症见肌肉酸痛，关节肿胀，疼痛，屈伸不利，麻木僵硬等，舌质暗红有瘀斑；类风湿性关节炎、风湿性关节炎见上述证候者。

【药理作用】本品有抗炎、镇痛等作用。

【不良反应】皮肤潮红、灼热、瘙痒、皮疹；偶见胃肠不适、恶心、食欲减退、头昏、头痛、多汗；少数患者发生白细胞减少和血小板减少。

【禁忌】

1. 孕妇或哺乳期妇女禁用。
2. 有哮喘病史及对青藤碱过敏者禁用。
3. 支气管哮喘、肝肾功能不全者禁用。

【注意事项】

1. 定期复查血象（建议每月检查一次），并注意观察血糖和胆固醇。
2. 如出现皮疹或发生白细胞减少等副作用，应立即停药。
3. 应在医生指导下使用。

【用法用量】片剂：严格按国家批准的药品说明书服用。

肠溶片：口服。一次1~4片，一日3次，2个月为一个疗程。

【剂型规格】片剂：每片含盐酸青藤碱20mg。

肠溶片：每片含盐酸青藤碱20mg。

二、消肿利水

155. 五苓散（胶囊、片）

【药物组成】茯苓、泽泻、猪苓、肉桂、炒白术。

【功能主治】温阳化气，利湿行水。用于阳不化气、水湿内停所致的水肿，症见小便不利、水肿腹胀、呕逆泄泻、渴不思饮。

【方解】方中泽泻甘淡渗湿，入肾、膀胱经，功善利水渗湿消肿，重用为君药。茯苓、猪苓甘淡渗湿，健脾利湿，通利小便，增强君药利水渗湿之效，共为臣药。炒白术味苦性温，补气健脾，燥湿利水；肉桂味辛性热，补火助阳，温阳化气，以助膀胱气化，共为佐药。诸药合用，共奏温阳化气，利湿行水之功。

【临床应用】

1. 水肿　因阳气不足,膀胱气化无力,水湿内停所致,症见小便不利,肢体水肿,腹胀不适,呕逆泄泻,渴不思饮,舌质淡,苔白腻,脉濡细。

2. 痰饮　因水湿内蓄于下,挟气上攻所致,症见脐下悸动,头眩,吐涎沫,短气而咳,小便不利,舌质淡,苔白腻,脉濡细。

3. 泄泻　因脾胃湿困,清气不升,浊气不降所致,症见泄泻如水或稀薄,呕吐,身重,体倦,或兼烦渴,小便不利,舌质淡,苔白腻,脉濡细。

4. 蓄水证　因外感表证未尽,病邪随经入里,影响膀胱气化功能,症见发汗后,微热,口渴不欲饮,小便不利,舌质淡,苔白腻,脉浮。

【药理作用】本品有利尿、抑制尿石形成、降低尿蛋白、降血压、调血脂、降低血尿含量等作用。

【注意事项】

1. 湿热下注,气滞水停,风水泛溢所致的水肿不宜用。

2. 阴虚津液不足之口渴、小便不利者不宜用。

3. 痰热犯肺,气喘咳嗽者不宜用。

4. 湿热下注,伤食所致泄泻不宜用。

5. 本品含温热及渗利药物,孕妇慎用。

6. 服药期间饮食宜清淡,忌辛辣、油腻和煎炸类食物。

【用法用量】散剂:规格①、②口服。一次6~9g,一日2次。

胶囊:口服。一次3粒,一日2次。

片剂:口服。一次4~5片,一日3次。

【剂型规格】散剂:①每袋装6g;②每袋装9g。

胶囊:每粒装0.45g。

片剂:每片重0.35g。

156. 肾炎康复片

【药物组成】西洋参、人参、地黄、盐杜仲、山药、白花蛇舌草、黑豆、土茯苓、益母草、丹参、泽泻、白茅根、桔梗。

【功能主治】益气养阴,补肾健脾,清解余毒。用于气阴两虚,脾肾不足,水湿内停所致的水肿,症见神疲乏力,腰膝酸软,面目、四肢浮肿,头晕耳鸣;慢性肾炎、蛋白尿、血尿见上述证候者。

【方解】方中人参、西洋参大补元气,养阴生津,共为君药。山药、地黄、盐杜仲健脾益肾,滋阴凉血;土茯苓、白花蛇舌草、黑豆清热利湿解毒;泽泻、白茅根清热利水,渗湿消肿,以上共为臣药。久病入络,故佐以丹参、益母草活血通络，以利水行；肺为水之上源，桔梗开宣肺气，通调水道，共为佐使药。诸药合用，共奏益气养阴，补肾健脾，清解余毒之功。

【临床应用】水肿　因脾肾不足，气阴两虚，水湿内停所致，症见神疲乏力，腰膝酸软，面目、四肢浮肿，头晕耳鸣，舌偏红、边有齿印，苔薄白腻，脉细弱或细数；慢性肾炎、蛋白尿、血尿见上述证候者。

【药理作用】本品有抗肾损伤、抗肾纤维化等作用。

【禁忌】孕妇禁服。

【注意事项】

1. 急性肾炎水肿不宜用。

2. 服药期间宜低盐饮食，忌烟酒及辛辣油腻食物。

【用法用量】规格①口服。一次 8 片，一日 3 次；小儿酌减或遵医嘱。

规格②口服。一次 5 片，一日 3 次；小儿酌减或遵医嘱。

【剂型规格】片剂：①糖衣片片芯重 0.3g；②薄膜衣片每片重 0.48g。

157. 尿毒清颗粒

【药物组成】大黄、黄芪、桑白皮、苦参、党参、白术、茯苓、制何首乌、白芍、丹参、川芎、菊花、半夏、车前草、柴胡、甘草。

【功能主治】通腑降浊，健脾利湿，活血化瘀。用于慢性肾功能衰竭，氮质血症期和尿毒症早期，中医辨证属脾虚湿浊证和脾虚血瘀证者。可降低肌酐、尿素氮，稳定肾功能，延缓透析时间。对改善肾性贫血、提高血钙、降低血磷也有一定作用。

【方解】方中大黄味苦性寒，通腑降浊，活血祛瘀，黄芪味甘微温，补气升阳，利水消肿，是补脾行水要药，丹参活血祛瘀，川芎行气活血，四药合用以通腑降浊，健脾利湿，化瘀祛浊，紧扣病机，为君药。制何首乌补肝肾，益精血，通便，解毒；党参补中益气，白术健脾利水，茯苓利水渗湿，以增强健脾益肾，利湿化浊功效，共为臣药。桑白皮泻肺利水消肿；苦参清热燥湿，车前草清热利水消肿，以助君药宣泄湿浊，半夏燥湿降浊，柴胡升举清阳，菊花清利头目，白芍通利血脉，七味共为佐药。甘草调和诸药，为使药。诸药合用，共奏通腑降浊，健脾利湿，活血化瘀之功。

【临床应用】肾劳（溺毒）　因久病水毒浸渍，脾肾衰败，浊瘀内阻所致，症见面色萎黄，神疲乏力，纳差，恶心呕吐，腰膝酸软，或胀痛不适，痛有定处，夜尿频数而清长，肌肤甲错，肢体浮肿，舌淡，苔腻，脉弱或弦；慢性肾功能衰竭，氮质血症期和尿毒症早期见上述证候者。

【药理作用】本品具有降低血肌酐和尿素氮水平、减低尿白蛋白排泄、改善肾功能和抗肾纤维化等作用。

【禁忌】孕妇禁用。

【注意事项】

1. 肝肾阴虚者慎用。

2. 因服药每日大便超过2次,可酌情减量,避免营养吸收不良和脱水。

3. 对24小时尿量<1 500ml患者,服药时应监测血钾。

4. 慢性肾功能衰竭尿毒症晚期非本品所宜。

5. 避免与肠道吸附剂同时服用。

6. 忌食肥肉、动物内脏和豆类、坚果果实等含高植物蛋白食物。

7. 应进食低盐饮食,并严格控制入水量。

【用法用量】温开水冲服。每日4次,6时、12时、18时各服1袋,22时服2袋,每日最大服用量8袋;也可另定服药时间,但两次服药间隔勿超过8小时。

【剂型规格】颗粒剂:每袋装5g。

三、清热通淋

158. 癃清片(胶囊)

癃清片

【药物组成】泽泻、车前子、败酱草、金银花、牡丹皮、白花蛇舌草、赤芍、仙鹤草、黄连、黄柏。

【功能主治】清热解毒,凉血通淋。用于下焦湿热所致的热淋,症见尿频、尿急、尿痛、腰痛、小腹坠胀;亦用于慢性前列腺炎湿热蕴结兼瘀血证,症见小便频急,尿后余沥不尽,尿道灼热,会阴少腹腰骶部疼痛或不适等。

【方解】败酱草辛苦性寒,功擅辛散苦泻,清热解毒,活血消肿,切中病机,为君药。白花蛇舌草清热解毒,利湿通淋;金银花清热解毒,散结消肿;黄连、黄柏清热燥湿,泻火解毒,擅除湿热蕴结,此四味为臣药,助君药清热利湿,通淋消肿之功。泽泻、车前子利水通淋,导湿热下行;牡丹皮、赤芍清热凉血,活血祛瘀;仙鹤草清热解毒消肿,以上五味既助君臣药力,又治兼症,故共为佐药。诸药合用,共奏清热解毒,凉血通淋之功。

【临床应用】

1. 热淋　因湿热蕴结下焦所致,症见小便短数,尿色黄赤,淋沥涩痛,口咽干燥,舌质红,苔黄腻,脉滑数。

2. 慢性前列腺炎　因湿热瘀阻所致,症见小便频急,尿后余沥不尽,尿道灼热,会阴少腹腰骶部疼痛或不适,舌质红,苔黄腻,脉滑数。

【药理作用】本品有抗菌(乙型链球菌、金黄色葡萄球菌、大肠埃希氏菌等)、抑制前列腺增生、抗炎、利尿、镇痛等作用。

【注意事项】

1. 体虚胃寒者不宜服用。

2. 孕妇慎用。

3. 淋证属于肝郁气滞或脾肾两虚者慎用。

4. 肝郁气滞、脾虚气陷、肾阳衰惫、肾阴亏耗所致癃闭者慎用。

5. 服药期间适当增加饮水,忌烟酒及辛辣、油腻食物,避免劳累。

【用法用量】片剂:口服。一次 6 片,一日 2 次;重症:一次 8 片,一日 3 次。

【剂型规格】片剂:每片重 0.6g。

癃清胶囊

【药物组成】泽泻、车前子、败酱草、金银花、牡丹皮、白花蛇舌草、赤芍、仙鹤草、黄连、黄柏。

【功能主治】清热解毒,凉血通淋。用于下焦湿热所致的热淋,症见尿频、尿急、尿痛、腰痛、小腹坠胀。

【方解】败酱草辛苦性寒,功擅辛散苦泻,清热解毒,活血消肿,切中病机,为君药。白花蛇舌草清热解毒,利湿通淋;金银花清热解毒,散结消肿;黄连、黄柏清热燥湿,泻火解毒,擅除湿热蕴结,此四味为臣药,助君药清热利湿,通淋消肿之功。泽泻、车前子利水通淋,导湿热下行;牡丹皮、赤芍清热凉血,活血祛瘀;仙鹤草清热解毒消肿,以上五味既助君臣药力,又治兼症,故共为佐药。诸药合用,共奏清热解毒,凉血通淋之功。

【临床应用】热淋　因湿热蕴结下焦所致,症见小便短数,尿色黄赤,淋沥涩痛,口咽干燥,腰痛、小腹坠胀,舌质红,苔黄腻,脉滑数。

【药理作用】本品有抗菌(乙型链球菌、金黄色葡萄球菌、大肠埃希氏菌等)、抑制前列腺增生、抗炎、利尿等作用。

【注意事项】

1. 体虚胃寒者不宜服用。

2. 孕妇慎用。

3. 淋证属于肝郁气滞或脾肾两虚者慎用。

4. 肝郁气滞、脾虚气陷、肾阳衰惫、肾阴亏耗所致癃闭者慎用。

5. 服药期间适当增加饮水,忌烟酒及辛辣、油腻食物,避免劳累。

【用法用量】胶囊:

规格①口服。一次 6 粒,一日 2 次;重症一次 8 粒,一日 3 次。

规格②口服。一次 4 粒,一日 2 次;重症一次 5~6 粒,一日 3 次。

【剂型规格】胶囊:①每粒装 0.4g;②每粒装 0.5g。

159. 三 金 片

【药物组成】金樱根、菝葜、羊开口、金沙藤、积雪草。

【功能主治】清热解毒,利湿通淋,益肾。用于下焦湿热所致的热淋、小便短赤、淋沥涩痛、尿急频数;急慢性肾盂肾炎、膀胱炎、尿路感染见上述证候者;慢性非细菌性前列腺炎肾虚湿热下注证。

【方解】方中金沙藤性味甘寒,清热解毒,利尿通淋;菝葜性味甘平,利小便,消肿痛,二药为君药。羊开口、积雪草清热,利尿,除湿,增强君药的功效,为臣药。金樱根固肾缩尿,扶正固本,为佐药。全方配伍,共奏清热解毒,利湿通淋,益肾之功。

【临床应用】热淋 因下焦湿热所致,症见小便短赤,淋沥涩痛,尿急频数,舌苔黄腻,脉滑数;急慢性肾盂肾炎、膀胱炎、尿路感染,慢性非细菌性前列腺炎见上述证候者。

【药理作用】本品有利尿、抗菌(大肠埃希氏菌等)、抗炎、镇痛、抗氧化、提高机体免疫功能等作用。

【不良反应】偶见血清谷丙转氨酶(ALT)、谷草转氨酶(AST)轻度升高,血尿素氮(BUN)轻度升高,血白细胞(WBC)轻度降低。

【禁忌】

1. 对本品过敏者禁用。
2. 孕妇禁用。

【注意事项】

1. 淋证属于肝郁气滞或脾肾两虚者慎用。
2. 服药期间忌烟酒及辛辣、油腻食物。
3. 服药期间注意多饮水,避免劳累。
4. 服药期间注意检测肝、肾功能。
5. 不宜在服药期间同时服用滋补性中药。

【用法用量】规格①口服。一次5片,一日3~4次。

规格②口服。一次3片,一日3~4次。慢性非细菌性前列腺炎一次3片,一日3次;疗程4周。

【剂型规格】片剂:①每片相当于原药材2.1g;②每片相当于原药材3.5g。

四、化 瘀 通 淋

160. 癃闭舒胶囊

【药物组成】补骨脂、益母草、金钱草、海金沙、琥珀、山慈菇。

【功能主治】益肾活血，清热通淋。用于肾气不足、湿热瘀阻所致的癃闭，症见腰膝酸软、尿频、尿急、尿痛、尿线细，伴小腹拘急疼痛；前列腺增生症见上述证候者。

【方解】方中以补骨脂性味辛温，温肾助阳，《三因方》谓其“治肾气虚冷，小便无度”，有辛通温补之效；益母草性味辛凉，活血祛瘀、利水消肿，善治水瘀互结病症，二药寒温相济，共为君药。琥珀利尿通淋，活血散瘀；金钱草、海金沙清热解毒，利尿通淋，此三药辅助君药，增强化瘀通淋利尿之力，共为臣药。山慈菇清热解毒，散结消肿止痛，为佐药。诸药合用，共奏益肾活血，清热通淋之功。

【临床应用】癃闭　因肾元不足，膀胱气化无力，湿热内蕴，浊瘀阻滞所致，症见腰膝酸软，排尿不畅，尿流细小，甚至滴沥不畅，小便短急频数，灼热涩痛，小腹胀满，舌暗，苔黄腻，脉弦数；前列腺增生症见上述证候者。

【药理作用】本品有抗前列腺增生作用。

【不良反应】个别患者服药后有轻微的口渴感，胃部不适、轻度腹泻，不影响继续服药。

【注意事项】

1. 肺热壅盛，肝郁气滞，脾虚气陷所致的癃闭不宜用。
2. 孕妇慎用。
3. 服药期间，忌辛辣、生冷、油腻食物，忌烟酒。
4. 伴有慢性肝脏疾病者慎用。

【用法用量】规格①口服。一次 3 粒，一日 2 次。

规格②口服。一次 2 粒，一日 2 次。

【剂型规格】胶囊：①每粒装 0.3g；②每粒装 0.45g。

五、扶正祛湿

161. 尪痹颗粒(胶囊、片)

【药物组成】地黄、熟地黄、续断、附片(黑顺片)、独活、骨碎补、桂枝、淫羊藿、防风、威灵仙、皂角刺、羊骨、白芍、狗脊(制)、知母、伸筋草、红花。

【功能主治】补肝肾，强筋骨，祛风湿，通经络。用于肝肾不足、风湿阻络所致的尪痹，症见肌肉、关节疼痛，局部肿大，僵硬畸形，屈伸不利，腰膝酸软，畏寒乏力；类风湿性关节炎见上述证候者。

【方解】方中淫羊藿、续断、骨碎补、制狗脊、羊骨补肝肾，益精血，强筋骨，祛风湿，通经络，止痹痛；附片补肾助阳，逐风散寒，除湿止痛；独活、桂枝、防风、威灵仙、伸筋草祛风散寒除湿，活血通络止痛；红花、皂刺活血祛瘀，散结消肿，通络止痛；熟地黄、地黄、白芍、知母滋补肝肾，益精养血。诸药合用，共奏补肝肾，强筋骨，祛风湿，通经络之功。

【临床应用】痹病 因久痹体虚、肝肾不足，风湿瘀阻所致，症见关节疼痛，局部肿大、僵硬畸形，屈伸不利，肿胀疼痛，腰膝酸软，恶寒畏风，肢体麻木，手足乏力；类风湿性关节炎见上述证候者。

【药理作用】本品有抗炎、镇痛、抑制免疫炎性细胞因子及抑制关节滑膜新生血管形成的作用。

【禁忌】孕妇禁用。

【注意事项】

1. 湿热实证者慎用。

2. 服药期间忌生冷、油腻食物。

3. 有高血压、心脏病、肝病、肾病等慢性病严重患者应在医师指导下服用。

【用法用量】颗粒剂：规格①、②开水冲服。一次6g，一日3次。

胶囊：口服。一次5粒，一日3次。

片剂：

规格①口服。一次7~8片，一日3次。

规格②口服。一次4片，一日3次。

【剂型规格】颗粒剂：①每袋装3g；②每袋装6g。

胶囊：每粒装0.55g。

片剂：①每片重0.25g；②每片重0.5g。

162. 风 湿 液

【药物组成】独活、桑寄生、羌活、防风、秦艽、木瓜、鹿角胶、鳖甲胶、牛膝、当归、白芍、川芎、红花、白术、甘草、红曲。

【功能主治】补养肝肾，养血通络，祛风除湿。用于肝肾血亏、风寒湿痹引起的骨节疼痛，四肢麻木，以及风湿性、类风湿性疾病见上述证候者。

【方解】本方以鹿角胶、鳖甲胶补益肝肾，补血填精共为君药。当归、白芍养血柔肝，通络止痛，独活、羌活祛风除湿，散寒止痛共为臣药。牛膝、桑寄生补益肝肾，强壮筋骨，防风、秦艽祛风通络，木瓜除湿舒筋通络，川芎、红花活血通络，白术健脾除湿，红曲和胃，以上共为佐药。甘草调和诸药为使。诸药合用，共奏补养肝肾，养血通络，祛风除湿之功。

【临床应用】痹病 因肝肾不足，气血亏损，风寒湿闭阻所致，症见关节疼痛，或关节疼痛无定处，局部肿大、僵硬畸形，屈伸不利，腰膝酸痛，肢体麻木，畏寒恶风，乏力困倦；舌淡或淡红、苔白，脉沉弦细；风湿性、类风湿性疾病见上述证候者。

【药理作用】本品有抗炎、镇痛、改善微循环,提高机体免疫功能等作用。

【禁忌】

1. 对酒精及本品过敏者禁用。
2. 孕妇禁用。

【注意事项】

1. 湿热痹病,关节红肿热痛不宜用。
2. 本品宜饭后服用。
3. 服药期间忌寒凉及油腻食物。
4. 不宜在服药期间同时服用其他泻火及滋补性中药。

【用法用量】口服。一次10~15ml,一日2~3次。

【剂型规格】酒剂:每瓶装10ml、100ml、250ml。

六、益肾通淋

163. 普乐安胶囊(片)

【药物组成】油菜花粉。

【功能主治】补肾固本。用于肾气不固所致腰膝酸软、排尿不畅、尿后余沥或失禁;慢性前列腺炎及前列腺增生症见上述证候者。

【方解】本品为油菜花粉单味制剂,取其补肾固本强腰之功。

【临床应用】癃闭　因肾气不足,命门火衰,气化无力所致,症见排尿困难,淋沥不畅,夜尿频数,腰膝酸软,舌淡苔薄,脉细弱;慢性前列腺炎及前列腺增生症见上述证候者。

【药理作用】本品有抗前列腺增生、抗炎、抑菌(金黄色葡萄球菌、乙型溶血性链球菌、大肠埃希氏菌等)、抗氧化、改善微循环和利尿的作用。

【不良反应】少数患者用药后有轻度大便溏薄现象,但不影响继续治疗。

【禁忌】对本品过敏者禁用。

【注意事项】

1. 感冒发热患者不宜用。
2. 肝郁气滞、脾虚气陷所致癃闭者慎用。
3. 过敏体质者慎用。
4. 本品宜饭前服用。
5. 服药期间忌辛辣、生冷、油腻食物,忌烟酒。

【用法用量】胶囊:口服。一次4~6粒,一日3次。1个月为一个疗程。

片剂:规格①、②口服。一次3~4片,一日3次。1个月为一个疗程。

【剂型规格】胶囊:每粒装0.375g。

片剂:①每片重0.57g(含油菜花粉0.5g);②每片重0.64g(含油菜花粉0.5g)

七、辟秽止泻

164. 克痢痧胶囊

【药物组成】白芷、苍术、石菖蒲、细辛、荜茇、鹅不食草、猪牙皂、雄黄、丁香、硝石、枯矾、冰片。

【功能主治】解毒辟秽,理气止泻。用于泄泻,痢疾和痧气(中暑)。

【方解】苍术祛风散寒除湿,健脾燥湿和胃,止泻止痢,针对寒湿泄泻,下痢腹痛,痧气(中暑)的主病主证,故为君药。荜茇、丁香温中散寒,降逆和胃,行气止痛;白芷、细辛芳香辛散,解毒辟秽,化湿醒浊,通关开窍;四味同用,辅助君药增强温中散寒,行气止痛,降逆止呕,止泻止痢,辟秽化浊,通窍止痛之功,共为臣药。鹅不食草发散风寒,宣通鼻窍,解毒止痢;石菖蒲开窍醒神,辟秽化浊,化湿醒脾,行气除胀,开胃进食;猪牙皂通利气道,软坚散结化痰,开窍醒神;冰片开窍醒神,清热止痛;雄黄解毒杀虫,燥湿祛痰;硝石破坚散积,利尿泻下,解毒消肿;枯矾涩肠道,固滑脱,止泻痢,诸药合用,既能化浊辟秽,开窍醒神,又能除湿和胃,止泻止痢,有佐助之能。且枯矾、冰片药性寒凉,与温燥药物同用,以免燥烈伤阴,有佐制之能。诸药合用,共奏解毒辟秽,理气止泻之功。

【临床应用】

1. 泄泻 因感受寒湿秽浊之邪所致,症见大便溏泄而黏腻不爽,头重如裹,四肢沉重,口中黏腻,舌红,苔白厚腻,脉濡滑或滑数。

2. 痢疾 因感受寒湿秽浊之邪所致,症见大便黏液脓血,里急后重,腹中痛,头重如裹,四肢沉重,口中黏腻,舌红,苔白厚腻,脉濡滑或滑数。

3. 痧气(中暑) 因感受暑天秽浊之气所致,症见有先吐泻而后心腹绞痛,或先心腹绞痛而后吐泻,胸膈作胀,头目不清,遍身肿胀,四肢不举,甚则舌强不语,舌红,苔白厚腻,脉濡滑或滑数。

【药理作用】本品有抗病原微生物(大肠埃希氏菌、痢疾杆菌)、抗炎等作用。

【禁忌】

1. 婴幼儿、孕妇、哺乳期妇女禁用。

2. 肝肾功能不全者禁服。

3. 对本品过敏者禁用。

【注意事项】

1. 饮食宜清淡,忌食辛辣、生冷、油腻食物。

2. 不宜在服药期间同时服用滋补性中药。

【用法用量】口服。一次2粒,一日3~4次;儿童酌减。

【剂型规格】胶囊:每粒装0.28g。

第十五节 调 脂 剂

化浊降脂

165. 血脂康胶囊

【药物组成】红曲。

【功能主治】化浊降脂,活血化瘀,健脾消食。用于痰阻血瘀所致的高脂血症,症见气短、乏力、头晕、头痛、胸闷、腹胀、食少纳呆;也可用于高脂血症及动脉粥样硬化所致的其他的心脑血管疾病的辅助治疗。

【方解】中医认为高脂血症因脾虚,痰瘀互阻停蓄体内所致,故以健脾除湿,活血祛瘀,化痰涤浊为治。方中红曲功能活血化瘀以涤血脉,健脾消食以除痰浊,而有化浊降脂,活血化瘀,健脾消食的良好功效。

【临床应用】高脂血症 因痰阻血瘀所致,症见头晕头重,胸闷泛恶,腹胀,纳呆,肢体麻木,心悸气短,舌暗或有瘀斑瘀点,脉弦滑或弦涩;也可用于高脂血症及动脉粥样硬化所致的其他的心脑血管疾病的辅助治疗。

【药理作用】本品有调血脂、改善胰岛素抵抗、抗炎、抗心肌肥厚等作用。

【不良反应】

1. 本品常见不良反应为胃肠道不适,如胃痛、腹胀、胃部灼热等。

2. 偶可引起血清氨基转移酶和肌酸磷酸激酶可逆性升高。

3. 罕见乏力、口干、头晕、头痛、肌痛、皮疹、胆囊疼痛、浮肿、结膜充血和泌尿道刺激症状。

【禁忌】

1. 对本品过敏者禁用。

2. 活动性肝炎或无法解释的血清氨基转移酶升高者禁用。

【注意事项】

1. 治疗期间,饮食宜清淡,忌油腻食物。

2. 用药期间应定期检查血脂、血清氨基转移酶和肌酸磷酸激酶;有肝病史者服用本品尤其要注意肝功能的监测。

3. 用药期间,如发生血清氨基转移酶增高达正常高限3倍,或血清肌酸磷酸激酶显著增高时,应停用本品。

4. 孕妇及哺乳期妇女慎用。

5. 儿童用药的安全性和有效性尚未确定。

【用法用量】口服。一次2粒,一日2次。早晚饭后服用;轻、中度患者一日2粒,晚饭后服用,或遵医嘱。

【剂型规格】胶囊:每粒装0.3g。

第十六节　固　涩　剂

补肾缩尿

166. 缩泉丸(胶囊)

【药物组成】山药、益智仁(盐炒)、乌药。

【功能主治】补肾缩尿。用于肾虚所致的小便频数、夜间遗尿。

【方解】方中盐炒益智仁辛、温,归肾、脾经,温补之中兼有收涩之性,既能温肾助阳以散寒,又能固肾缩尿而止遗,故为君药。乌药辛、温,归肾与膀胱经,辛开温散,疏通气机,温肾散寒,暖膀胱而助气化,为臣药。山药补脾益肾,固涩精气,为佐药。三药合用,补肾散寒而除下焦虚冷,使肾气复而膀胱约束有权,以达补肾缩尿之功。

【临床应用】

1. 多尿　因肾气虚寒,膀胱气化失常所致,症见小便频数,小便清长,夜间尤甚,腰膝酸软,舌质淡,脉沉细弱。

2. 遗尿　因肾气不固,膀胱失约所致,症见小儿夜间遗尿,伴神疲倦怠,舌淡苔薄,脉沉细。

【药理作用】本品有抗利尿、改善尿动力学指标等作用。

【禁忌】对本品过敏者禁用。

【注意事项】

1. 肝经湿热所致遗尿不宜用。

2. 感冒发热患者不宜服用。

3. 服药期间饮食宜清淡，忌辛辣、生冷、油腻食物。

4. 宜饭前服用。

【**用法用量**】丸剂：口服。一次 3~6g，一日 3 次。

胶囊：口服。成人一次 6 粒，5 岁以上儿童每次 3 粒，一日 3 次。

【**剂型规格**】丸剂：每 20 粒重 1g。

胶囊：每粒装 0.3g。

第二章 外科用药

第一节 清热剂

一、清热利湿

167. 消炎利胆片(颗粒、胶囊)

【药物组成】穿心莲、溪黄草、苦木。

【功能主治】清热,祛湿,利胆。用于肝胆湿热所致的胁痛、口苦;急性胆囊炎、胆管炎见上述证候者。

【方解】方中溪黄草药性苦寒,能清热除湿,利胆退黄,为君药。穿心莲苦寒,清热解毒,燥湿消肿;苦木苦寒,有小毒,能清热祛湿解毒,二药为臣药。诸药合用,共奏清热,祛湿,利胆之功。

【临床应用】

1. 胆胀　因肝胆湿热蕴结所致,症见右胁胀痛,口苦,厌食油腻,小便黄,舌红苔黄腻,脉弦滑数;急性胆囊炎、胆管炎见上述证候者。

2. 胁痛　因湿热蕴结肝胆,疏泄失职所致,症见胁痛,口苦,厌食油腻,尿黄,舌苔黄腻,脉弦滑数;急性胆囊炎、胆管炎见上述证候者。

【药理作用】本品有抗炎、抑菌(金黄色葡萄球菌、沙门氏菌、痢疾杆菌等)、利胆、镇痛等作用。

【不良反应】消炎利胆片不良反应:恶心、呕吐、腹痛、腹泻、皮疹、头晕、头痛、乏力、过敏样反应、过敏性休克、全身抽搐、失眠、心悸、呼吸困难等。

【禁忌】对本品过敏者禁用。

【注意事项】

1. 脾胃虚寒者不宜使用。

2. 孕妇慎用。

3. 肝肾功能不全者慎用,如使用应定期检测肝肾功能。

4. 合并胆道梗阻时不宜使用。

5. 服药期间饮食宜清淡,忌食辛辣油腻之品,并戒酒。

6. 本品所含苦木有一定毒性,不宜过量、久服。

7. 本品疗程建议不超过2周。

8. 用于治疗急性胆囊炎感染时,应密切观察病情变化,若发热、黄疸、上腹痛等症状加重时,应及时请外科处理。

【用法用量】片剂:

规格①、③口服。一次6片,一日3次。

规格②口服。一次3片,一日3次。

颗粒剂:温开水送服。一次2.5g,一日3次。

胶囊:口服。一次4粒,一日3次;或遵医嘱。

【剂型规格】片剂:①薄膜衣小片(0.26g,相当于饮片2.6g);②薄膜衣大片(0.52g,相当于饮片5.2g);③糖衣片(片芯重0.25g,相当于饮片2.6g)。

颗粒剂:每袋装2.5g。

胶囊:每粒装0.45g。

168. 金钱胆通颗粒

【药物组成】连钱草、金钱草、茵陈、虎杖、柴胡、蒲公英、香附(制)、丹参、决明子、乌梅。

【功能主治】清利湿热,疏通肝胆,止痛排石。用于胆石症湿热郁结于少阳胆腑之胁痛。痛在右胁,固定不移,或继发绞痛,上引肩背,便秘尿黄,甚至身目俱黄发热,舌质暗红,苔厚腻或黄腻,脉弦滑或弦紧。

【方解】方中连钱草利湿清热解毒,散瘀消肿;金钱草利湿退黄,解毒消肿,利尿排石,二药相须为用以排石止痛,利胆退黄,共为君药。茵陈、虎杖清利湿热,利胆退黄;决明子清肝散结,润肠通便;蒲公英清热解毒,消肿散结,利湿通淋,共为臣药。丹参活血祛瘀,通经止痛;制香附、柴胡疏肝利胆,理气止痛,引药入经;乌梅生津止渴,和胃止呕,共为佐使药。诸药合用,共奏清利湿热,疏通肝胆,止痛排石之功。

【临床应用】胆瘕　因湿热郁结于少阳胆腑所致,症见痛在右胁,固定不移,或继发绞痛,上引肩背,便秘尿黄,甚至身目俱黄发热,舌质暗红,苔厚腻或黄腻,脉弦滑或弦紧;胆石症见上述证候者。

【不良反应】偶见用药后便溏,停药后即可复常。

【禁忌】对本品过敏者禁用。

【注意事项】

1. 孕妇慎用。

2. 服药期间,忌食辛辣、海鲜、油腻及刺激性食物。

【用法用量】开水冲服。一日4次,第1次2袋,后3次各服1袋。3周为一个疗程。

【剂型规格】颗粒剂:每袋装8g。

169. 银屑胶囊(颗粒)

【药物组成】土茯苓、菝葜。

【功能主治】祛风解毒。用于银屑病。

【方解】土茯苓甘淡性平,甘以解毒,淡以渗湿,清热解毒,除湿止痒;菝葜祛风除痹,利湿祛浊,解毒散瘀,两药合用,共奏祛风解毒之功。

【临床应用】白疕 因血热内蕴或血虚风燥所致,症见皮色鲜红或淡红,呈点滴状或片状,表面覆有白色鳞屑,或鳞屑较厚,刮之可见薄膜现象及筛状出血点,瘙痒剧烈,舌质红,苔薄黄,脉弦滑或数;银屑病见上述证候者。

【药理作用】本品有抗炎、止痒、改善微循环、改善血液流变性、提高机体免疫功能等作用。

【禁忌】对本品过敏者禁用。

【注意事项】忌食辛辣、海鲜、油腻及刺激性食物。

【用法用量】胶囊:口服。一次4粒,一日2~3次;或遵医嘱。

颗粒剂:规格①、②开水冲服。一次1袋,一日2~3次;或遵医嘱。

【剂型规格】胶囊:每粒装0.45g。

颗粒剂:①每袋装6g(相当于饮片27g);②每袋装15g(相当于原药材27g)。

二、清热除湿

170. 除湿止痒软膏

【药物组成】蛇床子、黄连、黄柏、白鲜皮、苦参、虎杖、紫花地丁、地肤子、萹蓄、茵陈、苍术、花椒、冰片。

【功能主治】清热除湿,祛风止痒。用于急性、亚急性湿疹证属湿热或湿阻型的辅助治疗。

【方解】方中蛇床子燥湿祛风,杀虫止痒,为君药。苦参清热燥湿,祛风杀虫止痒;白鲜皮清热散风,燥湿止痒;地肤子清热利湿,祛风止痒,三药共为臣药,助蛇床子清热燥湿、祛风止痒之效。黄连、黄柏清热解毒,燥湿止痒;苍术健脾燥湿，祛风止痒；茵陈、虎杖、紫花地丁清热解毒，利湿止痒；花椒祛风燥湿，杀虫止痒；萹蓄利尿，杀虫，止痒，共为佐药，以期佐助君药增强清热解毒，燥湿利湿，祛风杀虫止痒之效。冰片清热止痒，促进透皮吸收，为使药。全方标本同治，共奏清热除湿，祛风止痒之功。

【临床应用】湿疮　因湿热蕴阻肌肤所致，症见红斑，丘疹，渗出，自觉灼热，瘙痒剧烈，常伴身热、心烦、口渴思饮、大便秘结，小便黄赤，舌红，苔薄白或黄，脉滑或数；急性、亚急性湿疹见上述证候者。

【不良反应】可出现瘙痒、皮损加重、刺痛等局部刺激症状。

【禁忌】

1. 本品为外用药，禁止内服。
2. 对本品过敏者禁用。
3. 切勿接触眼睛、口腔等黏膜处。皮肤破溃处禁用。

【注意事项】

1. 忌烟酒、辛辣、油腻及腥发食物。
2. 孕妇、哺乳期妇女慎用。
3. 用药期间不宜同时服用温热性药物或使用其他外用药类。

【用法用量】规格①、②外用。一日3~4次，涂抹患处。

【剂型规格】软膏剂：①每支装10g；②每支装20g。

三、清热燥湿

171. 金蝉止痒胶囊

【药物组成】金银花、栀子、黄芩、苦参、黄柏、龙胆、白芷、白鲜皮、蛇床子、蝉蜕、连翘、地肤子、地黄、青蒿、广藿香、甘草。

【功能主治】清热解毒，燥湿止痒。适用于湿热内蕴所引起的丘疹性荨麻疹，夏季皮炎皮肤瘙痒症状。

【方解】方中以金银花、蝉蜕辛凉疏散，疏风清热，解毒止痒，为君药。黄芩、黄柏、栀子、苦参、龙胆、地黄为臣药，辅助君药增强清热，除湿，凉血，止痒之功。白鲜皮、蛇床子、地肤子、连翘、白芷、青蒿、广藿香为佐药，佐助君药加强疏风清热，凉血解毒，燥湿，化湿，渗湿止痒之功。甘草调和药性，顾护中州，清热解毒，为佐使药。全方共奏清热解毒，燥湿止痒之功。

【临床应用】

1. 瘾疹　因湿热内蕴所致，症见风团，多伴有瘙痒，发无定处，骤起骤退，舌质红，苔薄白或薄黄，脉浮数；丘疹性荨麻疹见上述证候者。

2. 日晒疮　因日光暴晒，阳热毒邪侵袭肌表，与内湿博结，湿热内蕴所致，症见皮肤红斑，多伴有瘙痒；夏季皮炎见上述证候者。

【药理作用】本品有止痒、抗过敏、抗炎、抗病原微生物（链球菌、大肠埃希氏菌、铜绿甲单胞菌、金黄色葡萄球菌、白念珠菌、近平滑念球菌）等作用。

【不良反应】少数患者出现口干、食欲减退、恶心、呕吐、腹泻、头昏，停药后可消失。

【禁忌】

1. 对本品过敏者禁用。
2. 孕妇禁用。

【注意事项】

1. 忌食辛辣、海鲜、油腻及刺激性食物。
2. 脾胃虚寒者慎用。
3. 婴幼儿慎用。

【用法用量】口服。一次 6 粒，一日 3 次；饭后服用。

【剂型规格】胶囊：每粒装 0.5g。

四、清 热 解 毒

172. 季德胜蛇药片

【药物组成】重楼、干蟾皮、蜈蚣、地锦草等。

【功能主治】清热解毒，消肿止痛。用于毒蛇、毒虫咬伤。

【临床应用】蛇虫咬伤　因蛇虫咬伤，蛇毒、虫毒入侵，内攻脏腑所致，症见局部牙痕，红肿疼痛，或起水疱，头晕，头痛，寒战发热，四肢乏力，肌肉酸痛；毒蛇、毒虫咬伤见上述证候者。

【药理作用】本品有抗蛇毒、抗破伤风毒素、抗炎和镇静作用。

【禁忌】孕妇及哺乳期妇女禁用。

【注意事项】

1. 脾胃虚寒者慎用。
2. 本品含有蟾蜍、蜈蚣，不可过量久服，心律失常、肝肾功能不全者慎用。
3. 用药期间忌辛辣、油腻之品。
4. 毒蛇咬伤用本品治疗效果不显著者，应改用其他方法治疗。
5. 若用药后出现皮肤过敏反应需及时停用。

【用法用量】口服。第一次 20 片，以后每隔 6 小时续服 10 片，危急重症者将剂量增加 10~20 片并适当缩短服药间隔时间。不能口服药者，可行鼻饲法给药。

外用。被毒虫咬伤后，以本品和水外搽，即可消肿止痛。

【剂型规格】片剂：每片重 0.4g。

173. 肛泰栓（软膏）

【药物组成】地榆炭、盐酸小檗碱、五倍子、盐酸罂粟碱、冰片。

【功能主治】凉血止血，清热解毒，燥湿敛疮，消肿止痛。适用于湿热下注所致的内痔、混合痔的内痔部分Ⅰ、Ⅱ期出现的便血、肿胀、疼痛，以及炎性外痔出现的肛门坠胀疼痛、水肿、局部不适。

【方解】方中地榆炭酸苦性微寒，清热凉血，收敛止血，解毒敛疮消痔以为君药。五倍子酸涩性寒，收敛止血，解毒敛疮为臣药。佐以冰片清热止痛，防腐生肌；盐酸小檗碱抑菌消炎；盐酸罂粟碱用于肠道痉挛，解痉止痛。诸药合用，共奏凉血止血，清热解毒，燥湿敛疮，消肿止痛之功。

【临床应用】

1. 内痔　因湿热下注所致，症见大便时出血或有痔核脱出，可自行回纳；内痔的内痔部分Ⅰ、Ⅱ期见上述证候者。

2. 外痔　因湿热下注所致，症见肛门坠胀疼痛，水肿、局部不适；炎性外痔见上述证候者。

3. 混合痔　因湿热下注所致，症见内痔部分Ⅰ、Ⅱ期出现的便血、肿胀、疼痛；混合痔的内痔部分Ⅰ、Ⅱ期见上述证候者。

【不良反应】

1. 个别患者出现轻度腹部不适和腹泻。

2. 用药后出现黄疸，眼及皮肤明显黄染，提示肝功能受损。

3. 偶有恶心、呕吐、皮疹和药热，停药后消失。

【禁忌】

1. 对本品有过敏史者，严重肾功能不全者禁用。

2. 孕妇禁用。

3. 完全性房室传导阻滞时禁用。

4. 溶血性贫血患者及葡萄糖 -6- 磷酸脱氢酶缺乏患者禁用。

【注意事项】

1. 本品为直肠给药，禁止内服。

2. 忌烟酒及辛辣、油腻、刺激性食物。

3. 保持大便通畅。

4. 本品含盐酸小檗碱、盐酸罂粟碱。肝肾功能不全者慎用，心脏病患者慎用。青光眼患者应定期检查眼压。

5. 本品仅对痔疮合并有少量便血、肿胀及疼痛者有效，如便血量较多或原因不明的便血，或内痔便后脱出不能自行还纳肛内，均需到医院就诊。

6. 放置时动作宜轻柔，避免出血。置入适当深度以防滑脱。

7. 本品不宜长期使用，亦不宜作为预防用药或1日内多次重复使用。

8. 运动员慎用。

【用法用量】栓剂：肛门给药。一次1粒，一日1~2次，或遵遗嘱，睡前或便后外用。使用时先将配备的指套戴在示指（食指）上，撕开栓剂包装，取出栓剂，轻轻塞入肛门内约2cm。

软膏剂：肛门给药。一次1g，一日1~2次，或遵医嘱，睡前或便后外用。使用时先将患部用温水洗净，擦干，然后将药管上的盖拧下，揭掉封口膜，用药前取出给药管，套在药管上拧紧，插入肛门内适量给药或外涂于患部。

【剂型规格】栓剂：每粒重1g。

软膏剂：每支装10g。

174. 复方黄柏液涂剂（复方黄柏液）

【药物组成】连翘、黄柏、金银花、蒲公英、蜈蚣。

【功能主治】清热解毒，消肿祛腐。用于疮疡溃后，伤口感染，属阳证者。

【方解】方中黄柏苦寒，功善清热燥湿，泻火解毒，疗疮消肿，为君药。金银花、连翘、蒲公英均为清热解毒，散结消痈，消肿止痛之品，为消痈疗疮之要药，与君药相须为用，共为臣药。蜈蚣攻毒散结，通络止痛，为佐药。诸药合用，共奏清热解毒，消肿祛腐之功。

【临床应用】疮疡　因热毒、火毒，或外伤伤口感染所致，症见疮面局部红、肿、热、痛，脓液稠厚，可伴发热、口渴、苔黄、脉数。

【药理作用】本品有抗炎和促进创面愈合等作用。

【禁忌】对本品过敏者禁用。

【注意事项】

1. 本品供外用，不可内服。

2. 疮疡溃后属阴证者不宜用。

3. 忌食辛辣、海鲜及刺激性食物。

4. 孕妇慎用。

5. 使用本品前应注意按常规换药法清洁或清创病灶。

6. 开瓶后，不宜久存。

【用法用量】外用。浸泡纱布条外敷于感染伤口内，或破溃的脓肿内。若溃疡较深，可用直径0.5~1.0cm的无菌胶管，插入溃疡深部，以注射器抽取本品进行冲洗。用量一般10~20ml，一日1次，或遵医嘱。

【剂型规格】涂剂：每1ml相当于饮片0.2g。

175. 连翘败毒丸(膏、片)

连翘败毒丸(膏、片)

【药物组成】金银花、连翘、大黄、紫花地丁、蒲公英、栀子、白芷、黄芩、赤芍、浙贝母、桔梗、玄参、木通、防风、白鲜皮、甘草、蝉蜕、天花粉。

【功能主治】清热解毒,消肿止痛。用于疮疖溃烂,灼热发烧,流脓流水,丹毒疮疹,疥癣痛痒。

【方解】方中金银花、连翘、蒲公英、紫花地丁清热解毒,消散疮肿。栀子、大黄、黄芩清热祛湿,凉血解毒。木通清热,可加强通利之功。天花粉、玄参、赤芍、浙贝母清热凉血,散结消肿。白鲜皮清热燥湿止痒。蝉蜕、防风宣肺透疹,祛风止痒。白芷、桔梗活血排脓,甘草调和诸药。诸药合用,共奏清热解毒,消肿止痛之功。

【临床应用】

1. 疮疡　因风热毒邪蕴结肌肤所致,症见肌肤红赤、肿胀、微热、疼痛,舌尖红,脉浮数。

2. 丹毒　因热毒瘀滞皮肤所致,症见突发全身发热,患部色红如染丹,边缘微隆起,边界清楚,疼痛,手压之红色减退,抬手复赤,舌红苔黄,脉滑数。

3. 热疮　因外感风湿热毒所致,症见群集小疱,疮面渗出,灼热刺痒,周身不适,心烦郁闷,舌红苔黄,脉弦数。

【药理作用】本品有抗内毒素及提高机体免疫功能的作用。

【禁忌】

1. 对本品过敏者禁用。

2. 孕妇禁用。

【注意事项】

1. 疮疡阴证者慎用。

2. 忌食辛辣、油腻、海鲜之品。

【用法用量】丸剂:口服。一次 9g,一日 1 次。

煎膏剂:规格①、②、③、④口服。一次 15g,一日 2 次。

片剂:口服。一次 4 片,一日 2 次。

【制剂规格】丸剂:每袋装 9g。

煎膏剂:①每袋装 15g;②每瓶装 60g;③每瓶装 120g;④每瓶装 180g。

片剂:每片重 0.6g。

连翘败毒丸

【药物组成】连翘、金银花、苦地丁、天花粉、黄芩、黄连、黄柏、大黄、苦参、荆芥穗、防风、白芷、羌活、麻黄、薄荷、柴胡、当归、赤芍、甘草。

【功能主治】清热解毒,散风消肿。用于脏腑积热,风热湿毒引起的疮疡初起，红肿疼痛，憎寒发热，风湿疙瘩，遍身刺痒，大便秘结。

【方解】方中连翘、金银花、苦地丁疏散风热，清热解毒，散结消肿；黄芩、黄连、黄柏、苦参清热燥湿，泻火解毒；大黄泻火解毒通便；麻黄宣肺利水消肿；荆芥穗祛风透疹止痒；白芷、天花粉解毒消肿排脓；防风、羌活祛风胜湿止痒；柴胡、薄荷宣散风热；当归、赤芍活血止痛；甘草解毒和药。诸药合用，共奏清热解毒，散风消肿之功。

【临床应用】

1. 疮疡　因风热毒邪蕴结肌肤所致，症见肌肤红赤、肿胀、微热、疼痛，舌尖红，脉浮数。

2. 瘾疹　因风热邪毒蕴于肌表所致，症见皮肤局限性水肿隆起，突然发生，迅速消退，不留痕迹，发作时伴有剧痒。

3. 便秘　因肠胃燥热所致，症见大便秘结，脘腹胀痛，或便干不畅，口干口渴，舌红苔黄，脉滑数。

【禁忌】

1. 对本品过敏者禁用。

2. 孕妇禁用。

【注意事项】

1. 疮疡阴证者慎用。

2. 脾胃虚寒者慎用。

3. 忌食辛辣、油腻、海鲜之品。

【用法用量】口服。一次 6g，一日 2 次。

【制剂规格】丸剂：每 100 粒重 6g。

176. 如意金黄散

【药物组成】姜黄、大黄、黄柏、苍术、厚朴、陈皮、甘草、生天南星、白芷、天花粉。

【功能主治】清热解毒，消肿止痛。用于热毒瘀滞肌肤所致疮疡肿痛、丹毒流注，症见肌肤红、肿、热、痛，亦可用于跌打损伤。

【方解】方中黄柏、大黄清热燥湿，泻火解毒，二味共为君药。姜黄破血通经，消肿止痛，白芷、天花粉燥湿消肿，排脓止痛，以加强君药解毒消肿之效，为臣药。陈皮、厚朴燥湿化痰，行滞消肿，苍术燥湿辟秽，逐皮间结肿，生天南星燥湿散结，消肿止痛，为佐药。甘草清热解毒，调和药性，为使药。诸药合用，共奏清热解毒，消肿止痛之功。

【临床应用】

1. 疮疡　因热毒瘀滞肌肤所致，症见疮形高肿，皮色焮红，灼热疼痛，口渴口干，尿赤，便秘，舌红，苔黄，脉数。

2. 丹毒　因热毒瘀滞皮肤所致，症见突发全身发热，患部色红如染丹，边缘微隆起，边界清楚，疼痛，手压之红色减退，抬手复赤，口渴口干，尿赤，便秘，舌红苔黄，脉滑数。

3. 流注　因热毒瘀滞肌肤所致，症见疮形高突，皮温微热，疼痛，可见一处或多处发生，口渴口干，尿赤，便秘，舌红苔黄，脉数。

【药理作用】本品有抗菌（溶血性链球菌、金黄色葡萄球菌、铜绿假单胞菌、大肠埃希氏菌等）、抗炎、镇痛等作用。

【不良反应】本品可能引起瘙痒、刺痛、皮疹（如红斑、丘疹、水疱）等。

【禁忌】

1. 孕妇禁用。
2. 婴幼儿禁用。
3. 皮肤破溃、皮损或感染处禁用。
4. 对本品及所含成分（包括辅料）过敏者禁用。

【注意事项】

1. 本品为外用药，禁止内服。
2. 孕妇慎用。
3. 疮疡阴证者慎用。
4. 忌辛辣、油腻、海鲜等食品。
5. 切勿接触眼睛、口腔等黏膜处，使用后即洗手。
6. 糖尿病严重者慎用，以防止使用不当引起皮肤损伤。
7. 疮疖较重或局部变软化脓或已破溃者应去医院就诊。
8. 全身高热者应去医院就诊。
9. 本品含生天南星，不宜长期或大面积使用。
10. 用药后局部皮肤如出现瘙痒、刺痛、皮疹时，应停止使用，症状严重者应及时就医。如出现皮肤以外的全身不适，应立即停用，严重者应及时就医。

【用法用量】外用。红肿，烦热，疼痛，用清茶调敷；漫肿无头，用醋或葱酒调敷，亦可用植物油或蜂蜜调敷。一日数次。

【剂型规格】散剂：每袋（瓶）装3g、6g、9g、12g、30g。

177. 地榆槐角丸

【药物组成】地榆炭、蜜槐角、炒槐花、大黄、黄芩、地黄、当归、赤芍、红花、防风、荆芥穗、麸炒枳壳。

【功能主治】疏风凉血，泻热润燥。用于脏腑实热、大肠火盛所致的肠风便血、痔疮肛瘘、湿热便秘，肛门肿痛。

【方解】方中地榆炭、蜜槐角、炒槐花清热解毒,凉血止血,清肠消痔为君药。黄芩清热燥湿解毒,大黄泻火凉血,祛瘀生新,导滞通便,为臣药。当归、红花养血活血,地黄清热养阴,赤芍凉血祛瘀,防风、荆芥穗祛风止血,麸炒枳壳破气消积,共为佐药。全方共奏疏风凉血、泻热润燥之功。

【临床应用】

1. 痔疮　因脏腑实热,大肠火盛所致,症见大便出血,或有痔核脱出,可自行回纳或不可自行回纳、肛缘有肿物,色鲜红或青紫、疼痛,口干,口渴,舌红,苔黄,脉数。

2. 肛瘘　因脏腑实热,大肠火盛所致,症见肛旁渗液或流脓,或时有时无,口干,口渴,舌红,苔黄,脉数。

【药理作用】本品有止血、镇痛、抗炎、抗菌和降血脂等作用。

【禁忌】

1. 对本品过敏者禁用。

2. 孕妇禁用。

【注意事项】

1. 脾胃虚寒者慎用。

2. 忌烟酒,忌食辛辣、油腻及刺激性食物。

3. 用药期间不宜同时服用温热性药物。

4. 痔疮便血,发炎肿痛严重和便血呈喷射状者,应去医院就诊。

5. 内痔出血过多或原因不明的便血应去医院就诊。

【用法用量】规格①大蜜丸,口服。一次 1 丸,一日 2 次。

规格②水蜜丸,口服。一次 5g,一日 2 次。

【剂型规格】丸剂:①每丸重 9g;②每 100 丸重 10g。

178. 湿润烧伤膏

【药物组成】黄连、黄柏、黄芩、地龙、罂粟壳。

【功能主治】清热解毒,止痛,生肌。用于各种烧、烫、灼伤。

【方解】方中黄连苦寒,清热燥湿,泻火解毒,长于清心、肝之火,除中焦湿热,为治烧烫灼伤之要药,故为君药。黄芩、黄柏均为苦寒之品,清热燥湿,泻火解毒,与黄连同功,然黄芩主清肺火,除上焦湿热,黄柏主清肾火,泻下焦湿热,常相须同用,有辅助君药增效之能,故为臣药。地龙咸寒,功擅清热泻火,解毒散结,通络止痛,罂粟壳酸涩,收湿敛疮,尚可解痉止痛,用为佐药。诸药合用,共奏清热解毒,止痛,生肌之功。

【临床应用】烧、烫、灼伤　因各种热源烧、烫、灼伤所致,症见局部色红、疼痛,或起水疱,疱下皮色鲜红、疼痛。

【药理作用】本品有促进创面愈合、镇痛、改善血液流变性及提高机体免疫功能等作用。

【不良反应】个别患者用药后创面周围皮肤出现皮疹、斑丘疹、小水疱、红斑、荨麻疹和创面突然渗出加剧症状。

【禁忌】对本品过敏者禁用。

【注意事项】

1. 本品为外用药，不可内服。

2. 忌食辛辣、海鲜及刺激性食物。

3. Ⅰ°、浅Ⅱ°烧烫灼伤者，用药2日内症状无改善应去医院就诊。

4. 在用药过程中一旦发生红、肿、热、痛等感染症状应立即停用。

5. 使用本品时应注意全身状况，如有恶寒发热等症状时，应及时去医院就诊。

6. 换药时应注意环境清洁，避免外界污染，同时应特别注意，不能用有损创面的消毒剂清洁创面。

7. 运动员慎用。

8. 夏季高温或反复挤压、碰撞会使该软膏变稀，但这种改变不影响药效。如出现此种情况，可拧紧软管盖于开水中热浸数分钟，取出后倒置，自然冷却至室温，即可恢复原状。

【用法用量】外用。涂于烧、烫、灼伤等创面(厚度薄于1mm)，每4~6小时更换新药。换药前，须将残留在创面上的药物及液化物拭去。暴露创面用药。

【剂型规格】软膏剂：每1g相当于饮片0.21g。

五、通淋消石

179. 排石颗粒

【药物组成】连钱草、盐车前子、木通、徐长卿、石韦、忍冬藤、滑石、瞿麦、苘麻子、甘草。

【功能主治】清热利水，通淋排石。用于下焦湿热所致的石淋，症见腰腹疼痛、排尿不畅或伴有血尿；泌尿系结石见上述证候者。

【方解】连钱草苦辛微寒，清热解毒，利尿通淋，软坚排石；盐车前子寒凉清热，利尿通淋。两药合用清热利水，通淋排石，切中病机，故为君药。苘麻子清热利湿解毒，合木通、石韦、瞿麦、滑石利尿通淋，凉血止血，增强君药利尿通淋，排石止血的作用，共为臣药。徐长卿活血解毒，消肿止痛；忍冬藤清热解毒，通络止痛；甘草缓急止痛，调和诸药，共为佐使药。诸药合用，共奏清热利水，通淋排石之功。

【临床应用】石淋　因湿热蕴结下焦，煎熬尿液所致，症见小便艰涩，或排尿突然中断，少腹拘急，或腰腹绞痛难忍，尿中带血，舌红，苔薄黄，脉弦；泌尿系结石见上述证候者。

【药理作用】本品有抑制尿路结石形成、利尿、抗炎、镇痛等作用。

【禁忌】双肾结石或结石直径≥1.5cm或结石嵌顿时间长伴肾积水者禁用。

【注意事项】

1. 脾虚便溏者慎用。
2. 孕妇慎用。
3. 服药期间应多饮水并适当活动。
4. 忌辛辣、油腻食物。

【用法用量】规格①、②开水冲服。一次1袋，一日3次；或遵医嘱。

【剂型规格】颗粒剂：①每袋装5g；②每袋装20g。

六、清热利尿

180. 双石通淋胶囊

【药物组成】关黄柏、粉萆薢、败酱草、青黛、滑石、车前子、石菖蒲、茯苓、苍术、丹参。

【功能主治】清热利湿，化浊通淋。用于慢性前列腺炎属湿热壅阻证。症见尿道灼热、小便频急，尿后余沥不尽，尿后滴白，阴部潮湿，会阴、少腹、腰骶部疼痛或不适，舌质红苔黄，脉弦或弦滑等。

【方解】方中关黄柏苦寒坚阴，清泻相火，燥湿解毒；粉萆薢清热除湿，分清泌浊，与关黄柏共除下焦湿热，分清泌浊，通利膀胱，为君药。败酱草、青黛清热解毒，凉血祛瘀；滑石、车前子清热利湿，通淋止痛，四味药物能增强君药清热利湿，凉血消肿，通淋止痛之功，共为臣药。石菖蒲芳香化湿，茯苓健脾利湿，苍术运脾燥湿，丹参凉血祛瘀，消肿止痛，四味具有健脾胃，调水道，化瘀滞，通瘀阻的功能，共为佐使药。全方共奏清热利湿，化浊通淋之功。

【临床应用】精浊　因湿热壅阻所致，症见尿道灼热，小便频急，尿后余沥不尽，尿后滴白，阴部潮湿，会阴、少腹、腰骶部疼痛或不适，舌质红苔黄，脉弦或弦滑等；慢性前列腺炎见上述证候者。

【不良反应】个别患者用药后出现胃脘胀满等轻度胃肠不适。

【禁忌】对本品过敏者禁用。

【注意事项】忌食辛辣、海鲜、油腻及刺激性食物。

【用法用量】口服。一次4粒,一日3次。28日为一个疗程。

【剂型规格】胶囊:每粒装0.5g。

七、清 热 消 肿

181. 马应龙麝香痔疮膏

【药物组成】人工麝香、人工牛黄、珍珠、煅炉甘石粉、硼砂、冰片、琥珀。

【功能主治】清热燥湿,活血消肿,去腐生肌。用于湿热瘀阻所致的各类痔疮、肛裂,症见大便出血,或疼痛、有下坠感;亦用于肛周湿疹。

【方解】方中人工麝香芳香走窜,通络消肿,散结止痛,为君药。人工牛黄清热解毒,消肿止痛,为臣药。佐以琥珀活血化瘀,消肿止痛;珍珠、煅炉甘石、硼砂解毒生肌,软坚散结,收涩止痛;冰片清热解毒,祛腐生肌止痛。全方共奏清热燥湿,活血消肿,祛腐生肌之功。

【临床应用】

1. 内痔　因湿热瘀阻所致,症见大便时有出血,血色鲜红,量较多,有痔核脱出,可自行回缩,肛门灼热,舌红,苔黄腻,脉滑数。

2. 肛裂　因湿热瘀阻所致,症见大便秘结,便时滴血,肛门疼痛,裂口色红,腹部胀满,尿黄,舌红,苔黄腻,脉滑数。

3. 肛周湿疹　因湿热瘀阻所致,症见肛门周围湿痒,便秘,尿黄,口干,舌红,苔黄腻,脉滑数。

【药理作用】本品外用具有局部抗炎、镇痛和止血作用。

【禁忌】

1. 对本品过敏者禁用。

2. 孕妇禁用。

【注意事项】

1. 本品为外用药,禁止内服。

2. 用毕洗手,切勿接触眼睛、口腔等黏膜处。

3. 忌烟酒及辛辣、油腻、刺激性食物。

4. 保持大便通畅。

5. 内痔出血过多或原因不明的便血应去医院就诊。

6. 运动员慎用。

【用法用量】外用,取适量涂擦患处。

【剂型规格】软膏剂。

八、软坚散结

182. 内消瘰疬丸

【药物组成】夏枯草、玄参、大青盐、海藻、浙贝母、薄荷、天花粉、蛤壳(煅)、白蔹、连翘、熟大黄、甘草、地黄、桔梗、枳壳、当归、玄明粉。

【功能主治】软坚散结。用于瘰疬痰核或肿或痛。

【方解】方中重用夏枯草清肝泻火，软坚散结；海藻、煅蛤壳清热化痰，软坚散结，为君药。连翘、白蔹、大青盐解毒散结，消肿；天花粉、玄明粉、浙贝母、枳壳清热解毒，化痰散结，为臣药。当归、地黄、熟大黄、玄参滋阴凉血，解毒散结，共为佐药。桔梗、薄荷载药上行，化痰利咽；甘草配海藻相反相成，化瘀解毒，又能调和诸药，共为佐使药。全方共奏软坚散结之功。

【临床应用】瘰疬　因痰湿凝滞所致，症见颈项及耳前耳后的一侧或两侧，或颌下、锁骨上窝、腋部结块肿大，一个或数个，皮色不变，推之能动，不热不痛，以后逐渐增大窜生。

【药理作用】本品有抑菌、消炎、扩张血管等作用。

【禁忌】

1. 对本品过敏者禁用。
2. 孕妇禁用。

【注意事项】

1. 脾虚食少，大便溏泄者慎用。
2. 忌辛辣、油腻、海鲜等食品。

【用法用量】规格①浓缩丸，口服。一次 8 丸，一日 3 次。

规格②、③水丸，口服。一次 9g，一日 1~2 次。

【剂型规格】丸剂：①每 10 丸重 1.85g；②每 100 粒重 6g；③每瓶装 9g。

第二节　温经理气活血剂

一、散结消肿

183. 小金丸(胶囊、片)

【药物组成】麝香或人工麝香、木鳖子(去壳去油)、制草乌、枫香脂、醋乳香、醋没药、五灵脂(醋炒)、酒当归、地龙、香墨。

【功能主治】散结消肿，化瘀止痛。用于痰气凝滞所致的瘰疬、瘿瘤、乳岩、乳癖，症见肌肤或肌肤下肿块一处或数处，推之能动，或骨及骨关节肿大、皮色不变、肿硬作痛。

【方解】方中制草乌温经散寒，通经活络，为君药。地龙活血化痰，通经；木鳖子散结消肿，攻毒疗疮；酒当归、醋五灵脂、醋乳香、醋没药活血散瘀，消肿止痛，共为臣药。枫香脂凉血解毒，活血止痛；香墨止血生肌，消痈肿；麝香辛香走窜，活血通经，消肿止痛，为佐药。诸药合用，共奏散结消肿，化瘀止痛之功。

【临床应用】

1. 瘰疬　因痰气凝结所致，症见颈项及耳前耳后结核，一个或数个，皮色不变，推之能动，不热不痛者。

2. 瘿瘤　因痰气凝结所致，症见颈部正中皮下肿块，不热不痛，随吞咽上下活动。

3. 乳癖　因肝郁痰凝所致，症见乳部肿块，一个或多个，皮色不变，经前疼痛。

4. 乳岩　因痰凝血瘀所致，症见乳房局部肿块，质地坚硬，高低不平，固定不移。

【药理作用】本品有抗炎和镇痛作用。

【不良反应】上市后不良反应监测数据显示本品可见以下不良反应。皮肤：皮疹、多形红斑样皮疹、荨麻疹样皮疹、皮肤潮红、肿胀、瘙痒等，有严重皮肤过敏反应病例报告。消化系统：恶心、呕吐、腹痛、腹泻、口干、腹胀、便秘等。其他：头晕、头痛、心悸、胸闷、乏力等。

【禁忌】孕妇禁用。

【注意事项】

1. 痈疽阳证，红肿热痛者不宜用。

2. 脾胃虚寒者慎用。

3. 运动员慎用。

4. 过敏体质者慎用。

5. 本品含制草乌，不宜长期使用。

6. 肝肾功能不全者慎用。

7. 服药期间忌食辛辣、油腻及海鲜等发物。

【用法用量】丸剂：规格①、②、③打碎后口服。一次 1.2~3g，一日 2 次，小儿酌减。

胶囊：

规格①口服。一次 4~10 粒，一日 2 次；小儿酌减。

规格②口服。一次 3~7 粒，一日 2 次；小儿酌减。

片剂:口服。一次 2~3 片,一日 2 次;小儿酌减。

【剂型规格】丸剂:①每 10 丸重 6g;②每 100 丸重 3g;③每 100 丸重 6g。

胶囊:①每粒装 0.3g;②每粒装 0.35g。

片剂:每片重 0.36g。

184. 西黄丸(胶囊)

西黄丸

【药物组成】牛黄或体外培育牛黄、麝香或人工麝香、醋乳香、醋没药。

【功能主治】清热解毒,消肿散结。用于热毒壅结所致的痈疽疔毒、瘰疬、流注、癌肿。

【方解】方中牛黄苦凉,入心、肝经,清热解毒,化痰散结,消肿止痛,为君药。醋乳香、醋没药活血化瘀,散结止痛,为臣药。麝香辛香走窜,既能活血通经,行血分之滞,又能散结消肿止痛,为佐药。诸药相合,共奏清热解毒,消肿散结之功。

【临床应用】

1. 痈疽疔毒 因热毒壅结所致,症见脓疮隆起,状若粟粒,局部红肿热痛,或溃破渗液,伴口干口苦,大便干燥,小便黄赤,或见恶寒发热,舌红苔黄,脉数。

2. 瘰疬、流注 因热毒炽盛,痰火壅结所致;瘰疬多发项下,累累如串珠者;流注多发肌肉丰厚的深处,局部肿块疼痛;伴口干口苦,大便干燥,小便黄赤,舌红苔黄,脉数。

3. 癌肿 因热毒壅结,经络不通,毒瘀互阻所致,症见局部肿块,不痛不痒,或伴红肿热痛,便秘,舌红苔黄,脉数。

【药理作用】本品有抗肿瘤、抗乳腺增生等作用。

【禁忌】

1. 对本品过敏者禁用。

2. 孕妇禁用。

【注意事项】

1. 服药期间忌烟、酒及食辛辣、生冷、油腻食物。

2. 脾胃虚寒者慎用。

3. 运动员慎用。

【用法用量】规格①、②:口服。一次 3g,一日 2 次。

【剂型规格】丸剂:①每 20 丸(粒)重 1g;②每瓶装 3g。

西黄胶囊

【药物组成】人工牛黄、人工麝香、乳香(制)、没药(制)。

【功能主治】解毒散结,消肿止痛。用于毒瘀互结,痈疽疮疡,阴疽肿痛,多发性脓肿,淋巴结炎,寒性脓疡属上述证候者。

【方解】方中牛黄苦凉,入心、肝经,清热解毒,化痰散结,消肿止痛,为君药。制乳香、制没药活血化瘀,散结止痛,为臣药。麝香辛香走窜,既能活血通经,行血分之滞,又能散结消肿止痛,为佐药。诸药相合,共奏清热解毒,消肿止痛之功。

【临床应用】

1. 痈疽疮疡 因毒瘀互结所致,症见局部红肿热痛,或溃破渗液,伴口干口苦,大便干燥,小便黄赤,或见恶寒发热,舌红苔黄,脉数;多发性脓肿,淋巴结炎见上述证候者。

2. 阴疽流注 因毒瘀互结所致,症见局部肿而坚硬,不红不热,漫肿无头,脓液稀少,舌质淡红,苔白或微黄,脉数无力;寒性脓疡见上述证候者。

【药理作用】本品有抗肿瘤、抗乳腺增生等作用。

【禁忌】

1. 对本品过敏者禁用。

2. 孕妇禁用。

【注意事项】

1. 服药期间忌烟、酒及食辛辣、生冷、油腻食物。

2. 脾胃虚寒者慎用。

3. 运动员慎用。

【用法用量】口服。一次4~8粒,一日2次。

【剂型规格】胶囊:每粒装0.25g。

二、疏肝散结

*(126)红金消结胶囊(片)

具体内容见147页“126. 红金消结胶囊(片)”。

第三节 活血化瘀剂

一、化瘀通脉

185. 脉管复康片(胶囊)

【药物组成】丹参、鸡血藤、郁金、乳香、没药。

【功能主治】活血化瘀,通经活络。用于瘀血阻滞,脉管不通引起的脉管炎、硬皮病、动脉硬化性下肢血管闭塞症,对冠心病、脑血栓后遗症也有一定的治疗作用。

【方解】方中丹参养血活血,通经活络,祛瘀止痛,清心安神,针对病机,故为君药。鸡血藤养血活血,通络止痛;郁金行气活血,化瘀止痛,解郁安神,辅助君药增强行气活血,化瘀止痛之功,共为臣药。乳香、没药活血化瘀,通经活络,消肿止痛,有佐助之能,故为佐药。诸药合用,共奏活血化瘀,通经活络,止痛的功效。

【临床应用】

1. 脱疽 因气血凝滞、经络阻塞所致,症见肢体酸胀疼痛,皮色暗红或紫暗,皮肤发凉干燥,或见坏疽;脉管炎、动脉硬化性下肢血管闭塞症上述证候者。

2. 胸痹 因气滞血瘀,心脉痹阻所致,症见胸闷心痛,遇劳则发,烦躁失眠,舌质紫暗,脉沉涩;冠心病见上述证候者。

3. 中风 因气滞血瘀,闭阻脑络所致,症见半身不遂,口舌㖞斜,言语不利,舌质紫暗,脉沉涩;脑血栓后遗症见上述证候者。

此外,本品还可用于硬皮病。

【药理作用】本品有抗炎、扩张血管、解除血管痉挛、改善血液循环、抑制血小板聚集、抑制血栓形成的作用。

【禁忌】孕妇禁用。

【注意事项】

1. 经期减量,肺结核患者遵医嘱服用。
2. 气虚寒凝血瘀者慎用。
3. 服药期间忌食辛辣油腻之品,忌烟酒。

【用法用量】片剂:

规格①口服。一次8片,一日3次。

规格②口服。一次4片,一日3次。

胶囊:口服。一次4粒,一日3次。

【剂型规格】片剂:①每片重0.3g;②每片重0.6g。

胶囊:每粒装0.45g。

二、消肿活血

186. 京万红软膏

【药物组成】地榆、地黄、当归、桃仁、黄连、木鳖子、罂粟壳、血余炭、棕榈、半边莲、土鳖虫、白蔹、黄柏、紫草、金银花、红花、大黄、苦参、五倍子、槐米、木瓜、苍术、白芷、赤芍、黄芩、胡黄连、川芎、栀子、乌梅、冰片、血竭、乳香、没药。

【功能主治】清热解毒，凉血化瘀，消肿止痛，祛腐生肌。用于轻度水、火烫伤，疮疡肿痛，创面溃烂。

【方解】本方以黄连、黄芩、黄柏、栀子、大黄、地榆、槐米、半边莲、金银花、紫草、苦参、胡黄连、白蔹、地黄合用，以清热燥湿，凉血解毒，祛腐敛疮。以桃仁、红花、当归、川芎、血竭、赤芍、木鳖子、土鳖虫、乳香、没药、木瓜合用，以活血破瘀，溃痈生肌，消肿止痛。以罂粟壳、五倍子、乌梅、棕榈、血余炭合用，以收涩止血，敛疮消肿，促进成脓和溃脓，以达到毒随脓泄之目的。另用白芷、苍术、冰片辛香走窜，散结止痛，活血排脓，收散并用。诸药合用，共奏清热解毒，凉血化瘀，消肿止痛，祛腐生肌之功。

【临床应用】

1. 烧、烫伤　因外来热源损伤所致，症见局部皮肤色红或起水疱，或疱下基底部皮色鲜红，疼痛；轻度水、火烫伤见上述证候者。

2. 疮疡　因热毒瘀滞或热盛肉腐所致，症见局部红肿热痛，日久成脓，创面溃烂，口干，口渴，尿黄，便干，舌红，苔黄，脉数。

【药理作用】本品有促进烧伤和慢性溃疡创面愈合、抑菌（金黄色葡萄球菌、痢疾杆菌、部分真菌等）、抑制瘢痕形成等作用。

【禁忌】对本品过敏者禁用。

【注意事项】

1. 本品为外用药，不可内服。
2. 孕妇慎用。
3. 本品使用时应注意全身情况，如有高热、全身发抖等症状时，应及时去医院就诊。
4. 重度烧烫伤时不宜自我治疗，应去医院就诊。
5. 烫伤局部用药一定要注意创面的清洁干净，在清洁的环境下最好采用暴露方法。
6. 轻度烧烫伤者，用药一日内症状无改善或创面有脓苔应去医院就诊。
7. 如用药后出现皮肤过敏反应要及时停用。
8. 忌辛辣、海鲜食物。
9. 不可久用。
10. 运动员慎用。

【用法用量】用生理盐水清理创面，涂敷本品或将本品涂于消毒纱布上，敷盖创面，用消毒纱布包扎，一日1次。

【剂型规格】软膏剂：①每支装10g；②每支装20g；③每瓶装30g；④每瓶装50g。

三、益肾活血

187. 灵泽片

【药物组成】乌灵菌粉、莪术、浙贝母、泽泻。

【功能主治】益肾活血，散结利水。用于轻、中度良性前列腺增生肾虚血瘀湿阻证出现的尿频，排尿困难，尿线变细，淋漓不尽，腰膝酸软。

【方解】方中乌灵菌粉补益肾气，通利膀胱，除湿利尿，为君药。莪术破血行气，逐瘀消癥，软坚散结，为臣药。浙贝母清热化痰，开郁散结，为佐药。泽泻入肾、膀胱经，清泻肾火，利水渗湿，又为引药入膀胱为使药。诸药相合，共奏益肾活血，散结利水之功。

【临床应用】精癃 因肾虚血瘀湿阻所致，症见尿频尿急，夜尿增多，排尿困难，尿线变细，排尿时间延长，淋漓不尽，伴腰膝酸痛，小腹胀痛，舌淡暗，苔白，脉细涩；轻、中度良性前列腺增生症见上述证候者。

【不良反应】部分患者用药后出现口干、呕逆、恶心、胃胀、胃酸、胃痛、腹泻等反应。少数患者用药后出现谷丙转氨酶、谷草转氨酶升高。

【禁忌】对本品过敏者禁用。

【注意事项】

1. 忌食辛辣、海鲜及刺激性食物。
2. 有胃及十二指肠溃疡以及各种急慢性胃炎、肠炎者慎用。

【用法用量】口服。一次4片，一日3次。

【剂型规格】片剂：每片重0.58g。

第三章

妇 科 用 药

第一节 理 血 剂

一、活 血 化 瘀

188. 益母草膏(颗粒、胶囊、片)

【药物组成】益母草。

【功能主治】活血调经。用于血瘀所致的月经不调、产后恶露不绝,症见经水量少、淋漓不净、产后出血时间过长;产后子宫复旧不全见上述证候者。

【方解】益母草苦辛微寒,主入血分,活血祛瘀,调理月经,为妇科经产要药。本品为单药制剂,力专效宏,总以活血化瘀,调经止痛为用。

【临床应用】

1. 月经不调 因瘀血内停胞宫,气血运行不畅所致,症见经水量少,淋漓不净,经色紫暗,有血块,行经腹痛,块下痛减,或经期错后,舌紫暗或有瘀点,脉沉。

2. 产后恶露不绝 多因产后瘀血阻滞,胞脉不畅,冲任失和,新血不得归经所致,症见产后出血时间过长,小腹疼痛,舌紫暗或有瘀点,脉弦涩;产后子宫复旧不全见上述证候者。

【药理作用】本品有促进子宫平滑肌收缩、镇痛、抗炎、改善微循环、抗心肌缺血等作用。

【禁忌】

1. 对本品过敏者禁用。

2. 孕妇禁用。

【注意事项】

1. 月经量多者慎用。

2. 气血不足,肝肾亏虚所致的月经不调不宜用。

3. 不宜过量服用。

【用法用量】煎膏剂:规格①、②口服。一次10g,一日1~2次。

颗粒剂:开水冲服。一次1袋,一日2次。

胶囊:口服。一次2~4粒,一日3次。

片剂:

规格①、②口服。一次3~4片,一日2~3次。

规格③口服。一次1~2片,一日3次。

【剂型规格】煎膏剂:①每瓶装125g;②每瓶装250g。

颗粒剂:每袋装15g。

胶囊:每粒装0.36g(每粒相当于原药材2.5g)。

片剂:①糖衣片每片重0.25g;②薄膜衣片每片重0.28g;③薄膜衣片每片重0.6g。

189. 少腹逐瘀丸(颗粒、胶囊)

【药物组成】当归、蒲黄、五灵脂(醋炒)、赤芍、小茴香(盐炒)、延胡索(醋制)、没药(炒)、川芎、肉桂、炮姜。

【功能主治】温经活血,散寒止痛。用于寒凝血瘀所致的月经后期、痛经、产后腹痛,症见行经后错,行经小腹冷痛,经血紫暗、有血块,产后小腹疼痛喜热、拒按。

【方解】方中当归甘辛温,养血活血,调经止痛;蒲黄活血化瘀,调经止痛,相须为用,共为君药。醋五灵脂、赤芍、醋延胡索、炒没药、川芎活血化瘀,理气止痛,增强君药之力,共为臣药。肉桂、炮姜、盐炒小茴香温经散寒,通络止痛,共为佐药。诸药合用,共奏温经活血,散寒止痛之功。

【临床应用】

1. 月经后期　多因寒凝胞宫,冲任瘀阻,阴血不能按时下注胞宫引起,症见月经周期后错,经血色暗红,有血块,月经量少,经行不畅,或伴少腹冷痛,腹胀喜温,畏寒肢冷,舌质紫暗,或有瘀斑瘀点,苔薄白,脉沉弦。

2. 痛经　因经期感寒饮冷,寒凝胞宫,经脉阻滞所致,症见经期将至或经行之时小腹冷痛喜温,拒按,甚则腹痛难忍。经血或多或少,有血块,块下痛减,腰腹胀,四肢不温,舌质淡暗或有瘀斑瘀点,脉沉弦。

3. 产后腹痛　多因产后受寒,胞脉阻滞所致,症见小腹冷痛喜温,得温痛减,恶露淋漓不止,色暗,畏寒肢冷,面色皖白,舌质淡暗,脉沉弦。

【药理作用】本品有镇痛、抗炎、降低血浆黏度、降低血细胞比容、抑制血小板聚集、调节血清中雌激素和孕激素水平的作用。

【禁忌】孕妇禁用。

【注意事项】

1. 湿热为患、阴虚有热者慎用。
2. 治疗产后腹痛应排除胚胎或胎盘组织残留，出血多者慎用。
3. 服药期间忌食生冷、寒凉食物。

【用法用量】丸剂：温黄酒或温开水送服。一次 1 丸，一日 2~3 次。

颗粒剂：

规格①开水冲服。一次 1.6g，一日 2~3 次；或遵医嘱。

规格②用温黄酒或温开水送服。一次 5g，一日 3 次；或遵医嘱。

胶囊：温开水送服。一次 3 粒，一日 3 次；或遵医嘱。

【剂型规格】丸剂：每丸重 9g。

颗粒剂：①每袋装 1.6g；②每袋装 5g。

胶囊：0.45g/ 粒。

二、化 瘀 止 血

190. 茜 芷 胶 囊

【药物组成】川牛膝、三七、茜草（制）、白芷。

【功能主治】活血止血，祛瘀生新，消肿止痛。用于气滞血瘀所致的子宫出血过多，时间延长，淋漓不止，小腹疼痛；药物流产后子宫出血量多见上述证候者。

【方解】川牛膝滋补肝肾，活血祛瘀，引血下行，为君药。三七化瘀止血，消肿定痛，为臣药。制茜草凉血化瘀止血，白芷温经活血止痛，共为佐药。诸药合用，共奏活血止血，祛瘀生新，消肿止痛之功。

【临床应用】子宫出血过多 因药物流产后，瘀血阻滞所致，症见阴道出血量多，出血时间延长，或淋漓不止，色紫暗或紫红，有血块，小腹疼痛等；药物流产后子宫出血量多见上述证候者。

【药理作用】本品有改善微循环、增强子宫收缩力、缩短出血和凝血时间，提高血清中雌激素水平，促进子宫内膜生长的作用。

【不良反应】少数患者服药后胃脘部不适，一般不影响继续用药；偶见皮疹，可对症处理。

【禁忌】孕妇禁用。

【注意事项】

1. 大出血者注意综合治疗。

2. 饮食宜营养丰富,忌食生冷、辛辣食物。

【用法用量】饭后温开水送服。一次5粒,一日3次,连服9日为一个疗程,或遵医嘱。

【剂型规格】胶囊:每粒装0.4g。

191. 坤宁颗粒(口服液)

【药物组成】益母草、当归、赤芍、丹参、郁金、牛膝、枳壳、木香、荆芥(炒炭)、干姜(炒炭)、茜草。

【功能主治】活血行气,止血调经。用于气滞血瘀所致的妇女月经过多,经期延长。

【方解】方中益母草苦泄辛散,主入血分,活血调经,化瘀止血,郁金活血止痛,行气解郁,凉血止血,二药合用针对气滞血瘀主要病机,故为君药。当归、赤芍、丹参辅助君药增强补血和营,活血祛瘀,调经止痛之功,故为臣药。枳壳、木香疏利肝胆,调畅气机,以助行血,助君药以行气活血,荆芥炭散风止血,茜草化瘀止血,干姜炭温通血脉,以助血行,共为佐药。牛膝活血化瘀,引血下行为佐使之药。诸药合用,共奏活血行气,止血调经之功。

【临床应用】

1. 经期延长　因忧思抑郁或恚怒伤肝,气滞血瘀,冲任阻滞,血海不能按时满盈所致,症见经期延长,淋漓不止,经水量少,有血块,胸腹、两胁作胀,或经前乳房胀痛,烦躁易怒,舌暗淡,脉细弦。

2. 月经过多　因忧思抑郁或恚怒伤肝,气滞血瘀,冲任阻滞,统藏失司所致,症见月经过多,有血块,胸腹、两胁作胀,或经前乳房胀痛,烦躁易怒,舌暗淡,脉细弦。

【药理作用】本品有促凝血作用。

【不良反应】可有恶心、呕吐、胃部不适等。

【禁忌】

1. 妊娠、肿瘤、血液病所致出血忌服。

2. 对本品过敏者禁用。

【注意事项】

1. 气血不足引起的月经失调者慎用。

2. 忌辛辣、生冷等刺激性食物。

3. 服药后血量增加应停服。

4. 急性大出血患者慎用。如出现急性大出血,应立即去医院就诊。

5. 平素月经正常,突然出现经血增加,或经期延长,或阴道不规则出血者应去医院就诊。

6. 妇科器质性疾病(如子宫肌瘤等)所致的月经过多或经期延长应去医院就诊。

【用法用量】颗粒剂:

规格①经期或阴道出血期间服用。开水冲服。一次1袋,一日3次。

规格②经期或阴道出血期间服用。口服。一次15g,一日3次。

合剂:经期或阴道出血期间服用。口服。一次20ml,一日3次。

【剂型规格】颗粒剂:①每袋装8g;②每袋装15g。

合剂:每支装10ml。

三、收敛止血

192. 葆宫止血颗粒

【药物组成】牡蛎(煅)、白芍、侧柏叶(炒炭)、地黄、金樱子、柴胡(醋制)、三七、仙鹤草、椿皮、大青叶。

【功能主治】固经止血,滋阴清热。用于冲任不固、阴虚血热所致月经过多、经期延长,症见月经量多或经期延长,经色深红、质稠,或有小血块,腰膝酸软,咽干口燥,潮热心烦,舌红少津,苔少或无苔,脉细数;功能性子宫出血及上环后子宫出血见上述证候者。

【方解】煅牡蛎滋补肝肾,固冲收涩止血,为君药。白芍、地黄滋补肝肾,养血调经;侧柏叶炭清热燥湿,凉血止血,共为臣药。金樱子、仙鹤草、椿皮清热燥湿,收敛止血;大青叶清热解毒,凉血止血;三七活血化瘀止血;醋柴胡疏肝和血,共为佐药。诸药合用,共奏固经止血,滋阴清热之功。

【临床应用】

1. 月经过多　因冲任不固、阴虚血热所致,症见月经量多或经期延长,经色深红、质稠,或有小血块,腰膝酸软,咽干口燥,潮热心烦,舌红少津,苔少或无苔,脉细数;功能性子宫出血及上环后子宫出血见上述证候者。

2. 经期延长　因冲任不固、阴虚血热所致,症见经期延长,经色深红、质稠,或有小血块,腰膝酸软,咽干口燥,潮热心烦,舌红少津,苔少或无苔,脉细数;功能性子宫出血及上环后子宫出血见上述证候者。

【药理作用】本品有收缩子宫平滑肌、抗炎、镇痛、止血等作用。

【注意事项】

1. 心脾两虚,气不摄血者慎用。

2. 孕妇慎用。

3. 饮食宜营养丰富，忌食生冷、辛辣食物。

【用法用量】开水冲服。一次1袋，一日2次。月经来后开始服药，14日为一个疗程，连续服用2个月经周期。

【剂型规格】颗粒剂：每袋装15g。

四、养血舒肝

193. 妇科十味片

【药物组成】醋香附、川芎、当归、醋延胡索、白术、甘草、大枣、白芍、赤芍、熟地黄、碳酸钙。

【功能主治】养血舒肝，调经止痛。用于血虚肝郁所致月经不调、痛经、月经前后诸证，症见行经后错，经水量少，有血块，行经小腹疼痛，血块排出痛减，经前双乳胀痛，烦躁，食欲不振。

【方解】方中醋香附芳香辛行，舒肝行气，调经止痛，为君药。当归养血调经，熟地黄滋补阴血，白芍滋阴柔肝，三药并用，养血柔肝，共为臣药。川芎、赤芍活血化瘀，醋延胡索舒肝理气，活血止痛，白术、大枣益气健脾，补气生血，共为佐药。甘草调和诸药，为使药。碳酸钙补充体内钙质。诸药合用，共奏养血舒肝，调经止痛之功。

【临床应用】

1. 月经失调　因营血不足，肝郁不舒，血海满溢不足，经血不畅所致，症见经行后错，经水量少，色暗，有血块，舌质暗淡，脉弦细。

2. 痛经　因营血不足，肝郁不舒，冲任二脉失于濡养所致，症见行经小腹疼痛，经水量少，色暗，有血块，块出痛减，月经后错，舌质暗淡，脉弦细。

3. 月经前后诸证　因素体血虚肝郁，经前、经期气血下注冲任，心肝失于营血滋养，肝郁加重所致，症见经前双乳胀痛拒按，经期心情烦躁，胸胁胀满，食欲不振，经行后错，经水量少，舌质暗淡，苔薄，脉弦。

【药理作用】本品有改善血液流变性等作用。

【禁忌】对本品过敏者禁用。

【注意事项】

1. 气血不足导致的月经不调者慎用。

2. 用药期间忌食辛辣、生冷食物。

【用法用量】口服。一次4片，一日3次。

【剂型规格】片剂：每片重0.3g。

第二节　清　热　剂

一、清热除湿

194. 妇科千金片(胶囊)

【药物组成】千斤拔、金樱根、穿心莲、功劳木、单面针、当归、鸡血藤、党参。

【功能主治】清热除湿,益气化瘀。用于湿热瘀阻所致的带下病、腹痛,症见带下量多,色黄质稠、臭秽,小腹疼痛,腰骶酸痛,神疲乏力;慢性盆腔炎、子宫内膜炎、慢性宫颈炎见上述证候者。

【方解】方中千斤拔、功劳木清热解毒,燥湿止带,共为君药。单面针、穿心莲清热解毒,凉血消肿,燥湿止带,为臣药。党参益气健脾,促进水湿运化而止带;鸡血藤、当归养血活血,祛风胜湿;金樱根固精止带,共为佐药。诸药合用,共奏清热除湿,益气化瘀,止带之功。

【临床应用】

1. 带下病　因湿热瘀阻所致,症见带下量多,色黄质稠,有臭味,或小腹作痛,或阴痒,伴纳食较差,小便黄少,舌苔黄腻,脉滑;慢性盆腔炎、子宫内膜炎、慢性宫颈炎见上述证候者。

2. 妇人腹痛　因湿热瘀阻所致,症见妇人腹痛,伴带下量多,色黄质稠,有臭味,或阴痒,小便黄少,舌苔黄腻,脉滑;慢性盆腔炎、子宫内膜炎见上述证候者。

3. 月经不调　因湿热瘀阻所致,症见月经量多,经期延长,或淋漓不尽,伴有经期腹痛,小便黄少,舌苔黄腻或厚,脉滑;慢性盆腔炎见上述证候者。

【药理作用】本品有抗炎、镇痛等作用。

【禁忌】

1. 对本品过敏者禁用。

2. 孕妇禁用。

【注意事项】

1. 气滞血瘀证、寒凝血瘀证者慎用。

2. 饮食宜清淡,忌辛辣食物。

3. 糖尿病患者慎用。

【用法用量】片剂:口服。一次6片,一日3次。

胶囊:口服。一次2粒,一日3次,14日为一个疗程;温开水送服。

【剂型规格】片剂。

胶囊：每粒装0.4g。

195. 花红片（颗粒、胶囊）

【药物组成】一点红、白花蛇舌草、鸡血藤、桃金娘根、白背叶根、地桃花、菥蓂。

【功能主治】清热解毒，燥湿止带，祛瘀止痛。用于湿热瘀滞所致带下病、月经不调，症见带下量多、色黄质稠、小腹隐痛、腰骶酸痛、经行腹痛；慢性盆腔炎、附件炎、子宫内膜炎见上述证候者。

【方解】方中一点红清热解毒、活血止痛，为君药。白花蛇舌草清热利湿解毒，菥蓂清热解毒，和中化湿，既能助一点红清热解毒，又能燥湿止带，共为臣药。白背叶根、地桃花清热利湿，鸡血藤、桃金娘根活血止痛，共为佐药。诸药合用，共奏清热解毒，燥湿止带，祛瘀止痛之功。

【临床应用】

1. 妇人腹痛　因湿热蕴结，瘀阻冲任，胞脉血行不畅所致，症见小腹疼痛拒按，腰骶胀痛，带下增多，黄稠，有臭味，或伴低热起伏，胸闷心烦，口苦咽干，纳食较差，小便黄少，舌红苔黄腻，脉弦数；慢性盆腔炎、附件炎、子宫内膜炎见上述证候者。

2. 带下病　因湿热蕴结，损及任带二脉所致，症见带下量增多，色黄质稠，有臭味，或小腹作痛，或阴痒，胸闷心烦，口苦咽干，纳食较差，小便黄少，舌红苔黄腻，脉弦数；慢性盆腔炎、附件炎、子宫内膜炎见上述证候者。

【药理作用】本品有抗炎、镇痛、解除平滑肌痉挛等作用。

【禁忌】

1. 对本品过敏者禁用。

2. 孕妇禁用。

【注意事项】

1. 气血虚弱所致腹痛、带下异常者慎用。

2. 妇女经期、哺乳期慎用。

3. 忌食生冷、厚味及辛辣食物。

【用法用量】片剂：规格①、②口服。一次4~5片，一日3次，7日为一个疗程，必要时可连服2~3个疗程，每个疗程之间停药3日。

颗粒剂：规格①、②开水冲服。一次1袋，一日3次，7日为一个疗程，必要时可连服2~3个疗程，每个疗程之间停药3日。

胶囊：口服。一次3粒，一日3次，7日为一个疗程，必要时可连服2~3个疗程，每个疗程之间停药3日。

【剂型规格】片剂:①薄膜衣片每片重 0.29g;②糖衣片片芯重 0.28g。

颗粒剂:①每袋装 2.5g;②每袋装 10g。

胶囊:每粒装 0.25g。

196. 宫炎平片(胶囊)

【药物组成】地稔、两面针、当归、五指毛桃、柘木。

【功能主治】清热利湿,祛瘀止痛,收敛止带。用于湿热瘀阻所致带下病,症见小腹隐痛,经色紫暗、有块,带下色黄质稠;慢性盆腔炎见上述证候者。

【方解】方中重用地稔清热利湿,解毒,为君药。两面针清热解毒、消肿止痛,助君药清热解毒,为臣药。当归养血活血,通经止痛;柘木祛风利湿,活血通经;五指毛桃健脾利湿,收敛止带,均为佐药。诸药合用,共奏清热利湿,祛瘀止痛,收敛止带之功。

【临床应用】

1. 妇人腹痛　因湿热瘀阻,阻滞冲任,血行不畅所致,症见小腹隐痛,腰骶胀痛,经色紫暗有块,带下量多,色黄质稠,或有异味,或月经不调,舌苔黄腻或厚,脉弦数;慢性盆腔炎见上述证候者。

2. 带下病　因湿热瘀阻,流注下焦所致,症见带下量多,色黄质稠,小腹隐痛,或阴痒,小便黄少,舌苔黄腻,脉弦滑;慢性盆腔炎见上述证候者。

【注意事项】

1. 血虚失荣腹痛及寒湿带下者慎用。

2. 忌食生冷、辛辣食物。

【用法用量】片剂:规格①、②口服。一次 3~4 片,一日 3 次。

胶囊:

规格①、②口服。一次 3~4 粒,一日 3 次。

规格③口服。一次 2 粒,一日 3 次。

【剂型规格】片剂:①薄膜衣片每片重 0.26g;②糖衣片片芯重 0.25g。

胶囊:①每粒装 0.2g;②每粒装 0.25g;③每粒装 0.35g。

二、清热解毒

197. 妇炎消胶囊

【药物组成】酢浆草、败酱草、天花粉、大黄、牡丹皮、苍术、乌药。

【功能主治】苗医:蒙凯:嘎井郎罗,巢窝蒙秋,布发讲港。

中医:清热解毒,行气化瘀,除湿止带。用于妇女生殖系统炎症,痛经带下。

【方解】方中酢浆草利湿消肿,为君药。败酱草清热利湿,解毒排脓;天花粉清热化痰,解毒消肿,为臣药。大黄泻湿热,破积滞,行瘀血;牡丹皮凉血化瘀;苍术健脾燥湿;乌药行气止痛,为佐使药。诸药合用,共奏清热解毒,行气化瘀,除湿止带之功。

【临床应用】

1. 妇女生殖系统炎症　因湿热蕴结,瘀阻冲任,胞脉血行不畅所致,症见小腹疼痛,带下增多,色黄或白,经前或经期小腹疼痛加重,舌红苔黄腻,脉弦数或弦滑。

2. 带下病　因湿热蕴结,损及任带二脉所致,症见带下量增多,色黄质稠,有臭味,或小腹作痛,或阴痒,舌红苔黄腻,脉弦数或弦滑。

3. 痛经　因湿热蕴结,瘀阻冲任,胞脉血行不畅所致,症见经前或经期小腹疼痛,拒按,舌红苔黄腻,脉弦数或弦滑。

【药理作用】本品有抗炎、镇痛作用。

【不良反应】个别患者偶有轻微腹泻,停药后可自行消失。

【禁忌】

1. 对本品过敏者禁用。

2. 孕妇及哺乳期妇女禁用。

【注意事项】

1. 阳虚寒凝证慎用。

2. 忌食辛辣、生冷、油腻食物。

【用法用量】口服。一次 3 粒,一日 3 次。

【剂型规格】胶囊:每粒装 0.45g。

198. 金刚藤糖浆

【药物组成】金刚藤。

【功能主治】清热解毒,消肿散结。用于附件炎和附件炎性包块及妇科多种炎症。

【方解】方中金刚藤清热解毒,消肿散结,活血化瘀,祛风除湿。取单味为剂,力专效宏,用治瘀热互结所致的妇科病证,以取清热解毒,消肿散结之功。

【临床应用】

1. 妇人腹痛　因湿热瘀阻,冲任失调,血行不畅所致,症见妇人小腹疼痛拒按,有灼热感,腰骶胀痛,经色紫暗有块,带下量多,色黄黏稠,有臭味,舌苔黄腻,脉弦数者;附件炎及妇科多种炎症见上述证候者。

2. 癥瘕　因湿热瘀阻,瘀积日久所致,症见妇女腹部包块拒按,小腹及腰骶疼痛,带下量多,色黄,伴经期提前或延长,经血量多,舌苔黄腻,脉弦滑;附件炎性包块见上述证候者。

3. 带下病　因湿热瘀阻，流注下焦所致，症见带下量多，色黄质稠，有臭味，小腹作痛，或阴痒，小便黄，舌苔黄腻，脉弦滑；附件炎及妇科多种炎症见上述证候者。

【药理作用】本品有抗炎、抗菌（念珠菌等）等作用。

【注意事项】

1. 血虚失荣腹痛及寒湿带下者慎用。

2. 孕妇慎用。

3. 饮食宜清淡，忌食生冷及辛辣食物。

4. 糖尿病患者慎用。

【用法用量】口服。一次 20ml，一日 3 次。

【剂型规格】糖浆剂：每瓶装 150ml。

三、行气破瘀

199. 保妇康栓

【药物组成】莪术油、冰片。

【功能主治】行气破瘀，生肌止痛。用于湿热瘀滞所致的带下病，症见带下量多、色黄，时有阴部瘙痒；霉菌性阴道炎、老年性阴道炎、宫颈糜烂见上述证候者。

【方解】莪术行气破血，祛瘀止痛，为君药。冰片清热止痛，祛腐生肌，为臣药。两药合用，共奏行气破瘀，生肌止痛之功。

【临床应用】

1. 带下病　因湿热瘀滞，损及任带所致，症见带下增多，色黄或黄白，质黏腻，臭秽，或伴阴部瘙痒，胸闷心烦，口苦咽干，纳食较差，小便黄少，舌红苔黄腻，脉滑或细滑；霉菌性阴道炎、老年性阴道炎、宫颈糜烂见上述证候者。

2. 阴痒　因湿热下注，损伤任带，带下量多，浸渍阴部所致，症见阴部瘙痒，甚则痒痛，带下色黄，黏腻臭秽，或色白如豆渣样，臭秽，口苦咽干，心烦不宁，小便黄赤，舌红苔黄腻，脉滑数；霉菌性阴道炎、老年性阴道炎见上述证候者。

【药理作用】本品有抗病原微生物（支原体、滴虫、人乳头瘤病毒等）、抗肿瘤（宫颈癌细胞系 CaSki、宫颈永生化细胞 H8 增殖等）的作用。

【不良反应】

1. 罕见用药后出现暂时性体温升高或畏寒、寒战现象，多为老年女性或雌激素水平低下者，减量或停药后可自行消失。

2. 罕见用药部位灼热感、疼痛、红肿、皮疹、过敏等,停药后可逐渐缓解直至消失。

【禁忌】孕妇禁用。

【注意事项】

1. 本品为阴道给药,禁止内服。
2. 忌辛辣、生冷、油腻食物。
3. 治疗期间忌房事,配偶如有感染应同时治疗。
4. 未婚妇女不宜使用;已婚妇女月经期及阴道局部有破损者不宜使用。
5. 哺乳期妇女、绝经后患者,应在医师指导下使用。
6. 外阴白色病变、糖尿病所致的瘙痒不宜使用。
7. 带下伴血性分泌物,或伴有尿频、尿急、尿痛者,应去医院就诊。
8. 用药部位如有烧灼感等不适时应停药,严重者应向医师咨询。
9. 注意卫生,防止重复感染。用药前应先用温开水清洗外阴;给药时应洗净双手或戴指套。
10. 过敏体质慎用。

【用法用量】洗净外阴部,将栓剂塞入阴道深部,或在医生指导下用药。每晚1粒。

【剂型规格】栓剂:每粒重1.74g。

第三节　扶　正　剂

一、养血理气

200. 艾附暖宫丸

【药物组成】艾叶(炭)、醋香附、制吴茱萸、肉桂、当归、川芎、白芍(酒炒)、地黄、炙黄芪、续断。

【功能主治】理气养血,暖宫调经。用于血虚气滞、下焦虚寒所致的月经不调、痛经,症见行经后错、经量少、有血块、小腹疼痛、经行小腹冷痛喜热、腰膝酸痛。

【方解】方中当归养血活血,调经止痛,为君药。地黄、酒白芍、川芎滋阴养血,和营调经,增强君药养血调经之力;炙黄芪补脾益气,可助有形之血化生,共为臣药。艾叶炭、制吴茱萸、肉桂、续断温热之品温暖胞宫,补肾固冲,散寒止痛;醋香附理气解郁,调经止痛,合为佐药。诸药合用,共奏理气养血,暖宫调经之功。

【临床应用】

1. 月经后期　因阴血不足，胞宫虚寒，冲任失和所致，症见月经逾期 7 日以上，经血色暗，有血块，小腹畏寒疼痛，腹胀，喜温按，四肢不温，面色无华，倦怠乏力，舌质淡暗，脉弦细。

2. 月经过少　因气血两虚，胞宫不温，冲任失和所致，症见月经量渐少，经血淡暗，有血块，小腹冷痛，得温痛减，腰酸腹胀，畏寒肢冷，倦怠乏力，舌质淡暗或有瘀斑，脉弦细。

3. 痛经　因寒凝胞宫，血虚不荣，气滞血瘀所致，症见经期小腹冷痛坠胀，喜温按，经血色暗，有血块，腰酸肢冷，乏力，面黄，舌质淡暗或有瘀斑，脉沉细或弦细。

【药理作用】本品有镇痛、改善血液流变性等作用。

【禁忌】

1. 对本品过敏者禁用。

2. 孕妇禁用。

【注意事项】

1. 热证、实证者不宜用。

2. 忌食辛辣、寒凉食物。

3. 过敏体质者慎用。

【用法用量】规格①大蜜丸，口服。一次 1 丸，一日 2~3 次。

规格②、⑤小蜜丸，口服。一次 9g，一日 2~3 次。

规格③、④水蜜丸，口服。一次 4.5g，一日 2~3 次。

规格⑥、⑦水蜜丸，口服。一次 6g，一日 2~3 次。

【剂型规格】丸剂：①每丸重 9g；②每袋装 9g；③每瓶装 45g；④每瓶装 72g；⑤每 45 粒重 9g；⑥每 100 丸重 4g；⑦每 100 丸重 10g。

二、益气养血

201. 乌鸡白凤丸（胶囊、片）

乌鸡白凤丸（片）

【药物组成】乌鸡（去毛爪肠）、鹿角胶、醋鳖甲、煅牡蛎、桑螵蛸、人参、黄芪、当归、白芍、醋香附、天冬、甘草、地黄、熟地黄、川芎、银柴胡、丹参、山药、芡实（炒）、鹿角霜。

【功能主治】补气养血，调经止带。用于气血两虚，身体瘦弱，腰膝酸软，月经不调，崩漏带下。

【方解】方中重用乌鸡，补阴血，滋肝肾，清虚热，为君药。人参、黄芪、山药补气健脾，熟地黄、当归、白芍、川芎、丹参养血调经，鹿角霜、鹿角胶补肝肾益精血，醋鳖甲、地黄、天冬滋补阴液，清虚热，共为臣药。醋香附疏肝理气，调经止痛，银柴胡清退虚热，炒芡实、桑螵蛸、煅牡蛎收敛固涩止带，为佐药。甘草调和诸药，为使药。诸药合用，共奏补气养血，调经止带之功。

【临床应用】

1. 月经不调　因气血双亏，阴虚有热，热扰冲任所致，症见经水先期而至、经量多或经量少，午后潮热，盗汗，腰腿酸软，心烦失眠，舌质偏红，脉细。

2. 崩漏　因气血不足，阴虚有热，热迫血行所致，症见经乱无期，月经量多，或淋漓不尽，头晕，乏力，腰腿酸痛，心烦易怒，舌质偏红，脉细数。

3. 带下病　因气血虚弱，肝肾不足，虚热内扰，任、带脉不固，津液下夺所致，症见带下量多，黄白相兼，腰酸腿软，盗汗，舌质偏红，脉细。

【药理作用】本品有促进造血功能、止血、性激素样作用、抑制子宫平滑肌收缩、抑制前列腺增生、保肝、抗炎、镇痛以及降血脂等作用。

【禁忌】

1. 对本品过敏者禁用。

2. 孕妇禁用。

【注意事项】

1. 月经不调或崩漏属血热实证者慎用。

2. 服药期间忌食辛辣、生冷食物。

【用法用量】丸剂：

规格①大蜜丸，口服。一次1丸，一日2次。

规格②水蜜丸，口服。一次6g，一日2次。

规格③小蜜丸，口服。一次9g，一日2次。

规格④浓缩丸，口服。一次9g，一日1次；或将药丸加适量开水溶后服。

片剂：口服。一次2片，一日2次。

【剂型规格】丸剂：①每丸重9g；②每袋装6g；③每袋装9g；④每10丸重1g。

片剂：每片重0.5g。

乌鸡白凤胶囊

【药物组成】乌鸡（去毛爪肠）、丹参、地黄、香附（醋制）、人参、白芍、牡蛎（煅）、鹿角霜、银柴胡、甘草、黄芪、鳖甲（制）。

【功能主治】补气养血，调经止带。用于气血两虚，身体瘦弱，腰膝酸软，月经不调，崩漏带下。

【方解】方中重用乌鸡，补阴血，滋肝肾，清虚热，为君药。人参、黄芪补气健脾，白芍、丹参养血调经，鹿角霜补肝肾益精血，制鳖甲、地黄滋补阴液，清虚热,共为臣药。醋香附疏肝理气,调经止痛;银柴胡清退虚热;煅牡蛎收敛固涩止带,为佐药。甘草调和诸药,为使药。诸药合用,共奏补气养血,调经止带之功。

【临床应用】

1. 月经不调　因气血双亏,阴虚有热,热扰冲任所致,症见经水先期而至、经量多或经量少,午后潮热,盗汗,腰腿酸软,心烦失眠,舌质偏红,脉细。

2. 崩漏　因气血不足,阴虚有热,热迫血行所致,症见经乱无期,月经量多,或淋漓不尽,头晕,乏力,腰腿酸痛,心烦易怒,舌质偏红,脉细数。

3. 带下病　由气血虚弱,肝肾不足,虚热内扰,任、带脉不固,津液下夺所致,症见带下量多,黄白相兼,腰酸腿软,盗汗,舌质偏红,脉细。

【禁忌】

1. 对本品过敏者禁用。

2. 孕妇禁用。

【注意事项】

1. 月经不调或崩漏属血热实证者慎用。

2. 服药期间忌食辛辣、生冷食物。

【用法用量】口服。一次 2~3 粒,一日 3 次。

【剂型规格】胶囊:每粒装 0.3g。

202. 八珍益母丸(胶囊)

【药物组成】益母草、党参、炒白术、茯苓、甘草、当归、酒白芍、川芎、熟地黄。

【功能主治】益气养血,活血调经。用于气血两虚兼有血瘀所致的月经不调,症见月经周期错后、行经量少、淋漓不净、精神不振、肢体乏力。

【方解】方中重用益母草活血化瘀,调经止痛,为君药。熟地黄、当归、酒白芍、川芎养血和血,党参、炒白术、茯苓、甘草益气健脾,为臣药。益母草与上药合用,消补兼施,益气养血,活血调经,是治疗气血不足兼有瘀滞之月经不调的常用方剂。

【临床应用】月经不调　因先天禀赋不足,或劳倦内伤太过,气血亏虚,冲任瘀滞,血海不足,经血运行不畅所致,症见月经周期错后,行经量少,淋漓不断,精神不振,肢体乏力,面色无华,舌淡苔白,脉缓弱。

【药理作用】本品有雌激素样作用,以及调节子宫平滑肌张力以及促进造血功能等作用。

【禁忌】对本品过敏者禁用。

【注意事项】

1. 寒凝血瘀所致月经不调者慎用。

2. 服药期间,忌食辛辣、生冷之品。

【用法用量】丸剂:

规格①大蜜丸,口服。一次1丸,一日2次。

规格②、④、⑤水蜜丸,口服。一次6g,一日2次。

规格③小蜜丸,口服。一次9g,一日2次。

胶囊:口服。一次3粒,一日3次。

【剂型规格】丸剂:①每丸重9g;②每袋装6g;③每袋装9g;④每瓶装60g;⑤每瓶装120g。

胶囊:每粒装0.28g。

203. 补血益母丸(颗粒)

【药物组成】当归、黄芪、阿胶、益母草、陈皮。

【功能主治】补益气血,祛瘀生新。用于气血两虚兼血瘀证产后腹痛。

【方解】黄芪补气健脾,生血行滞;当归活血补血,调经止痛,二药相伍补气生血,活血止痛,共为君药。阿胶补血滋阴止血,益母草祛瘀生新,调经止痛,为臣药。陈皮理气健脾,令补而不滞,为佐药。诸药配伍,共奏补益气血,祛瘀生新之功。

【临床应用】产后腹痛 因产后气血虚弱,瘀血内阻所致,症见下腹疼痛,恶露不绝,头晕眼花,少气懒言,面色苍白,舌暗或有瘀点,脉沉细或沉弱。

【药理作用】本品有减少流产后子宫出血及保护子宫内膜等作用。

【禁忌】孕妇禁用。

【注意事项】服药期间忌生冷、辛辣食物。

【用法用量】丸剂:口服。一次12g,一日2次。

颗粒剂:开水冲服。一次12g,一日2次。

【剂型规格】丸剂:每袋装12g(每200丸重12g)。

颗粒剂:每袋装12g。

三、益气活血

204. 定坤丹

【药物组成】红参、鹿茸、西红花、三七、白芍、熟地黄、当归、白术、枸杞子、黄芩、香附、茺蔚子、川芎、鹿角霜、阿胶、延胡索等。

【功能主治】滋补气血,调经舒郁。用于气血两虚、气滞血瘀所致的月经不调、行经腹痛、崩漏下血、赤白带下、血晕血脱、产后诸虚、骨蒸潮热。

【临床应用】

1. 月经后期　因气血两虚，血海不能按时满盈，兼有气滞瘀阻，冲任失调所致，症见行经后错，经水量少，有血块，肢体乏力，或头晕，舌暗淡，脉沉细。

2. 痛经　因气血两亏，肝失血养，疏泄失司，气滞血瘀所致，症见经行腹痛，经量少或多，有血块，腹痛拒按，血块排出痛减，烦躁，胸闷不舒，舌暗淡，脉沉细。

3. 崩漏　因气血不足，气滞血瘀，冲任失调，血海蓄溢失常所致，症见经水非时而下，暴下如崩或淋漓不尽，血色淡质稀，有血块，头晕，乏力，腰膝酸软，烦躁失眠，舌暗淡，脉沉细。

4. 带下病　因气血不足，气滞血瘀，任带二脉不能固约所致，症见带下量多，小腹作痛，腰痛酸软，纳谷无味，神疲乏力，舌暗或有瘀点，脉沉细弦。

【药理作用】本品有改善血液流变性、抗炎、止痛、促进多囊卵巢综合征排卵、提高子宫内膜容受性等作用。

【不良反应】本品有恶心、呕吐、皮疹、瘙痒等不良反应报告。

【禁忌】对本品及所含成分过敏者禁用。

【注意事项】

1. 忌食生冷油腻及刺激性食物。

2. 伤风感冒时停服。

【用法用量】丸剂：

规格①大蜜丸，口服。一次半丸~1丸，一日2次。

规格②水蜜丸，口服。一次3.5~7g（半瓶~1瓶），一日2次或遵医嘱。

【剂型规格】丸剂：①每丸重10.8g；②每瓶装7g。

四、滋阴安神

205. 更年安片（胶囊）

【药物组成】地黄、泽泻、麦冬、熟地黄、玄参、茯苓、仙茅、磁石、牡丹皮、珍珠母、五味子、首乌藤、制何首乌、浮小麦、钩藤。

【功能主治】滋阴清热，除烦安神。用于肾阴虚所致的绝经前后诸证，症见烦热出汗、眩晕耳鸣、手足心热、烦躁不安；更年期综合征见上述证候者。

【方解】方中地黄、熟地黄、制何首乌、玄参、麦冬滋养肝肾，补益阴血，清热除烦，为君药。茯苓、泽泻、牡丹皮健脾利水、泻火降浊，为臣药。珍珠母、磁石重镇潜阳，安神；钩藤平肝息风，止眩晕；首乌藤养血安神，除烦；五味子、浮小麦滋阴敛汗，养心安神；仙茅壮阳益肾，旨在阳中求阴，阳生阴长，共为佐使药。诸药合用,共奏滋阴清热,除烦安神之功。

【临床应用】绝经前后诸证 因妇女经断前后,因肾阴不足、虚阳上浮所致,症见烦热出汗,眩晕耳鸣,腰酸腿软,急躁易怒,心胸烦闷,手足心热,头痛,两胁胀痛,失眠多梦,心悸,口渴,舌红苔少,脉细弦;更年期综合征见上述证候者。

【药理作用】本品有镇静及雌激素样作用。

【禁忌】对本品过敏者禁用。

【注意事项】

1. 脾肾阳虚者慎用。
2. 服药期间应忌辛辣食物。
3. 糖尿病及肾病患者慎用。

【用法用量】片剂:规格①、②口服。一次6片,一日2~3次。

胶囊:口服。一次3粒,一日3次。

【剂型规格】片剂:①薄膜衣片每片重0.31g;②糖衣片片芯重0.3g。

胶囊:每粒装0.3g。

206. 坤泰胶囊

【药物组成】熟地黄、黄连、白芍、黄芩、阿胶、茯苓。

【功能主治】滋阴清热,安神除烦。用于绝经前后诸证。阴虚火旺者,症见潮热面红,自汗盗汗,心烦不宁,失眠多梦,头晕耳鸣,腰膝酸软,手足心热;妇女卵巢功能衰退、更年期综合征见上述表现者。

【方解】方中熟地黄为君药,生精益髓,滋阴补肾,养血。黄连、白芍、阿胶为臣药,黄连清虚火,清心除烦,与熟地黄配伍可滋阴降火,交通心肾;白芍、阿胶补血养阴,补血而不滞,养阴而不腻,且能收敛精气,固摄元气,两者与熟地黄配伍,能增强熟地黄滋阴养血的作用。黄芩、茯苓为佐药,黄芩清热泻火,可增强黄连清虚火之功;茯苓既可健脾益气,滋肾精之源泉,又具安神之功。诸药合用,共奏滋阴清热,安神除烦之功。

【临床应用】

1. 绝经前后诸证 妇女经断前后,因肾阴不足、阴虚火旺所致,症见潮热面红,自汗盗汗,心烦不宁,失眠多梦,头晕耳鸣,腰膝酸软,手足心热,舌红、少苔,脉细数;更年期综合征见上述证候者。

2. 卵巢功能衰退 因肾阴不足,精血亏虚所致,症见月经稀少,渐至闭经,潮热盗汗,心烦不寐,心悸怔忡,面色潮红,舌红、少苔,脉沉细。

【药理作用】本品有改善卵巢功能及升高血清雌二醇水平,降低促黄体生成激素水平的作用。

【不良反应】偶见服药后腹胀，胃痛，可改为饭后服药或停药处理。

【禁忌】对本品过敏者禁用。

【注意事项】

1. 肾阳虚衰者慎用。

2. 饮食宜清淡富含营养，忌辛辣、油腻食物。

【用法用量】口服。一次4粒，一日3次，2~4周为一个疗程；或遵医嘱。

【剂型规格】胶囊：每粒装0.5g。

五、补肾健脾

207. 滋肾育胎丸

【药物组成】菟丝子、砂仁、熟地黄、人参、桑寄生、阿胶(炒)、何首乌、艾叶、巴戟天、白术、党参、鹿角霜、枸杞子、续断、杜仲。

【功能主治】补肾健脾，益气培元，养血安胎，强壮身体。用于脾肾两虚，冲任不固所致的滑胎(防治习惯性流产和先兆性流产)。

【方解】方中熟地黄滋阴养血，补肾填精；人参大补元气，益气生血；杜仲滋补肝肾，强筋健骨，共奏补肾健脾，益气培元，养血安胎之功，共为君药。何首乌、枸杞子、炒阿胶补益肝肾，生精补血安胎；鹿角霜、巴戟天补肾阳，益精血，固冲任；菟丝子、桑寄生、续断补益肝肾，养血安胎；党参、白术益气健脾，资生气血，有益气安胎之效，共为臣药。艾叶温经散寒，止血安胎；砂仁健脾和胃，行气安胎，共为佐药。诸药合用，共奏补肾健脾，益气培元，养血安胎，强壮身体之功。

【临床应用】

1. 滑胎　因脾肾两虚，冲任不固，气血亏虚所致，症见孕后屡堕，伴腰酸，小腹空坠，神疲乏力，心悸，气短，纳呆，便溏，舌淡胖，苔白，脉细滑；习惯性流产和先兆性流产见上述证候者。

2. 胎动不安　因脾肾两虚，气血亏虚，胎失所系所致，症见妊娠期阴道少量出血，色红或淡红，小腹绵绵坠痛，腰腿酸软，伴气短乏力，食少纳差，小便频数，大便溏或少，舌淡苔薄白，脉沉细滑；先兆流产见上述证候者。

3. 胎漏　因脾肾两虚，气血虚弱，胎元不固所致，症见妊娠期阴道少量出血，色红或淡红，伴气短乏力，食少纳差，小便频数，大便溏或少，舌淡苔薄白，脉沉细滑；先兆流产见上述证候者。

【药理作用】本品有改善卵巢功能等作用。

【注意事项】孕妇禁房事。

【用法用量】严格按照国家批准的药品说明书使用。

【剂型规格】丸剂。

第四节 散结剂

一、消肿散结

208. 乳癖消颗粒(胶囊、片)

【药物组成】鹿角、蒲公英、昆布、天花粉、鸡血藤、三七、赤芍、海藻、漏芦、木香、玄参、牡丹皮、夏枯草、连翘、红花。

【功能主治】软坚散结,活血消痈,清热解毒。用于痰热互结所致的乳癖、乳痈,症见乳房结节、数目不等、大小形态不一、质地柔软,或产后乳房结块、红热疼痛;乳腺增生、乳腺炎早期见上述证候者。

【方解】方中鹿角滋补肝肾,调理冲任,活血散瘀,消肿止痛,为君药。鸡血藤、红花养血活血,化瘀散结,为臣药。三七、牡丹皮、赤芍活血化瘀,止痛;蒲公英、连翘、天花粉、玄参、夏枯草、漏芦、昆布、海藻清热解毒,散结消肿,化痰散结;木香行气止痛,为佐药。全方共奏软坚散结,活血消痈,清热解毒之功。

【临床应用】

1. 乳癖　因肝胃火盛,痰瘀互结所致,症见单侧或双侧乳房胀痛、肿块明显,皮温微热;乳腺增生病见上述证候者。

2. 乳痈　因肝胃火盛,痰热互结或乳汁淤积,化为脓腐所致,症见产后乳房结块无波动,皮肤微红,胀痛;乳腺炎早期见上述证候者。

【药理作用】本品有抑制乳腺增生、镇痛、抗氧化、调节雌孕激素水平等作用。

【禁忌】

1. 对本品过敏者禁用。

2. 孕妇禁用。

【注意事项】

1. 阴疽流注者慎用。

2. 饮食宜清淡,忌辛辣油腻。

【用法用量】颗粒剂:开水冲服。一次1袋,一日3次。

胶囊:口服。一次5~6粒,一日3次。

片剂:

规格①、③口服。一次5~6片,一日3次。

规格②口服。一次 3 片，一日 3 次。

【剂型规格】颗粒剂：每袋装 8g（相当于原药材 6g）。

胶囊：每粒装 0.32g。

片剂：①薄膜衣片每片重 0.34g；②薄膜衣片每片重 0.67g；③糖衣片片芯重 0.32g。

二、活 血 化 瘀

209. 桂枝茯苓丸（胶囊）

桂枝茯苓丸

【药物组成】桂枝、茯苓、牡丹皮、赤芍、桃仁。

【功能主治】活血，化瘀，消癥。用于妇人宿有癥块，或血瘀经闭，经行腹痛，产后恶露不尽。

【方解】方中桂枝味辛甘，性温，温通经脉，行滞化瘀，为君药。桃仁味苦，善泄血滞，破恶血，消癥瘕；牡丹皮味微苦，性微寒，能散血行瘀，凉血清热；赤芍味苦酸，性微寒，和血养血，使消癥而不伤正，共为臣药。茯苓健脾渗湿，以资化源，为佐药。诸药合用，共奏活血，化瘀，消癥之功。

【临床应用】

1. 癥瘕　因瘀血内停，瘀阻冲任所致，症见下腹包块，推之可移，界限清楚，妇女月经不畅，血色暗紫，有小血块，腹痛如刺，痛处拒按，舌暗，有瘀斑，脉沉弦或沉涩，按之有力。

2. 痛经　因瘀血内阻所致，症见经前或经期小腹刺痛拒按，量多或少，色暗红有血块，血块下后痛减，舌暗或有瘀点，脉沉弦或涩。

3. 闭经　因瘀血内阻所致，症见经闭不行，小腹刺痛拒按，舌暗或有瘀点，脉沉涩。

4. 产后恶露不尽　因瘀血阻滞胞脉所致，症见产后恶露淋漓不尽，量少，色紫暗有块，小腹疼痛拒按，舌紫暗或边有瘀点，脉弦涩。

【药理作用】本品有调节内分泌功能、改善微循环、抗炎、镇痛、调节免疫功能、抗肿瘤、抑制前列腺增生、抑制子宫平滑肌收缩等作用。

【不良反应】偶见药后胃脘不适，隐痛，停药后可自行消失。

【禁忌】孕妇禁用。

【注意事项】

1. 经期及经后 3 日禁服。

2. 忌食生冷、肥腻、辛辣食物。

【用法用量】规格①大蜜丸，口服。一次 1 丸，一日 1~2 次。

规格②水蜜丸,口服。一次4g,一日1~2次。

规格③浓缩水丸,口服。一次9丸,一日1~2次。

规格④浓缩水丸,口服。一次6丸,一日1~2次。

【剂型规格】丸剂:①每丸重6g;②每100丸重10g;③素丸每10丸重1.5g;④素丸每10丸重2.2g。

桂枝茯苓胶囊

【药物组成】桂枝、茯苓、牡丹皮、桃仁、白芍。

【功能主治】活血,化瘀,消癥。用于妇人瘀血阻络所致的癥块、经闭、痛经、产后恶露不尽;子宫肌瘤,慢性盆腔炎包块,痛经,子宫内膜异位症,卵巢囊肿见上述证候者;也可用于女性乳腺囊性增生病属瘀血阻络证,症见乳房疼痛、乳房肿块、胸胁胀闷;或用于前列腺增生属瘀阻膀胱证,症见小便不爽、尿细如线,或点滴而下、小腹胀痛者。

【方解】方中桂枝味辛甘,性温,温通经脉,行滞化瘀,为君药。桃仁味苦,善泄血滞,破恶血,消癥瘕;牡丹皮味微苦,性微寒,能散血行瘀,凉血清热;白芍味苦酸,性微寒,和血养血,使消癥而不伤正,共为臣药。茯苓健脾渗湿,以资化源,为佐药。诸药合用,共奏活血,化瘀,消癥之功。

【临床应用】

1. 癥瘕　因瘀血内停,瘀阻冲任所致,症见下腹包块,推之可移,界限清楚,妇女月经不畅,血色暗紫,有小血块,腹痛如刺,痛处拒按,舌暗,有瘀斑,脉沉弦或沉涩,按之有力;子宫肌瘤、慢性盆腔炎性包块、卵巢囊肿见上述证候者。

2. 痛经　因瘀血内阻所致,症见经前或经期小腹刺痛拒按,量多或少,色暗红有血块,血块下后痛减,舌暗或有瘀点,脉沉弦或涩;痛经、子宫内膜异位症见上述证候者。

3. 闭经　由瘀血内阻所致,症见经闭不行,小腹刺痛拒按,舌暗或有瘀点,脉沉涩。

4. 产后恶露不尽　因瘀血阻滞胞脉所致,症见产后恶露淋漓不尽,量少,色紫暗有块,小腹疼痛拒按,舌紫暗或边有瘀点,脉弦涩。

5. 乳癖　因瘀血阻络所致,症见乳房疼痛、乳房肿块、胸胁胀闷;乳腺囊性增生病见上述证候者。

6. 癃闭　因瘀血阻络所致,症见小便不爽、尿细如线,或点滴而下、小腹胀痛;前列腺增生见上述证候者。

【药理作用】本品有调节内分泌功能等作用。

【不良反应】偶见服药后胃脘不适,隐痛,停药后可自行消失。

【禁忌】孕妇禁用。

【注意事项】

1. 经期及经后3日禁服。

2. 体弱、阴道出血量多者慎用。

3. 忌食生冷、肥腻、辛辣食物。

【用法用量】口服。一次3粒,一日3次。饭后服。前列腺增生疗程8周,其余适应证疗程12周;或遵医嘱。

【剂型规格】胶囊:每粒装0.31g。

210. 乳块消颗粒(胶囊、片)

【药物组成】橘叶、丹参、皂角刺、王不留行、川楝子、地龙。

【功能主治】疏肝理气,活血化瘀,消散乳块。用于肝气郁结,气滞血瘀,乳腺增生,乳房胀痛。

【方解】方中橘叶疏肝理气,散结止痛,丹参养血活血,祛瘀消肿,为君药。川楝子疏肝行气,散结消肿;王不留行活血散结,通络止痛,为臣药。皂角刺软坚散结,消肿止痛;地龙活血通络,消肿止痛,为佐药。诸药合用,共奏疏肝理气,活血化瘀,消散乳块之功。

【临床应用】乳癖 因肝气郁结,气滞血瘀所致,症见乳房单侧或双侧肿块、疼痛,肿块边界欠清,与周围组织不粘连,每随喜怒而消长,常在月经前加重,月经后缓解;乳腺增生病见上述证候者。

【禁忌】孕妇禁用。

【注意事项】

1. 保持情绪舒畅,忌气恼。

2. 服药期间忌食生冷、油腻之品。

【用法用量】颗粒剂:规格①、②开水冲服。一次1袋,一日3次;或遵医嘱。

胶囊:口服。一次4~6粒,一日3次。

片剂:口服。一次4~6片,一日3次。

【剂型规格】颗粒剂:①每袋装5g;②每袋装10g。

胶囊:每粒装0.3g。

片剂:薄膜衣片每片重0.36g。

211. 宫瘤清胶囊(颗粒)

宫瘤清胶囊

【药物组成】熟大黄、土鳖虫、水蛭、桃仁、蒲黄、黄芩、枳实、牡蛎、地黄、白芍、甘草。

【功能主治】活血逐瘀,消癥破积。用于瘀血内停所致的妇女癥瘕,症见小腹胀痛、经色紫暗有块、经行不爽；子宫肌瘤见上述证候者。

【方解】方中熟大黄活血祛瘀，消癥散结，为君药。土鳖虫、水蛭破血逐瘀通经，桃仁、蒲黄活血祛瘀，枳实破气消积，使气行则血行，四药相伍，增强大黄活血逐瘀，消癥散结之效，共为臣药。黄芩清肝泄热，协大黄以清瘀热，牡蛎软坚散结，地黄、白芍养血和血，使消癥攻邪而不伤正，均为佐药。甘草调和诸药，为使药。诸药合用，共奏活血逐瘀，消癥破积之功。

【临床应用】癥瘕　因瘀血内停所致，症见下腹包块，推之可移，界限清楚，经血量多，经色紫暗夹块，或经行不爽，或月经周期紊乱，经期延长或久漏不止，面色晦暗，口干不欲饮，大便干结，舌紫暗，或有瘀斑或瘀点，苔黄，脉沉弦；子宫肌瘤见上述证候者。

【药理作用】本品有拮抗雌激素、抗炎及改善微循环、抑制子宫肌瘤细胞增殖及诱导凋亡等作用。

【禁忌】孕妇禁用。

【注意事项】

1. 体弱、阴道出血量多者慎用。
2. 经期及经后 3 日停服。
3. 忌食生冷、油腻、辛辣食物。

【用法用量】口服。一次 3 粒，一日 3 次；或遵医嘱。

【剂型规格】胶囊：每粒装 0.37g。

宫瘤清颗粒

【药物组成】熟大黄、土鳖虫、水蛭、桃仁、蒲黄、黄芩、枳实、牡蛎、地黄、白芍、甘草。

【功能主治】活血逐瘀，消癥破积，养血清热。用于瘀血内停所致的小腹胀痛，经色紫暗有块，以及子宫壁间肌瘤及浆膜下肌瘤见上述证候者。

【方解】方中熟大黄活血祛瘀，消癥散结，为君药。土鳖虫、水蛭破血逐瘀通经，桃仁、蒲黄活血祛瘀，枳实破气消积，使气行则血行，四药相伍，增强大黄活血逐瘀，消癥散结之效，共为臣药。黄芩清肝泄热，协大黄以清瘀热，牡蛎软坚散结，地黄、白芍养血和血，使消癥攻邪而不伤正，均为佐药。甘草调和诸药，为使药。诸药合用，共奏活血逐瘀，消癥破积，养血清热之功。

【临床应用】癥瘕　因瘀血内停所致，症见下腹包块，推之可移，界限清楚，经血量多，经色紫暗夹块，或经行不爽，或月经周期紊乱，经期延长或久漏不止，面色晦暗，口干不欲饮，大便干结，舌紫暗，或有瘀斑或瘀点，苔黄，脉沉弦；子宫壁间肌瘤及浆膜下肌瘤见上述证候者。

【药理作用】本品有拮抗雌激素、抗炎及改善微循环等作用。

【禁忌】孕妇禁用。

【注意事项】

1. 体弱、阴道出血量多者慎用。

2. 经期及经后3日停服。

3. 忌食生冷、油腻、辛辣食物。

【用法用量】口服。一次1袋,一日3次;或遵医嘱。

【剂型规格】颗粒剂:每袋装4g。

第四章

眼科用药

第一节 清热剂

一、清热散风

212. 明目上清丸(片)

【药物组成】桔梗、熟大黄、天花粉、石膏、麦冬、玄参、栀子、蒺藜(盐制)、蝉蜕、甘草、陈皮、菊花、车前子(盐制)、当归、黄芩、赤芍、黄连、枳壳(麸炒)、薄荷脑、连翘、荆芥油。

【功能主治】清热散风,明目止痛。用于暴发火眼,红肿作痛,头晕目眩,眼边刺痒,大便燥结,小便赤黄。

【方解】方中菊花、连翘疏散风热以明目,黄芩、黄连清泻肝火湿热以明目,共为君药。以薄荷脑、荆芥油、蝉蜕、盐蒺藜助君药疏风散热明目,栀子、熟大黄、石膏、天花粉清三焦之火,在里无形之热,共为臣药。以麦冬、玄参养阴清热明目,赤芍、当归活血散瘀消肿,盐车前子清热明目,引邪热由小便而解,麸炒枳壳、陈皮条达气机,宽中导滞,共为佐药。桔梗载药上行,甘草清热解毒,调和诸药,共为佐使药。诸药合用,共奏清热散风,明目止痛之功。

【临床应用】

1. 暴风客热　因肝经风热上扰所致,症见白睛红肿虚浮,甚则眼睑红赤,肿胀,灼热,异物感,眵多如脓,或有身热恶风,耳前淋巴结肿大,大便干结,小便黄赤,舌红苔黄,脉洪数。

2. 睑弦赤烂　因风热夹湿所致,症见眼睑边缘红赤刺痒,灼热疼痛,甚则眼睑边缘及附近皮肤溃烂流脓,睫毛乱生或脱落,口苦咽干,舌红苔黄,脉数。

【禁忌】

1. 对本品过敏者禁用。

2. 孕妇禁用。

3. 白内障眼患者禁用。

【注意事项】

1. 脾胃虚寒者慎用。

2. 年老体弱者慎用。

3. 服药期间饮食宜清淡，忌辛辣、油腻食物。

4. 使用本品时，应配合治疗暴发火眼的外用眼药，如滴眼剂、洗眼剂和外敷剂等。

5. 有高血压、心脏病、肾病、糖尿病等慢性病严重患者应在医师指导下服用。

6. 暴发火眼常并发角膜疾患，如出现头痛眼痛、视力明显下降，并伴有呕吐、恶心，应及时去医院就诊。

【用法用量】丸剂：口服。一次 9g，一日 1~2 次。

片剂：规格①、②口服。一次 4 片，一日 2 次。

【剂型规格】丸剂：每袋（瓶）装 9g。

片剂：①素片每片重 0.6g；②薄膜衣片每片重 0.63g。

二、泻火明目

213. 黄连羊肝丸

【药物组成】黄连、胡黄连、黄芩、黄柏、龙胆、柴胡、醋青皮、木贼、密蒙花、茺蔚子、炒决明子、石决明（煅）、夜明砂、鲜羊肝。

【功能主治】泻火明目。用于肝火旺盛，目赤肿痛，视物昏暗，羞明流泪，胬肉攀睛。

【方解】方中黄连、龙胆苦寒，皆入肝经，相须为用，清肝泻火之力甚著，切中病机，故为君药。胡黄连、黄芩、黄柏、密蒙花、木贼、茺蔚子、夜明砂、炒决明子、煅石决明散风清热，平肝明目，为臣药。柴胡、醋青皮入肝经，调畅气机，疏泄郁热，为佐药。鲜羊肝取其以脏养脏，有养肝明目之用，为使药。全方配伍，共奏泻火明目之功。

【临床应用】

1. 暴风客热　因肝火旺盛所致白睛红赤如火，水肿胀起，眵多干结，目中灼热，口渴咽干，溲赤便秘，舌红苔黄，脉弦数。

2. 天行赤眼　与时疫疠气有关，易于传染，多为双眼发病，白睛红赤或出现小片出血，灼热涩痛，畏光流泪，少眵或无眵。

3. 胬肉攀睛　因肝火上炎所致胬肉初生起于内眦或外眦部，沿白睛渐渐向黑睛攀生，甚则遮蔽瞳神，红赤高起，刺痒磨痛或轻度畏光，每遇过食辛辣厚味，或饮酒之后，或少睡眠，则红赤增甚，胬肉渐长。

4. 视瞻昏渺　因肝火上炎所致，表现为眼外观正常，自觉视力逐渐下降，昏渺蒙昧不清，或伴有眼球疼痛，口苦咽干，舌红苔黄，脉弦数。

【药理作用】本品有抗炎、镇痛、增加机体免疫功能的作用。

【注意事项】

1. 阴虚火旺、体弱年迈、脾胃虚寒者慎用。

2. 孕妇慎用。

3. 服药期间饮食宜清淡，忌食辛辣、肥甘之品。

4. 本品应用过程中，视力减退严重者，应及时检查，以便采取相应治疗措施。

5. 本品为内治法，有外眼症状者，要配合外用眼药或其他方法治疗，以便尽早取得疗效。

【用法用量】规格①大蜜丸，口服。一次1丸，一日1~2次。

规格②水蜜丸，口服。一次6g，一日1~2次。

规格③小蜜丸，口服。一次9g(18丸)，一日1~2次。

【剂型规格】丸剂：①每丸重9g；②每20丸重1g；③每100丸重20g。

214. 珍珠明目滴眼液

【药物组成】珍珠液、冰片。

【功能主治】清热泻火，养肝明目。用于肝虚火旺引起的视力疲劳症和慢性结膜炎。

【方解】方中珍珠液为珍珠层粉经现代工艺加工水解而成，含多种氨基酸，便于滴眼后吸收，更易发挥珍珠养阴息风，退翳明目功能而治目疾。冰片性微寒味苦，气清香透达可入诸窍，解郁火，消肿止痛。二药合用，共奏清热泻火，养肝明目之功。

【临床应用】

1. 干涩昏花　因肝阴内耗不能濡养目窍所致，症见眼痒刺痛，干涩不舒，隐涩难开，眼睑沉重；慢性结膜炎见上述证候者。

2. 视力疲劳　因肝阴不足、肝气偏旺所致，症见阅读不能持久，久则模糊，复视，甚则头痛，眩晕，眼胀痛，眼睑垂闭，不敢睁眼，心烦易怒。

【药理作用】本品有抗炎、解除平滑肌痉挛、改善微循环等作用。

【禁忌】对本品过敏者禁用。

【注意事项】

1. 过敏体质者慎用。

2. 药物滴入有沙涩磨痛、流泪频频者停用。

3. 用药后有眼痒，眼睑皮肤潮红，结膜水肿者停用，并到医院就诊。

【用法用量】滴入眼睑内。一次1~2滴，一日3~5次。

【剂型规格】滴眼剂：每支装8ml、10ml、12ml、15ml。

第二节 扶 正 剂

一、滋阴养肝

215. 明目地黄丸

【药物组成】熟地黄、酒萸肉、牡丹皮、山药、茯苓、泽泻、枸杞子、菊花、当归、白芍、蒺藜、煅石决明。

【功能主治】滋肾，养肝，明目。用于肝肾阴虚，目涩畏光，视物模糊，迎风流泪。

【方解】方中熟地黄滋补肾阴，填精益髓，精气充则神旺，神旺则目精光明，故为君药。酒萸肉、枸杞子、山药、当归、白芍补精养血，血盛则形强，以充养神光，为臣药。蒺藜、煅石决明平肝祛翳，明目除昏；牡丹皮凉血散瘀，活血通络；茯苓、泽泻清热利湿，引浮火下行，共为佐药。菊花清热散风，除头痛目赤，引药上行，可升发阴精，为使药。诸药合用，共奏滋肾，养肝，明目之功。

【临床应用】

1. 视瞻昏渺　因劳神竭视，血少，元气弱或精血亏损所致，眼外观端好，无异常人，自觉视力渐降，矇昧不清。

2. 干涩昏花　因劳瞻竭视，过多思虑，或房劳过度，致伤神水，目干涩不爽，视物昏花，甚则黑睛枯干光损，常伴口干鼻燥，妇女月经不调，白带稀少。

3. 溢泪症　因年老体衰，精血不足，筋肉弛缓，眼液失约所致，症见初起迎风流泪，甚则时时泪下，但冲洗泪道检查，仍然通畅。

【药理作用】本品有抑制白内障形成、抗氧化、改善视网膜病变等作用。

【注意事项】

1. 暴发火眼，表现为眼白睛充血发红，怕光，流泪，眼眵多者不宜用。

2. 肝经风热，肝火上扰者慎用。

3. 脾胃虚弱，运化失调者宜慎用。

4. 服药期间忌辛辣、油腻食物。

5. 如出现迎风流泪和视力急剧下降情况，应去医院就诊。

【用法用量】规格①大蜜丸，口服。一次1丸，一日2次。

规格②水蜜丸，口服。一次 6g，一日 2 次。

规格③小蜜丸，口服。一次 9g，一日 2 次。

规格④浓缩丸，口服。一次 8~10 丸，一日 3 次。

【剂型规格】丸剂：①每丸重 9g；②每袋装 6g；③每袋装 9g；④每 8 丸相当于原生药 3g。

216. 障眼明片（胶囊）

【药物组成】石菖蒲、决明子、肉苁蓉、葛根、青葙子、党参、蔓荆子、枸杞子、车前子、白芍、山茱萸、甘草、菟丝子、升麻、蕤仁（去内果皮）、菊花、密蒙花、川芎、酒黄精、熟地黄、关黄柏、黄芪。

【功能主治】补益肝肾，退翳明目。用于肝肾不足所致的干涩不舒、单眼复视、腰膝酸软，或轻度视力下降；早、中期老年性白内障见上述证候者。

【方解】方中熟地黄、菟丝子、枸杞子、肉苁蓉、山茱萸温补肝肾，益精明目为君药。白芍、川芎、酒黄精、黄芪、党参、甘草养血益气，以助君药补益肝肾之力为臣药。决明子、青葙子、蕤仁、密蒙花、蔓荆子、菊花、石菖蒲、车前子平肝清肝，祛风明目；关黄柏泻火坚阴明目，为佐药。升麻、葛根升举清阳之气引诸药上行，为使药。诸药为伍，共奏补益肝肾，退翳明目之功。

【临床应用】圆翳内障　因肝肾不足所致，多发于 50 岁以上老年人，双眼先后或同时发病，视物逐渐昏朦，视力缓慢下降或有单眼复视、多视，伴干涩不舒，腰膝酸软，不能久视；早、中期老年性白内障见上述证候者。

【药理作用】本品有抑制白内障形成的作用。

【禁忌】对本品过敏者禁用。

【注意事项】

1. 脾胃虚寒者慎用。
2. 忌食辛辣、油腻食物。
3. 可配合有关外用滴眼药的治疗。
4. 治疗过程中应定期检查，视力下降到一定程度时，即可手术治疗。

【用法用量】片剂：

规格①、②口服。一次 4 片，一日 3 次。

规格③口服。一次 2 片，一日 3 次。

胶囊：

规格①口服。一次 4 粒，一日 3 次。

规格②口服。一次 3 粒，一日 3 次。

【剂型规格】片剂：①糖衣片片芯重 0.21g；②薄膜衣片每片重 0.21g；③薄膜衣片每片重 0.42g。

胶囊:①每粒装 0.25g;②每粒装 0.4g。

二、补 肝 明 目

217. 石斛夜光丸

【药物组成】石斛、人参、山药、茯苓、甘草、肉苁蓉、枸杞子、菟丝子、地黄、熟地黄、五味子、天冬、麦冬、苦杏仁、防风、川芎、麸炒枳壳、黄连、牛膝、菊花、盐蒺藜、青葙子、决明子、水牛角浓缩粉、山羊角。

【功能主治】滋阴补肾,清肝明目。用于肝肾两亏,阴虚火旺,内障目暗,视物昏花。

【方解】方中用石斛、天冬、麦冬、地黄清热凉血,养阴明目。熟地黄、枸杞子、肉苁蓉、菟丝子、五味子、牛膝补益肝肾,益精明目。人参、山药、茯苓、甘草补脾益气,以助气血生化之源,以上诸药补肝肾,益精血,益气养阴,濡养眼目。水牛角、山羊角、黄连、决明子、青葙子清热泻火,凉血明目。菊花、盐蒺藜、川芎、防风、苦杏仁、麸炒枳壳活血行气,疏风明目。诸药合用,共奏滋阴补肾,清肝明目之功。

【临床应用】

1. 圆翳内障　因肝肾不足,阴虚火旺,目失所养所致,症见视物昏花,头晕耳鸣,腰膝酸软,五心烦热,口苦咽干,舌红或有瘀斑,脉弦细而数。

2. 视瞻昏渺　因肝肾不足,阴虚火旺,目失濡养所致,症见眼外观正常,自觉视力逐渐下降,视物昏花不清,兼见头晕耳鸣,腰膝酸软,五心烦热,口苦咽干,舌红或有瘀斑,脉细数。

3. 青盲　因肝肾不足,虚火上炎所致,症见眼内外无障翳气色可寻,一眼或双眼视力逐渐下降,视物昏朦,直至视物不见,年轻人多为双眼同时或先后发病,瞳神内无任何气色可辨,伴头晕耳鸣,腰膝酸软,双目干涩。

【禁忌】对本品过敏者禁用。

【注意事项】

1. 忌烟、酒、辛辣刺激性食物。
2. 孕妇、哺乳期妇女慎用。
3. 脾胃虚弱、运化失调者慎用。

【用法用量】丸剂:

规格①大蜜丸,口服。一次 2 丸,一日 2 次。

规格②大蜜丸,口服。一次 1 丸,一日 2 次。

规格③水蜜丸,口服。一次 6g,一日 2 次。

规格④水蜜丸,口服。一次 1 袋,一日 2 次。

规格⑤水蜜丸,口服。一次7.3g,一日2次。

规格⑥水蜜丸,口服。一次6g,一日2次。

【剂型规格】丸剂:①每丸重5.5g;②每丸重9g;③每瓶装60g;④每袋装6g;⑤每袋装7.3g;⑥每100粒重10g。

三、和血明目

218. 和血明目片

【药物组成】蒲黄、丹参、地黄、墨旱莲、菊花、黄芩(炒炭)、决明子、车前子、茺蔚子、女贞子、夏枯草、龙胆、郁金、木贼、赤芍、牡丹皮、山楂、当归、川芎。

【功能主治】凉血止血,滋阴化瘀,养肝明目。用于阴虚肝旺,热伤络脉所引起的眼底出血。

【方解】方中地黄、牡丹皮均具有清热凉血之功,其中地黄滋肾阴,牡丹皮清肝热,散瘀血,女贞子、墨旱莲补肝益肾,共为君药。当归善补血和血,赤芍清热凉血,散瘀血留滞,丹参、川芎、山楂活血祛瘀,畅通气血,蒲黄、茺蔚子凉血止血,兼以化瘀,使凉血而不凝血,止血而不滞血,共为臣药。龙胆、夏枯草清肝散结,黄芩炭清热止血,菊花散风清热,除翳明目,木贼疏风散热,解肌退翳,郁金凉血疏肝,六药合用,既清泻肝火,并疏散风热而退翳明目,共为佐药。决明子清肝明目,车前子清热明目,二药合用,既可引诸药直达病所,清热而明目,又可引火热下行,为佐使药。诸药合用,共奏凉血止血,滋阴化瘀,养肝明目之功。

【临床应用】眼底出血 因阴虚肝旺,热伤脉络,血溢脉外所致,症见眼底出血,兼见腰膝酸软,五心烦热,烦躁易怒,口苦咽干,舌红或有瘀斑,脉细数。

【禁忌】对本品过敏者禁用。

【注意事项】

1. 服药期间忌食辛辣、油腻之品。
2. 脾胃虚弱者慎用。

【用法用量】片剂:规格①、②口服。一次5片,一日3次。

【剂型规格】片剂:①片芯重0.3g;②薄膜衣片每片重0.31g。

四、益气养阴

219. 复方血栓通胶囊(片)

复方血栓通胶囊(片)

【药物组成】三七、黄芪、丹参、玄参。

【功能主治】活血化瘀，益气养阴。用于血瘀兼气阴两虚证的视网膜静脉阻塞，症见视力下降或视觉异常、眼底瘀血征象、神疲乏力、咽干、口干；以及用于血瘀兼气阴两虚的稳定性劳累型心绞痛，症见胸闷、胸痛、心悸、心慌、气短、乏力、心烦、口干。

【方解】方中以三七活血化瘀通脉，祛瘀血而生新血，有养目之功，为君药。黄芪补气行滞，生津益血，使气旺血生而助血行，为臣药。丹参活血通经，凉血宁神，治因血热而成瘀滞者，为佐药。玄参滋阴凉血清热，引虚浮之火下行，以助明目之功，为使药。诸药合用，共奏活血化瘀，益气养阴之功。

【临床应用】

1. 视瞻昏渺　因血瘀兼气阴两虚所致，症见眼前有黑影一片遮挡，视物不清或有视物变形，眼底检查可见视网膜静脉阻塞的相关征象。伴口苦咽干，舌质淡紫，脉缓涩；视网膜静脉阻塞见上述证候者。

2. 胸痹　因血瘀兼气阴两虚所致，症见胸闷气短，胸痛时作，心悸心慌，倦怠乏力，自汗盗汗，心烦，口干，舌质淡紫，少苔，脉细涩或结代；稳定性劳累型心绞痛见上述证候者。

【药理作用】本品有抗脑缺血、抗血栓、抗氧化、抗炎、抑制肾素 - 血管紧张素系统、改善糖尿病视网膜病变等作用。

【不良反应】个别用药前谷丙转氨酶异常的患者服药过程中出现谷丙转氨酶增高，是否与服用药物有关，尚无结论。

【禁忌】

1. 孕妇禁用。

2. 对本品过敏者禁用。

【注意事项】

1. 在治疗过程中，应密切观察眼底及相应体征的变化，以防病变发生。

2. 不宜食用辛辣厚味，肥甘滋腻，难于消化之食物。

【用法用量】胶囊：口服。一次 3 粒，一日 3 次。

片剂：口服。一次 2 片，一日 3 次。

【剂型规格】胶囊：每粒装 0.5g。

片剂：每片重 0.35g。

复方血栓通片

【药物组成】三七、黄芪、丹参、玄参。

【功能主治】活血化瘀，益气养阴。用于血瘀兼气阴两虚证的视网膜静脉阻塞，症见视力下降或视觉异常，眼底瘀血征象，神疲乏力，咽干，口干等症。

【方解】方中以三七活血化瘀通脉，祛瘀血而生新血，有养目之功，为君药。黄芪补气行滞，生津益血，使气旺血生而助血行，为臣药。丹参活血通经，凉血宁神，治因血热而成瘀滞者，为佐药。玄参滋阴凉血清热，引虚浮之火下行，以助明目之功，为使药。诸药合用，共奏活血化瘀，益气养阴之功。

【临床应用】视瞻昏渺 因血瘀兼气阴两虚所致，症见眼前有黑影一片遮挡，视物不清或有视物变形，眼底检查可见视网膜静脉阻塞的相关征象。伴口苦咽干，舌质淡紫，脉缓涩；视网膜静脉阻塞见上述证候者。

【药理作用】本品有抗脑缺血、抗血栓、抗氧化、抗炎、抑制肾素-血管紧张素系统、改善糖尿病视网膜病变等作用。

【注意事项】

1. 孕妇慎用。
2. 在治疗过程中，应密切观察眼底及相应体征的变化，以防病变发生。
3. 不宜食用辛辣厚味，肥甘滋腻，难于消化之食物。

【用法用量】口服。一次3片，一日3次。

【剂型规格】片剂：每片重0.4g。

第五章
耳鼻喉科用药

第一节　耳　病

滋肾平肝

220. 耳聋左慈丸

【药物组成】磁石(煅)、熟地黄、山茱萸(制)、牡丹皮、山药、茯苓、泽泻、竹叶柴胡。

【功能主治】滋肾平肝。用于肝肾阴虚,耳鸣耳聋,头晕目眩。

【方解】方中熟地黄滋阴补肾,填精益髓,为君药。制山茱萸补养肝阴,山药补益脾阴,二药配伍,辅助君药,滋养肝脾肾,共为臣药。泽泻利湿泄浊,并防熟地黄之滋腻恋邪;茯苓健脾渗湿,并助山药之健运;牡丹皮清泄相火,并制山茱萸之温涩;又配竹叶柴胡疏肝解郁;煅磁石重镇平肝,潜纳浮阳,聪耳明目,共为佐药。诸药合用,共奏滋补肾阴,平肝潜阳,通窍聪耳之功。

【临床应用】

1. 耳鸣　因肾阴不足,阴虚阳亢,虚火上扰清窍所致,症见耳内蝉鸣,伴头晕头痛,面红目赤,口苦咽干,烦躁不宁,或有手足心热,盗汗,腰膝酸软,舌红,苔少,脉弦细数。

2. 耳聋　因肾阴不足,阴虚阳亢,虚火上扰清窍所致,症见听力下降,伴头晕头痛,面红目赤,口苦咽干,烦躁不宁,或有手足心热,盗汗,腰膝酸软,舌红,苔少,脉弦细数。

【药理作用】本品有镇静、抗惊厥、抗炎、抗氧化、减轻药物性耳损伤及改善老年性耳聋耳蜗组织损伤等作用。

【禁忌】

1. 对本品过敏者禁用。

2. 突发耳鸣、耳聋者禁用。

【注意事项】

1. 肝阳上亢、痰瘀阻滞实证不宜用。

2. 饮食宜清淡，忌辛辣刺激及油腻食物。

3. 伴有头痛头晕，血压偏高者，应同时配合服用降压药物。

4. 本品只用于肝肾阴虚证之听力逐渐减退，耳鸣如蝉声者，凡属外耳、中耳病变而出现的耳鸣，应去医院就诊。

【用与用量】规格①大蜜丸，口服。一次 1 丸，一日 2 次。

规格②浓缩丸，口服。一次 8 丸，一日 3 次。

规格③水蜜丸，口服。一次 6g，一日 2 次。

【剂型规格】丸剂：①每丸重 9g；②每 8 丸相当于原生药 3g；③每 100 粒重 10g。

221. 通窍耳聋丸

【药物组成】柴胡、龙胆、芦荟、熟地黄、黄芩、青黛、天南星（矾炙）、木香、青皮（醋炙）、陈皮、当归、栀子（姜炙）。

【功能主治】清肝泻火，通窍润便。用于肝经热盛，头目眩晕，耳聋蝉鸣，耳底肿痛，目赤口苦，胸膈满闷，大便燥结。

【方解】方中龙胆苦寒沉降，既能泻肝胆实火，又能清肝经湿热，为方中君药。黄芩、姜栀子性味苦寒，清热燥湿，泻火解毒，为臣药，以加强君药清热除湿之功。芦荟苦寒，清肝泻火，泻下通便；青黛咸寒，善清肝火；制天南星燥湿化痰，当归补血，熟地黄养阴，使祛邪而不伤正；配柴胡舒畅肝胆，木香理气宽胸，醋青皮疏肝理气，散结止痛；陈皮行气止痛，健脾和胃，共为佐药。诸药合用，共奏清肝泻火，通窍润便之功。

【临床应用】

1. 耳聋　因肝胆火盛，循经上扰耳窍所致，症见听力下降，伴头痛，眩晕，面红，目赤，口苦咽干，烦躁易怒，舌红苔薄黄，脉弦数。

2. 耳疖　因肝经热盛，正盛邪实，壅塞耳道所致，症见耳道红肿高突，如半球状，或疖肿多发，顶部可见黄色脓头，脓溃则痛减，发热，小便短赤，大便干结，舌质红苔黄，脉弦数。

3. 脓耳　因于肝胆火热，上攻耳窍所致，症见耳底肿痛，耳鸣，耳聋，口苦，咽干，目眩，检查见鼓膜充血，或有穿孔，舌质红，苔黄，脉弦数。

【禁忌】

1. 对本品过敏者禁用。

2. 孕妇禁用。

【注意事项】

1. 阴虚火旺、脾胃虚寒者不宜用。

2. 服药期间饮食宜选清淡易消化之品，忌食辛辣油腻之品。

3. 本药苦寒，易伤正气，年弱体迈者慎服，且不可过服、久服。

【用法用量】口服。一次 6g，一日 2 次。

【剂型规格】丸剂：每 100 粒重 6g。

第二节　鼻　病

一、宣肺通窍

222. 鼻炎康片

【药物组成】广藿香、苍耳子、鹅不食草、麻黄、野菊花、当归、黄芩、猪胆粉、薄荷油、马来酸氯苯那敏。

【功能主治】清热解毒，宣肺通窍，消肿止痛。用于风邪蕴肺所致的急、慢性鼻炎，过敏性鼻炎。

【方解】方中野菊花功善疏散风热，清热解毒；黄芩苦寒清热燥湿，泻火解毒；猪胆粉苦寒清热解毒，三药配伍，清热解毒力胜，针对主要病机，共为君药。麻黄、薄荷宣肺散邪，苍耳子味辛散风，通窍止痛，三药辅助君药，增强疏风散邪，宣肺通窍之功，共为臣药。广藿香芳香化湿，鹅不食草祛湿化浊，以助君臣药物化湿浊通窍；当归和血行血，以防辛温燥烈之品耗伤气血，共为佐药。更加抗组胺之西药马来酸氯苯那敏直接抑制过敏反应。诸药合用，标本兼顾，共奏清热解毒，宣肺通窍，消肿止痛之功。

【临床应用】

1. 伤风鼻塞　因风热外袭，上犯于鼻，热毒蕴肺，肺失宣肃，热壅鼻道，鼻失通畅所致，症见鼻塞较重，鼻流黏稠黄涕，鼻黏膜色红肿胀，鼻道有黄色脓涕，伴发热，头痛，微恶风，口渴，咳嗽，痰黄黏稠，舌尖红，苔薄黄，脉浮数；急性鼻炎见上述证候者。

2. 鼻窒　因风热上攻，热毒蕴肺所致，症见鼻塞时轻时重，或交替性鼻塞，鼻气灼热，鼻涕色黄量少，嗅觉减退；可伴头昏，咳嗽痰黄，胸中烦热，舌尖红，苔薄黄，脉浮有力；慢性鼻炎见上述证候者。

3. 鼻鼽　因肺经郁热，上攻鼻窍所致，症见阵发性鼻痒，喷嚏，流鼻涕，小便色黄，大便干燥，舌尖红，苔薄黄，脉浮数；急、慢性鼻炎、过敏性鼻炎见上述证候者。

【药理作用】本品有抗炎、镇痛、抗过敏，以及抑菌（肺炎链球菌、肺炎克雷伯菌、乙型溶血性链球菌、甲型溶血性链球菌、金黄色葡萄球菌、大肠埃希氏菌等）作用。

【不良反应】可见困倦、嗜睡、口渴、虚弱感；个别患者服药后偶有胃部不适，停药后可消失。

【注意事项】

1. 肺脾气虚或气滞血瘀鼻窒者慎用。
2. 过敏性鼻炎属虚寒证者慎用。
3. 孕妇及高血压患者慎用。
4. 用药期间忌辛辣、油腻食物。
5. 本品含有苍耳子，不宜过量、长期服用。
6. 用药期间不宜驾驶车辆、管理机械及高空作业。
7. 运动员慎用。

【用法用量】口服。一次4片，一日3次。

【剂型规格】片剂：每片重0.37g（含马来酸氯苯那敏1mg）。

二、清热通窍

223. 藿胆丸（片、滴丸）

【药物组成】广藿香叶、猪胆粉。

【功能主治】芳香化浊，清热通窍。用于湿浊内蕴、胆经郁火所致的鼻塞、流清涕或浊涕、前额头痛。

【方解】方中猪胆粉苦寒，清热解毒，可清胆经之热，为君药。广藿香叶辛微温，辛可解表散风，又能芳香化湿浊，宣通鼻窍，为臣药。两药合用，共奏芳香化浊，清热通窍之功。

【临床应用】

1. 伤风鼻塞　因风寒化热，胆火上攻，湿浊内蕴，鼻失通畅所致，症见鼻塞较重，鼻流黏稠黄涕，伴发热，头痛，口渴，咳嗽，痰黄黏稠。

2. 鼻渊　因外感风寒化热，湿浊内蕴，胆火上攻鼻窍所致，症见前额部或眉棱骨疼痛，鼻流浊涕，不知香臭，鼻黏膜充血肿胀，头痛明显，伴发热，口苦，咽干，目眩，耳聋耳鸣，舌质红，苔黄，脉弦数。

【药理作用】本品有抗炎、镇痛、抗过敏、增强机体免疫功能以及抑菌（金黄色葡萄球菌、流感杆菌、肺炎链球菌等）作用。

【禁忌】对本品过敏者禁用。

【注意事项】

1. 慢性鼻炎属虚寒证者不宜用。

2. 脾虚大便溏者慎用。

3. 孕妇慎用。

4. 忌烟酒、辛辣、鱼腥油腻食物。

【用法用量】丸剂:

规格①、②水丸,口服。一次3~6g,一日2次。

规格③严格按照国家批准的药品说明书使用。

片剂:严格按照国家批准的药品说明书使用。

滴丸剂:口服。一次4~6粒,一日2次。

【剂型规格】丸剂:①每瓶装36g;②每10丸重0.24g;③每195粒约重3g。

片剂。

滴丸剂:每丸重50mg。

三、疏风清热

224. 辛夷鼻炎丸

【药物组成】辛夷、薄荷、紫苏叶、甘草、广藿香、苍耳子、鹅不食草、板蓝根、山白芷、防风、鱼腥草、菊花、三叉苦。

【功能主治】祛风宣窍,清热解毒。用于风热上攻、热毒蕴肺所致的鼻塞、鼻流清涕或浊涕、发热、头痛;慢性鼻炎、过敏性鼻炎、神经性头痛见上述证候者。

【方解】苍耳子散风热,化湿浊,通鼻窍;辛夷芳香通窍,有散风邪,通鼻窍之功,二药配伍散风邪,升清阳,化湿浊,通鼻窍,共为君药。薄荷宣散风热,清利头目;紫苏叶解表散风;防风解表散风,除湿止痛;山白芷发散风寒,排脓止痛;菊花疏散风热,清热解毒,以辅助君药增强宣散风热,通窍止痛之功,为臣药。广藿香、鹅不食草芳香,化湿浊,通鼻窍;板蓝根、鱼腥草、三叉苦清热解毒消肿,以佐助君、臣药物化湿浊,解热毒,通鼻窍之功为佐药。甘草既可清热解毒,又能调和诸药,为使药。诸药合用,共奏祛风宣窍,清热解毒之功。

【临床应用】

1. 伤风鼻塞　因风热外袭,上犯鼻窍,或热毒蕴肺,肺失宣肃,鼻道壅塞,鼻失通畅所致,症见鼻塞较重,鼻流黏稠黄涕,鼻黏膜充血肿胀,鼻道有黄色脓涕,伴发热,头痛,微恶风,口渴,咳嗽,痰黄黏稠,舌尖红,苔薄黄,脉浮数。

2. 鼻鼽　因肺经郁热,肺失宣降,鼻窍失司所致,症见阵发性鼻痒,喷嚏,流鼻涕,鼻塞,或伴咳嗽,黄痰,小便色黄,大便干燥,舌尖红,苔薄黄,脉浮数;

慢性鼻炎、过敏性鼻炎见上述证候者。

3. 鼻窒　因肺经郁热，上攻鼻窍所致，症见鼻塞时轻时重，或交替性鼻塞，鼻气灼热，鼻涕色黄量少，嗅觉减退；伴有头昏，咳嗽痰黄，时有胸中烦热，舌尖红，苔薄黄，脉浮有力；慢性鼻炎见上述证候者。

4. 头痛　因风热上攻，上扰清空所致，症见头痛而胀，甚则头痛如裂，发热或恶风，面红目赤，口渴欲饮，便秘溲黄，舌质红，苔黄，脉浮数；神经性头痛见上述证候者。

【药理作用】本品有抗病毒(流感病毒等)和抗炎作用。

【禁忌】对本品过敏者禁用。

【注意事项】

1. 外感风寒、肺脾气虚及气滞血瘀者慎用。

2. 饮食宜清淡，多食新鲜蔬菜水果，少吃辛辣刺激及鱼腥食品，保持大便通畅。

3. 用药后如感觉唇部麻木者应停药。

4. 本品含苍耳子，不宜长期、过量应用。

5. 过敏体质者慎用。

【用法用量】口服。一次 3g，一日 3 次。

【剂型规格】丸剂：每 10 丸重 0.75g。

225. 香菊胶囊(片)

【药物组成】化香树果序(除去种子)、夏枯草、野菊花、黄芪、辛夷、防风、白芷、甘草、川芎。

【功能主治】辛散祛风，清热通窍。用于急、慢性鼻窦炎，鼻炎等。

【方解】方中化香树果序辛温，功善祛风燥湿，消肿止痛，为君药。黄芪甘微温，益气固表，实卫御邪，升举清阳；白芷辛散疏风、通窍止涕；辛夷辛温发散，芳香通窍；野菊花疏散风热，清热解毒，诸药合用，辅助君药加强辛温通窍、解毒固表之功，共为臣药。夏枯草苦寒，清泻肝火，消肿止痛；防风发表祛风；川芎既能活血行气，又能祛风止痛；三药配伍，佐助君药以疏散清热，宣通鼻窍，共为佐药。甘草清热解毒，又能调和诸药，为使药。诸药合用，共奏辛散祛风，清热通窍之功。

【临床应用】

1. 鼻渊　因风热袭肺，或肺经郁热，同时兼以表虚不固所致，症见鼻塞，涕黄或白黏，量少，检查见鼻内肌膜红肿，中鼻道有稠涕，窦窍部位压痛，多有头痛、发热、畏寒、咳嗽等症，舌质红，苔薄黄，脉浮数；急、慢性鼻窦炎见上述证候者。

2. 鼻窒　因风热袭肺，或肺经郁热，兼以表虚不固所致，症见鼻塞时轻时重，或交替性鼻塞，冷则塞减，鼻气灼热，鼻涕色黄量少，嗅觉减退；伴有头昏不清，咳嗽痰黄，时有胸中烦热，舌尖红，苔薄黄，脉浮无力；急、慢性鼻炎见上述证候者。

【药理作用】本品有降低病原微生物（流感病毒、仙台病毒、溶血性链球菌等）、提高机体免疫功能、抗炎、镇痛和抗过敏作用。

【注意事项】

1. 虚寒者及胆腑郁热所致鼻渊慎用。
2. 凡外感风寒之鼻塞、流清涕者，应在医师指导下使用。
3. 孕妇慎用。
4. 过敏体质者慎用。
5. 服药期间戒烟酒，忌辛辣、鱼腥食物。

【用法用量】胶囊：口服。一次2~4粒，一日3次。

片剂：规格①、②口服。一次2~4片，一日3次。

【剂型规格】胶囊：每粒装0.3g。

片剂：①素片每片重0.3g；②薄膜衣片每片重0.32g。

226. 鼻窦炎口服液

【药物组成】辛夷、荆芥、薄荷、桔梗、竹叶柴胡、苍耳子、白芷、川芎、黄芩、栀子、茯苓、川木通、黄芪、龙胆草。

【功能主治】疏散风热，清热利湿，宣通鼻窍。用于风热犯肺、湿热内蕴所致的鼻塞不通、流黄稠涕；急慢性鼻炎、鼻窦炎见上述证候者。

【方解】方中辛夷辛散轻扬，疏散风邪，升举清阳，宣通鼻窍；苍耳子散风除湿，通窍止痛，二药合用，针对风热犯肺，湿热内蕴的主要病机，故为君药。荆芥、薄荷疏散风热，清利头目；桔梗开宣肺气，排脓消痈；川芎行气活血，祛风止痛；白芷散风除湿，通窍止痛，消肿排脓，上药合用增强君药宣肺，除湿，活血排脓，通窍止痛之功，共为臣药。竹叶柴胡、龙胆草、黄芩、栀子合以清肝泻火，燥湿解毒；川木通清利湿热，上药合用兼清胆府郁热以防循经上犯鼻窍，燔灼气血，有佐助之能；黄芪、茯苓健脾益气，扶正祛邪，利湿消肿，托毒排脓，亦为佐药。诸药合用，共奏疏散风热，清热利湿，宣通鼻窍之功。

【临床应用】

1. 伤风鼻塞　因风热犯肺，湿热内蕴所致，症见鼻塞，流清涕或黄浊涕，咽喉疼痛，咳嗽，鼻黏膜充血，总鼻道有分泌物，舌边尖红，苔薄黄，脉浮数；急性鼻炎、慢性鼻炎见上述证候者。

2. 鼻渊　因风热犯肺，湿热内蕴所致，症见鼻塞，黄浊涕，头痛，发热，咳嗽，鼻黏膜充血，中鼻道或嗅裂可见黄黏分泌物，舌质红，舌苔黄腻，脉滑或弦滑；急性鼻窦炎、慢性鼻窦炎见上述证候者。

【药理作用】本品有抗炎、祛痰和镇痛等作用。

【禁忌】对本品过敏者禁用。

【注意事项】

1. 忌烟酒，忌辛辣、鱼腥食物。
2. 不宜在服药期间同时服用滋补性中药。
3. 过敏体质慎用。

【用法用量】口服。一次 10ml，一日 3 次，20 日为一个疗程。

【剂型规格】合剂：每支装 10ml。

四、扶正解表

227. 辛芩颗粒

【药物组成】细辛、黄芩、荆芥、防风、白芷、苍耳子、黄芪、白术、桂枝、石菖蒲。

【功能主治】益气固表，祛风通窍。用于肺气不足、风邪外袭所致的鼻痒、喷嚏、流清涕，易感冒；过敏性鼻炎见上述证候者。

【方解】方中黄芪甘微温，入脾、肺经，长于补气健脾，升阳益卫固表；白术健脾益气；防风辛散，能引黄芪走表而御风邪，又无恋邪之弊，三药合用，共达益气固表，疏风除邪之用，共为君药。细辛辛散温通，疏风散寒，通窍止涕；荆芥、桂枝发表疏风，三药以助君药疏风散邪，共为臣药。白芷解表散风，通窍止涕；苍耳子辛散疏达，通窍止涕；石菖蒲芳香开窍；黄芩清热燥湿，泻火解毒，且可制约诸辛温药物之燥性。四药合用，佐助君臣药物，增强解表散风，通窍止涕之力，共为佐药。诸药合用，共奏益气固表，祛风通窍之功。

【临床应用】

1. 鼻鼽　因肺气虚弱，卫表不固，风寒乘虚而入，肺气不宣，鼻窍不利所致，症见鼻痒，喷嚏，清涕，鼻塞不通，嗅觉减退，平素恶风怕冷，每遇风冷则易发作，反复不愈。伴倦怠懒言，声低气怯，或有自汗，舌质淡红，苔薄白，脉虚弱；过敏性鼻炎见上述证候者。

2. 鼻窒　由于肺气虚弱，卫表不固，风寒外袭，肺气不宣所致，症见鼻塞呈交替性，或鼻塞时轻时重，鼻涕清稀，遇寒时症状加重，检查见鼻内黏膜肿胀色淡。伴有咳嗽痰稀、气短、面色白，舌质淡红，苔薄白，脉缓或浮无力。

【药理作用】本品有抗炎、抗过敏作用。

【禁忌】孕妇、婴幼儿及肾功能不全者禁用。

【注意事项】

1. 外感风热或风寒化热所致鼻窒者慎用。

2. 本品含有苍耳子、细辛,不宜过量、长期应用。

3. 服药期间,应戒烟酒,忌辛辣,以免生热助湿,加重病情。

4. 儿童及老年人慎用。

【用法用量】规格①、②开水冲服。一次1袋,一日3次,20日为一个疗程。

【剂型规格】颗粒剂:①每袋装5g;②每袋装20g。

第三节　咽喉、口腔病

一、化痰利咽

228. 黄氏响声丸

【药物组成】薄荷、浙贝母、连翘、蝉蜕、胖大海、酒大黄、川芎、儿茶、桔梗、诃子肉、甘草、薄荷脑。

【功能主治】疏风清热,化痰散结,利咽开音。用于风热外束、痰热内盛所致的急、慢性喉痞,症见声音嘶哑、咽喉肿痛、咽干灼热、咽中有痰,或寒热头痛,或便秘尿赤;急慢性喉炎及声带小结、声带息肉初起见上述证候者。

【方解】方中桔梗辛开苦泄,主入肺经,功能开宣肺气,祛痰宽胸,利喉开音,故为君药。风热外束,痰热内盛,肺窍壅塞,金实不鸣,故配薄荷、薄荷脑、蝉蜕辛凉宣散,开宣肺气,利咽开音;诃子肉苦泄酸收,清咽开音,敛肺止咳;胖大海甘寒清润,清宣肺热,化痰利咽开音,兼有润肠通便之功;浙贝母苦寒清热,清肺化痰散结;儿茶苦涩性凉,清肺化痰生津,共为臣药。川芎活血行气止痛,酒大黄清热解毒,攻积导滞,引火下行;连翘清热解毒,疏散风热,共为佐药。甘草清热解毒,并调和诸药,为使药。诸药合用,共奏疏风清热,化痰散结,利咽开音之功。

【临床应用】喉痞　因风热外束,痰热内盛,壅结喉门所致,症见声音嘶哑,咽喉肿痛,咽干灼热,咽中有痰,或寒热头痛,或便秘,尿赤,舌红,苔黄,脉数;急、慢性喉炎及声带小结、声带息肉初起见上述证候者。

【药理作用】本品能增加咽颊部毛细血管密度,并可改善毛细血管血流状态。

【注意事项】

1. 阴虚火旺所致急、慢喉痞者慎用。

2. 声嘶、咽痛,兼见恶寒发热、鼻流清涕等属外感风寒者慎用。

3. 胃寒便溏者慎用。

4. 孕妇慎用。

5. 服药期间饮食宜清淡，忌辛辣、鱼腥油腻食物，戒烟酒。

6. 不宜在服药期间同时服用温补性中成药。

7. 声哑、咽喉痛，同时伴有其他症状，如心悸、胸闷、咳嗽气喘、痰中带血等，应及时去医院就诊。

8. 用于声带小结、息肉之初起，凡声带小结、息肉较重者应当在医生指导下使用。

【用法用量】规格①口服。一次8丸，一日3次，饭后服用；儿童减半。

规格②口服。一次6丸，一日3次，饭后服用；儿童减半。

规格③口服。一次20丸，一日3次，饭后服用；儿童减半。

【剂型规格】丸剂：①炭衣丸每丸重0.1g；②炭衣丸每丸重0.133g；③糖衣丸每瓶装400丸。

229. 清咽滴丸

【药物组成】青黛、甘草、诃子、薄荷脑、冰片、人工牛黄。

【功能主治】疏风清热，解毒利咽。用于风热喉痹，咽痛，咽干、口渴；或微恶风、发热，咽部红肿，舌边尖红，苔薄白或薄黄，脉浮数或滑数，适于急性咽炎见上述证候者。

【方解】方中人工牛黄清热解毒，消肿利咽，为君药。薄荷脑凉散风热，清利咽喉；青黛清热解毒，凉血消肿；冰片清热泻火，解毒消肿，为臣药。诃子敛肺气，利咽喉，为佐药。甘草解毒利咽，调和药性，为使药。诸药合用，共奏疏风清热，解毒利咽之功。

【临床应用】急喉痹　多因外感风热所致，症见咽部肿痛，咽干，口渴，或微恶风，发热，咽部红肿，舌边尖红，苔薄白或薄黄，脉浮数或滑数；急性咽炎见上述证候者。

【药理作用】本品有抗病毒（流感病毒、柯萨奇病毒等）、抗炎和调节机体免疫功能的作用。

【禁忌】对本品过敏者禁用。

【注意事项】

1. 虚火喉痹者慎用。

2. 孕妇慎用。

3. 过敏体质者慎用。

4. 服药期间饮食宜清淡，忌食辛辣刺激性食物，以免助热生痰。

5. 本药苦寒，易伤胃气，老年人、儿童及素体脾胃虚弱者慎服。

6. 不宜在服药期间同时服用温补性中成药。

【用法用量】含服。一次4~6丸，一日3次。

【剂型规格】滴丸剂：每丸重20mg。

二、利咽散结

230. 金嗓散结胶囊（片、颗粒、丸）

【药物组成】马勃、醋莪术、金银花、焯桃仁、玄参、醋三棱、红花、丹参、板蓝根、麦冬、浙贝母、泽泻、炒鸡内金、蝉蜕、木蝴蝶、蒲公英。

【功能主治】清热解毒，活血化瘀，利湿化痰。用于热毒蕴结、气滞血瘀所致的声音嘶哑、声带充血、肿胀，慢性喉炎、声带小结、声带息肉见上述证候者。

【方解】方中以金银花、丹参清热解毒，活血化瘀，消肿利咽，为君药。板蓝根、马勃、蒲公英、焯桃仁、红花、醋三棱、醋莪术辅助君药增强清热解毒，活血化瘀，消肿利咽之效，共为臣药。玄参、麦冬、浙贝母、泽泻、炒鸡内金、蝉蜕佐助君药养阴润喉，解毒散结，化痰利咽，共为佐药。木蝴蝶清肺利咽，舒肝和胃，有佐助之能，又可引药入经，故为佐使药。诸药合用，共奏清热解毒，活血化瘀，利湿化痰之功。

【临床应用】慢喉瘖　因热毒蕴结、气滞血瘀所致，症见声音嘶哑，可伴有咽喉干燥，疼痛，咳嗽，痰多，舌质红，苔黄，或见喉部黏膜慢性充血，或肥厚，声带黏膜慢性充血，或见双侧声带前中1/3对称性小隆起；或见单侧或双侧声带边缘和/或表面可见息肉样新生物；慢性喉炎、声带小结、声带息肉见上述证候者。

【药理作用】本品有抗炎、镇痛和改善微循环等作用。

【禁忌】孕妇禁用。

【注意事项】

1. 服药期间饮食宜清淡，忌食辛辣刺激性食物，以免助热生痰。

2. 不宜在服药期间同时服用温补性中成药。

【用法用量】胶囊：口服。一次2~4粒，一日2次。

片剂：口服。一次2~4片，一日2次。

颗粒剂：开水冲服。一次1~2袋，一日2次。

丸剂：水蜜丸，口服。一次60~120丸，一日2次。

【剂型规格】胶囊：每粒装0.4g。

片剂：每片重0.4g。

颗粒剂：每袋装3g。

丸剂：每10丸重1g。

三、滋 阴 清 热

231. 口炎清颗粒

【药物组成】天冬、麦冬、玄参、山银花、甘草。

【功能主治】滋阴清热,解毒消肿。用于阴虚火旺所致的口腔炎症。

【方解】方中天冬滋阴润燥,清肺降火,为君药。麦冬清心润肺,养胃生津;玄参滋阴降火,解毒利咽,消肿润燥,共为臣药。山银花清热解毒,消肿止痛,为佐药。甘草调和诸药,清热和中,为佐使药。诸药合用,共奏滋阴清热,解毒消肿之功。

【临床应用】口疮　因阴虚火旺,虚火上炎所致,症见黏膜破溃,口疮反复发作,口渴口干,手足心热,便干尿黄,舌苔薄黄,脉沉细;口腔炎症见上述证候者。

【药理作用】本品有抗炎、抗溃疡、抗过敏、抗菌(金黄色葡萄球菌、肺炎双球菌等)和促进菌群失衡的恢复作用。

【禁忌】对本品过敏者禁用。

【注意事项】

1. 脾胃虚寒者慎用。
2. 过敏体质者慎用。
3. 忌烟、酒及辛辣、油腻食物。

【用法用量】规格①、②口服。一次2袋,一日1~2次。

【剂型规格】颗粒剂:①每袋装3g;②每袋装10g。

232. 玄麦甘桔颗粒(胶囊)

【药物组成】玄参、麦冬、甘草、桔梗。

【功能主治】清热滋阴,祛痰利咽。用于阴虚火旺,虚火上浮,口鼻干燥,咽喉肿痛。

【方解】方中玄参甘寒养阴,苦寒清热,咸可软坚,具有清热解毒,滋阴凉血,散结消肿之功,清虚火,解热毒,散结气,针对阴虚火旺的主要病机,故为君药。麦冬润肺养阴,益胃生津,可加强君药养阴润喉之功,为臣药。桔梗宣肺祛痰利咽,载药上行;甘草清热解毒利咽,调和药性,二者共为佐使药。诸药合用,共奏清热滋阴,祛痰利咽之功。

【临床应用】

1. 慢喉痹　多因热病伤阴,阴虚火旺,虚火上炎,熏灼咽喉所致,症见咽部红肿,干燥灼热,痒痛不适,咽内异物感,口鼻干燥,干咳少痰,舌红少津,脉细数。

2. 慢乳蛾　多因邪热灼伤肺阴，阴亏津伤，咽窍失于濡养，虚火上攻喉核所致，症见喉核红肿，咽喉干燥，微痒微痛，干咳少痰，鼻干少津，舌红而干，脉细数。

【药理作用】本品有抗炎、镇咳、祛痰、镇痛、改善微循环和增强机体免疫功能等作用。

【注意事项】

1. 风热喉痹、乳蛾者慎用。

2. 脾胃虚寒者不宜用。

3. 服药期间饮食宜清淡，忌食辛辣、油腻、鱼腥食物，戒烟酒。

【用法用量】颗粒剂：开水冲服。一次 1 袋，一日 3~4 次。

胶囊：口服。一次 3~4 粒，一日 3 次。

【剂型规格】颗粒剂：每袋装 10g。

胶囊：每粒装 0.35g。

四、清 热 凉 血

233. 口腔溃疡散

【药物组成】青黛、枯矾、冰片。

【功能主治】清热，消肿，止痛。用于火热内蕴所致的口舌生疮、黏膜破溃、红肿灼痛，复发性口疮、急性口炎见上述证候者。

【方解】方中青黛咸寒，归肝经，咸能入血，寒能清热，凉血，解毒，为君药。枯矾解毒杀虫，燥湿止痒，收敛生肌，为臣药。冰片辛苦、性微寒，归心、脾经，辛散苦泄，芳香走窜，外用能清热泻火，消肿止痛，为佐使药。三药合用，共奏清热，消肿，止痛之功。

【临床应用】口疮、口糜　多因火热、火毒结聚，循经上攻于口腔肌膜所致，症见口腔黏膜充血肿胀，破溃有渗出，局部疼痛，口干灼热，口渴喜冷饮，便干尿黄，舌红苔黄，脉弦数；复发性口疮、急性口炎等见上述证候者。

【药理作用】本品有促进口腔溃疡愈合，减轻溃疡的充血和水肿以及止痛作用。

【禁忌】对本品过敏者禁用。

【注意事项】

1. 阴虚火旺者慎用。

2. 用药期间饮食宜清淡，忌食辛辣、油腻食物。

3. 孕妇、老年人、儿童及脾胃虚弱者慎用。

4. 本品不可内服。

【用法用量】用消毒棉球蘸药擦患处。一日2~3次。

【剂型规格】散剂:每瓶装3g。

五、清 热 止 痛

234. 西帕依固龈液

【药物组成】没食子。

【功能主治】健齿固龈,清血止痛。用于牙周疾病引起的牙齿酸软,咀嚼无力,松动移位,牙龈出血以及口舌生疮,咽喉肿痛,口臭烟臭。

【方解】本药是由没食子组成的单方制剂。没食子是西域道地药材,具有固涩,收敛,燥湿,止血,消炎之功。

【临床应用】

1. 牙宣　因口腔卫生不洁等所致,症见牙龈红肿,疼痛,触痛,出血,牙齿酸软,咀嚼无力,牙齿松动,口臭;牙周疾病见上述证候者。

2. 口疮　因虚火上炎或肺胃实热上攻所致,症见口舌生疮,咽喉肿痛,局部可见有溃疡。

3. 喉痹　因外感风热邪毒或肺胃蕴热所致,症见咽喉疼痛,吞咽困难,发热,口渴喜饮,咽黏膜充血,表面或有脓点。

【药理作用】本品有抗菌(金黄色葡萄球菌、肺炎双球菌、β-溶血性链球菌和白念珠菌)、抗炎以及抑制人牙龈成纤维细胞增殖等作用。

【禁忌】对本品过敏者禁用。

【注意事项】

1. 以牙龈出血为主症者,应排除血液系统疾病后方可使用。

2. 忌烟酒、辛辣食物。

3. 牙周组织病患者建议同时配合牙周治疗以提高疗效。

【用法用量】规格①、②含漱2~3分钟,吞服无妨。一次约3~5ml,一日3~5次。

【剂型规格】合剂:①每瓶装30ml;②每瓶装100ml。

六、清 热 解 毒

235. 冰　硼　散

【药物组成】冰片、硼砂(煅)、朱砂、玄明粉。

【功能主治】清热解毒,消肿止痛。用于热毒蕴结所致的咽喉疼痛、牙龈肿痛、口舌生疮。

【方解】方中冰片辛散苦泄，芳香走窜，性偏寒凉，外用以清热泻火，消肿止痛，生肌敛疮见长，故为君药。煅硼砂清热解毒，防腐生肌，以加强君药清热解毒，防腐消肿之功，为臣药。朱砂善消疮毒肿毒，玄明粉清热消肿，二药合用清热利咽，散结消肿，共为佐药。诸药合用，共奏清热解毒，消肿止痛之功。

【临床应用】

1. 急喉痹　因风热火毒上攻所致，症见咽喉红肿疼痛，吞咽困难，口干口渴，小便黄赤，大便秘结，舌红苔黄，脉数。

2. 急乳蛾　因风热火毒上攻所致，症见喉核红肿疼痛，表面有黄白色分泌物，发热，大便秘结，小便黄赤，舌红苔黄，脉数。

3. 牙宣　因胃热壅盛，循经上攻所致，症见牙龈红肿疼痛，龈缘龈乳头红肿明显，触痛出血，烦渴多饮，大便秘结，舌红苔黄，脉数。

4. 口疮　因热毒蕴结，火毒上攻所致，症见口舌溃烂，疼痛灼热，心烦失眠，大便秘结，舌红苔黄，脉数。

【药理作用】本品有抗溃疡、镇痛、抗炎及抗菌（金黄色葡萄球菌、大肠埃希氏菌、白喉杆菌、卡他球菌等）等作用。

【禁忌】孕妇及哺乳期妇女禁用。

【注意事项】

1. 虚火喉痹慎用。

2. 脾胃虚寒证者慎用。

3. 服药期间饮食宜清淡，忌食辛辣、油腻食物，戒烟酒。

4. 方中含有朱砂，有毒，不宜长期大剂量使用，以免引起蓄积中毒。不宜与溴化物、碘化物同用，肝肾功能不全者慎用。

5. 口腔内喷或敷药时请不要呼吸，儿童请勿哭闹，以防药粉等进入呼吸道而引起呛咳。

6. 儿童必须在成人监护下使用。

【用法用量】吹敷患处。每次少量，一日数次。

【剂型规格】散剂：每瓶（支）装 0.6g、1.5g、2g、3g。

236. 六神丸（胶囊、凝胶）

六神丸（胶囊）

【药物组成】麝香、牛黄等 6 味药物。

【功能主治】清热解毒，消炎止痛。用于烂喉丹痧，咽喉肿痛，喉风喉痈，单双乳蛾，小儿热疖，痈疡疔疮，乳痈发背，无名肿毒。

【临床应用】

1. 乳蛾 因肺经风热，肺胃热盛上攻所致，症见咽喉疼痛，干燥，甚至吞咽困难，发热，咳嗽，大便秘结等，单侧或双侧扁桃体黏膜充血，表面或有黄白色分泌物，舌红，苔薄黄，脉浮滑或滑数。

2. 喉痹 因肺经风热，肺胃热盛上攻所致，症见咽喉疼痛，口干，甚至吞咽困难，发热，咳嗽，大便秘结等，咽后壁黏膜急性充血，咽后壁或有淋巴滤泡红肿，或淋巴滤泡表面有脓点，舌红，苔薄黄，脉浮滑数。

3. 喉风 因痰火壅结于咽喉所致，症见咽喉肿痛，呼吸困难，喘息气粗，喉中痰鸣，声如拽锯，憎寒壮热，口干，大便秘结，小便短赤，或烦躁不安，舌红苔黄或腻，脉数。

4. 喉痈 因风热火毒，肺胃热盛上攻咽喉所致，症见咽痛剧烈，胀痛或跳痛，痛引耳窍，吞咽困难，口涎外溢，或张口困难，言语不清，如口中含物，或咽喉阻塞，吸气难入，伴高热，头痛，口臭口干，便秘溲黄，舌质红，苔黄厚，脉洪数有力。

5. 烂喉丹痧 因外感温热时毒所致，症见发热，咽喉肿痛糜烂，肌肤丹痧密布。

6. 痈疡疔疮、发背 因火毒湿热蕴阻肌肤所致，症见疮疡局部红、肿、热、痛，顶部或见黄色脓头；或见乳痈肿痛，或见皮肤红赤漫肿无头，无名肿毒，口臭口干，便秘溲黄，舌质红，苔黄厚，脉洪数有力。

【药理作用】本品有抗炎、镇痛和抗肿瘤等作用。

【禁忌】

1. 孕妇禁用。

2. 对本品过敏者禁用。

【注意事项】

1. 本品所含蟾酥、雄黄有毒，请严格按用法用量使用，不宜过量、久用。外用不可入眼内。

2. 老年人、素体脾胃虚弱者、心脏病患者慎用。

3. 过敏体质者慎用。

4. 本品含有麝香，运动员慎用。

5. 六神胶囊仅供成人服用。

【用法用量】丸剂：口服。一日 3 次，温开水吞服；1 岁每服 1 粒，2 岁每服 2 粒，3 岁每服 3~4 粒，4~8 岁每服 5~6 粒，9~10 岁每服 8~9 粒，成年人每服 10 粒。另可外敷在皮肤红肿处，以丸十数粒，用冷开水或米醋少许，盛食匙中化散，敷搽四周，每日数次常保潮润，直至肿退为止。如红肿已将出脓或已穿烂，切勿再敷。

胶囊:口服。一次1粒,一日3次。

【剂型规格】

丸剂:每1 000粒重3.125g。

胶囊:每粒装0.19g。

六神凝胶

【药物组成】本品是以六神丸改剂型制得的凝胶剂。

【功能主治】清凉解毒,消炎止痛。用于痈疡疔疮,乳痈发背,小儿热疖,无名肿毒。

【临床应用】痈疡疔疮、发背　因火毒湿热蕴阻肌肤所致,症见疮疡局部红、肿、热、痛,顶部或见黄色脓头;或见乳痈肿痛,或见皮肤红赤漫肿无头,无名肿毒,口臭口干,便秘溲黄,舌质红,苔黄厚,脉洪数有力。

【禁忌】

1. 孕妇禁用。

2. 对本品过敏者禁用。

【注意事项】

1. 如红肿已将出脓或已穿烂,切勿再敷。

2. 本品含蟾酥、雄黄有毒药物,请严格按用法用量使用,不宜过量、久用。外用不可入眼内。

3. 过敏体质者慎用。

4. 本品含有麝香,运动员慎用。

【用法用量】外搽在皮肤红肿处,每日1g,分数次搽敷,直至肿退为止。

【剂型规格】凝胶剂:每支装10g。

七、清热宣肺

237. 百蕊颗粒

【药物组成】百蕊草。

【功能主治】清热消炎,止咳化痰。用于急、慢性咽喉炎,气管炎,鼻炎,感冒发热,肺炎等。

【方解】由百蕊草全草入药的单方制剂。方中百蕊草,味辛、微苦,性寒,归肺、脾、肾经。通过清热、利湿、解毒之功,而达清热消炎、止咳化痰之效。

【临床应用】

1. 喉痹　因风热毒邪或肺经郁热所致,症见咽干,咽痛,咳嗽,发热,舌偏红,苔黄或黄腻;急性咽炎、慢性咽炎见上述证候者。

2. 喉喑　因风热毒邪或肺经郁热所致,症见咽干,咽痛,咳嗽,声音嘶哑,或有发热，舌偏红，苔黄或黄腻；急性喉炎、慢性喉炎见上述证候者。

3. 咳嗽　因外感风热或肺经郁热所致，症见咳嗽，黄痰或白痰，或见胸痛，胸闷，舌边尖红，苔薄白或薄黄，脉浮数；气管炎、肺炎见上述证候者。

4. 伤风鼻塞　因风热毒邪或肺经郁热所致，症见鼻塞，喷嚏，流清涕或黄涕，鼻黏膜充血，总鼻道有分泌物，舌边尖红，苔薄白或薄黄，脉浮数；鼻炎见上述证候者。

5. 感冒　因外感风热或风寒化热所致，症见发热，恶风，头胀痛，咽干，咽痛，鼻塞，流浊涕，咳嗽，咯黄黏痰，舌边尖红，苔薄白或薄黄，脉浮数。

【禁忌】对本品过敏者禁用。

【注意事项】

1. 服药期间饮食宜清淡，忌食辛辣刺激食物，以免助热生痰。

2. 不宜在服药期间同时服用温补性中成药。

【用法用量】开水冲服。一次 1 袋，一日 3 次。

【剂型规格】颗粒剂：每 1g 相当于饮片 2.4g。

第六章

骨伤科用药

一、接骨续筋

238. 接骨七厘散(丸、片)

【药物组成】乳香(制)、没药(制)、骨碎补(烫)、熟大黄(酒蒸)、当归、土鳖虫、血竭、硼砂、自然铜(醋煅)。

【功能主治】活血化瘀,接骨止痛。用于跌打损伤,续筋接骨,血瘀疼痛。

【方解】方中醋煅自然铜散瘀止痛,接骨续筋,为君药。土鳖虫破血,逐瘀,通络,烫骨碎补补肾强骨,活血续伤,制乳香、制没药活血止痛,消肿生肌,为臣药。酒蒸熟大黄清热凉血,活血逐瘀,通经止痛,血竭活血逐瘀,消肿定痛,续筋接骨,当归补血活血,通脉止痛,硼砂消肿散积,同为佐药。诸药合用,共奏活血化瘀,接骨止痛之功。

【临床应用】

1. 骨折筋伤　因外力撞击所致,症见伤处肿胀剧烈疼痛,或有骨摩擦音,活动受限,肢体畸形,舌红或暗,脉弦或弦数。

2. 跌打损伤　因外伤扭挫,瘀血阻滞,经络不通所致,症见局部疼痛,皮肤青肿,活动受限,舌质紫暗,脉弦涩。

3. 闪腰岔气　因跌扑扭挫,瘀血阻滞,经络不通所致,症见腰痛,活动受限或胸胁胀痛,痛呈走窜,胸闷气急,呼吸说话时有牵掣痛。

【药理作用】本品有促进骨折愈合、镇痛、抗炎、改善血液流变性和降血脂等作用。

【禁忌】孕妇禁用。

【注意事项】

1. 有移位的骨折先复位固定后,再用药物治疗。

2. 本品含有乳香、没药,脾胃虚弱者慎用。

3. 服药期间忌生冷、油腻食物。

【用法用量】散剂:口服。一次 1.5g,一日 2 次;小儿酌减。

丸剂:规格①、②水丸,口服。一次 1 袋,一日 2 次;小儿酌减。

片剂:口服。一次 5 片,一日 2 次,温开水或黄酒送服。

【剂型规格】散剂:每袋装 1.5g。

丸剂:①每袋装 1.5g;②每袋装 2g。

片剂:每片相当于原生药量 0.3g。

239. 伤科接骨片

【药物组成】红花、土鳖虫、朱砂、马钱子粉、炙没药、三七、海星、炙鸡骨、冰片、煅自然铜、炙乳香、甜瓜子。

【功能主治】活血化瘀,消肿止痛,舒筋壮骨。用于跌打损伤,闪腰岔气,筋伤骨折,瘀血肿痛。

【方解】方中红花活血通经,祛瘀止痛,用于治疗跌打损伤、瘀血作痛,为君药。土鳖虫破血,逐瘀,通络,是伤科接骨之要药;朱砂解毒消肿止痛,为臣药。马钱子消肿止痛,甜瓜子、炙鸡骨、煅自然铜、海星具有散结消瘀,舒筋壮骨之功;炙乳香、炙没药散血祛瘀,消肿定痛;三七散瘀止血,消肿定痛,共为佐药。冰片通诸窍,芳香走窜,散郁火,消肿止痛,引药直达病所,为佐使药。诸药合用,共奏活血化瘀,消肿止痛,舒筋壮骨之功。

【临床应用】

1. 骨折筋伤　因暴力撞击导致筋伤骨折,症见骨折或筋伤错位,肿胀疼痛,活动不利。

2. 跌打损伤　因外伤扭挫,血离其经,瘀血阻络所致,症见肢体肿胀疼痛,局部皮肤青紫,活动受限。

3. 闪腰岔气　因挑担负重、搬物屏气等所致,症见腰痛,活动受限或胸胁胀痛,痛呈走窜,胸闷气急,牵掣痛。

【药理作用】本品有抗炎、镇痛、促进骨折愈合、改善血液流变性的作用。

【不良反应】上市后不良反应监测数据及文献报道显示本品可见以下不良反应。消化系统:恶心、呕吐、厌食、腹痛、腹泻、肝生化指标异常等;皮肤及其附件:皮疹、瘙痒、红斑疹、斑丘疹、荨麻疹等;全身性损害:过敏反应、发热、乏力、寒战和个例过敏性休克等;精神及神经系统:头晕、头痛、抽搐、失眠等;呼吸系统:胸闷、憋气等;其他:心悸、血压升高、潮红、血尿、月经过多、阴道出血、紫癜、关节痛、耳鸣等。

【禁忌】

1. 对本品及所含成分过敏者禁用。

2. 孕妇及哺乳期妇女禁用。

3. 10岁以下儿童禁用。

4. 肝、肾功能不全者禁用。

【注意事项】

1. 有移位的骨折应先行复位固定后，再用药物治疗。

2. 本品含有乳香、没药，脾胃虚弱、大便溏薄者慎用。

3. 用药期间忌食生冷油腻食物。

4. 本品不可随意增加服量，增加时，须遵医嘱。

5. 本品含马钱子粉、朱砂，不可超剂量和长期服用。如出现中毒症状时，应立即停药并采取相应急救措施。

6. 运动员慎用。

7. 本品含朱砂，用药时注意肝、肾功能检测。不宜与溴化物、碘化物同用。

8. 用药后如出现不良反应，应及时停药，去医院就诊。

9. 本品不宜与含马钱子、朱砂等成分的其他药品同时服用。

【用法用量】严格按照国家批准的药品说明书使用。

【剂型规格】片剂。

二、活血化瘀

240. 云南白药（胶囊、膏、酊、气雾剂）

云南白药（胶囊）

【功能主治】化瘀止血，活血止痛，解毒消肿。用于跌打损伤，瘀血肿痛，吐血，咳血，便血，痔血，崩漏下血，手术出血，疮疡肿毒及软组织挫伤，闭合性骨折，支气管扩张及肺结核咳血，溃疡病出血，以及皮肤感染性疾病。

【临床应用】

1. 跌打损伤　因外伤扭挫，血离其经，瘀血阻滞所致，症见伤处青红紫斑，痛如针刺，焮肿闷胀，不敢触摸，活动受限，舌质紫暗；软组织挫伤见上述证候者。也可用于闭合性骨折辅助治疗。

2. 吐血　因热毒灼伤胃络所致，症见血色鲜红，夹有食物残渣，身热，烦躁，牙龈肿痛，便秘，尿赤；溃疡病出血见上述证候者。

3. 咯血　因热毒灼伤肺络所致，症见血色鲜红，夹有痰涎，咽痒咳嗽，舌红苔黄，脉数有力；支气管扩张、肺结核咳血见上述证候者。

4. 便血　因热毒壅遏肠道，灼伤络脉所致，症见大便带血，血色鲜红，肛门肿胀；溃疡病出血、痔疮出血见上述证候者。

5. 崩漏　因热毒内盛，冲任失固所致，症见经血非时而下，量多或淋漓不尽，血色鲜红或有瘀块。

6. 手术出血　因手术过程中伤及血脉而引起的出血，有减少出血，促进伤口愈合的作用。

7. 疮疡　因热毒蕴结肌肤所致，症见肌肤红赤，肿胀，微热，疼痛，舌尖红，脉浮数；皮肤感染性疾病见上述证候者。

【药理作用】本品有抗炎、镇痛、促进骨折愈合、止血、促进血小板聚集、调节免疫功能、改善血液流变性等作用。

【不良反应】极少数患者服药后发生过敏性药疹，表现为胸闷、心慌、腹痛、恶心呕吐、全身奇痒、躯干及四肢等部位出现荨麻疹。

【禁忌】

1. 对本品过敏者禁用。
2. 孕妇禁用。

【注意事项】

1. 经期及哺乳期妇女慎用。
2. 服药一日内，忌食蚕豆、鱼类及酸冷食物。
3. 运动员慎用。

【用法用量】散剂：刀、枪、跌打诸伤，无论轻重，出血者用温开水送服；瘀血肿痛与未流血者用酒送服；妇科各症，用酒送服；但月经过多、红崩，用温水送服。毒疮初起，服0.25g，另取药粉，用酒调匀，敷患处，如已化脓，只需内服。其他内出血各症均可内服。

口服。一次0.25~0.5g，一日4次（2~5岁按1/4剂量服用；6~12岁按1/2剂量服用）。

凡遇较重的跌打损伤可先服保险子一粒，轻伤及其他病症不必服。

胶囊：刀、枪、跌打诸伤，无论轻重，出血者用温开水送服；瘀血肿痛与未流血者用酒送服；妇科各症，用酒送服；但月经过多、红崩，用温水送服。毒疮初起，服1粒，另取药粉，用酒调匀，敷患处，如已化脓，只需内服。其他内出血各症均可内服。

口服。一次1~2粒，一日4次（2~5岁按1/4剂量服用；6~12岁按1/2剂量服用）。凡遇较重的跌打损伤可先服保险子1粒，轻伤及其他病症不必服。

【剂型规格】散剂。

胶囊。

云南白药膏

【功能主治】活血散瘀，消肿止痛，祛风除湿。用于跌打损伤，瘀血肿痛，风湿疼痛等症。

【临床应用】

1. 跌打损伤　因外伤扭挫,血离其经,瘀血阻滞所致,症见伤处青红紫斑,痛如针刺,焮肿闷胀,不敢触摸,活动受限,舌质紫暗。

2. 痹病　因风湿瘀阻经络所致,症见关节疼痛,痛处不移或痛而重着,肢体麻木,筋骨拘急。

【药理作用】本品有抗炎、镇痛、改善皮肤局部毛细血管通透性,改善局部组织微循环的作用。

【不良反应】过敏性体质患者可能有胶布过敏反应或药物接触性瘙痒反应。

【禁忌】

1. 对本品过敏者禁用。

2. 孕妇禁用。

【注意事项】

1. 皮肤破损处不宜用。

2. 经期及哺乳期妇女慎用。

3. 皮肤过敏者停用。

4. 每次贴于皮肤的时间少于12小时,使用中发生皮肤发红、瘙痒等轻微反应时可适当减少粘贴时间。

【用法用量】贴患处。

【剂型规格】贴膏剂。

云南白药酊

【功能主治】活血散瘀,消肿止痛。用于跌打损伤,风湿麻木,筋骨及关节疼痛,肌肉酸痛及冻伤等症。

【临床应用】

1. 跌打损伤　因外伤扭挫,血离其经,瘀血阻滞所致,症见伤处青红紫斑,痛如针刺,焮肿闷胀,不敢触摸,活动受限,舌质紫暗。

2. 痹病　因风湿瘀阻经络所致,症见关节疼痛,痛处不移或痛而重着,肢体麻木,筋骨拘急。

3. 冻疮　因风寒侵袭,瘀血阻络所致,症见局部肿胀、麻木、痛痒、青紫,或起水疱,甚至破溃成疮;冻伤见上述证候者。

【药理作用】本品有抗炎、镇痛、改善皮肤局部毛细血管通透性,改善局部组织微循环的作用。

【禁忌】

1. 对本品过敏者禁用。

2. 孕妇禁用。

3. 酒精过敏者禁用。

【注意事项】

1. 皮肤破损处不宜用。

2. 经期及哺乳期妇女慎用。

3. 皮肤过敏者停用。

4. 服药后一日内，忌食蚕豆、鱼类及酸冷食物。

【用法用量】口服。常用量一次3~5ml，一日3次，极量一次10ml。外用。取适量擦揉患处，每次3分钟左右，一日3~5次，可止血消炎；风湿筋骨疼痛，蚊虫叮咬，一、二度冻伤可擦揉患处数分钟，一日3~5次。

【剂型规格】酊剂。

云南白药气雾剂

【功能主治】活血散瘀，消肿止痛。用于跌打损伤，瘀血肿痛，肌肉酸痛及风湿性关节疼痛等症。

【临床应用】

1. 跌打损伤　因瘀血阻滞所致，症见伤处青红紫斑，痛如针刺，焮肿闷胀，不敢触摸，活动受限，舌质紫暗。

2. 痹病　因风湿瘀阻经络所致，症见关节疼痛，痛处不移或痛而重着，肢体麻木，筋骨拘急。

【药理作用】本品有抗炎、镇痛、改善皮肤局部毛细血管通透性，改善局部组织微循环的作用。

【不良反应】极少数患者用药后导致过敏性药疹，出现全身奇痒、躯干及四肢等部位出现荨麻疹，停药即消失。

【禁忌】

1. 对本品过敏者禁用。

2. 孕妇禁用。

3. 酒精过敏者禁用。

【注意事项】

1. 本品只限于外用，切勿喷入口、眼、鼻。

2. 皮肤过敏者停用。

3. 皮肤破损处不宜用。

4. 使用云南白药气雾剂保险液时先振摇，喷嘴离皮肤5~10cm，喷射时间应限制在3~5秒内，以防止局部冻伤。

5. 使用时勿近明火，切勿受热，应置于阴凉处保存。

【用法用量】外用。喷于伤患处。使用云南白药气雾剂，一日3~5次。凡遇较重闭合性跌打损伤者，先喷云南白药气雾剂保险液，若剧烈疼痛仍不缓解,可间隔 1~2 分钟重复给药,一日使用不得超过 3 次。喷云南白药气雾剂保险液间隔 3 分钟后,再喷云南白药气雾剂。

【剂型规格】气雾剂。

241. 活血止痛散(胶囊、软胶囊)

【药物组成】当归、三七、乳香(制)、冰片、土鳖虫、煅自然铜。

【功能主治】活血散瘀,消肿止痛。用于跌打损伤,瘀血肿痛。

【方解】方中土鳖虫破瘀血,续筋骨;煅自然铜活血散瘀,消肿止痛,共为方中君药。当归补血活血,通经止痛;三七散瘀止血,消肿定痛;制乳香活血行气,消肿止痛,共为臣药。冰片通窍止痛为佐使药。诸药合用,共奏活血散瘀,消肿止痛之功。

【临床应用】跌打损伤 因外伤扭挫,血离其经,瘀血阻滞所致,症见伤处青红紫斑,痛如针刺,焮肿闷胀,不敢触摸,活动受限,舌质紫暗,脉弦涩。

【药理作用】本品有镇痛、抗炎作用。

【禁忌】

1. 对本品过敏者禁用。
2. 孕妇禁用。
3. 6 岁以下儿童禁用。
4. 肝肾功能异常者禁用。

【注意事项】

1. 饭后半小时服用。
2. 本品含乳香,脾胃虚弱者慎用,且不宜大剂量应用。
3. 经期及哺乳期妇女慎用。
4. 服药期间忌生冷油腻食品。

【用法用量】散剂:用温黄酒或温开水送服。一次 1.5g,一日 2 次。

胶囊:

规格①用温黄酒或温开水送服。一次 6 粒,一日 2 次;或一次 4 粒,一日 3 次。

规格②用温黄酒或温开水送服。一次 3 粒,一日 2 次。

软胶囊:口服。一次 2 粒,一日 3 次,温开水送服。疗程 7 日。

【剂型规格】散剂:每袋(瓶)装 1.5g。

胶囊:①每粒装 0.25g;②每粒装 0.5g。

软胶囊:每粒装 0.65g。

242. 七厘散(胶囊)

【药物组成】血竭、乳香(制)、没药(制)、红花、儿茶、冰片、人工麝香、朱砂。

【功能主治】化瘀消肿,止痛止血。用于跌扑损伤,血瘀疼痛,外伤出血。

【方解】方中重用血竭为君药,可活血止血,散瘀止痛,生肌敛疮。制乳香、制没药、红花善活血止痛,祛瘀消肿;儿茶收敛止血,为臣药。冰片、人工麝香辛香走窜,能除瘀滞而止疼痛;朱砂清热解毒,镇心安神,尚可防腐,为佐药。诸药合用,共奏化瘀消肿,止痛止血之功。

【临床应用】

1. 跌打损伤　因外伤、扭伤所致,症见伤处肿胀疼痛,青紫,活动受限。

2. 外伤出血　因外力诸如跌打、刀伤所致,症见出血,肢体局部肿胀,畸形,活动受限,舌质紫暗,脉弦涩。

【药理作用】本品有抗炎、镇痛、改善血液流变性的作用。

【禁忌】孕妇禁用。

【注意事项】

1. 本品应在医生的指导下使用,不宜过量、长期服用。

2. 饭后服用可减轻肠胃反应。

3. 皮肤过敏者不宜使用。

4. 本品含朱砂,不宜过量久服,不宜与溴化物、碘化物同用,肝肾功能不全者慎用。

5. 运动员慎用。

【用法用量】散剂:规格①、②口服。一次1~1.5g,一日1~3次。外用,调敷患处。

胶囊:口服。一次2~3粒,一日1~3次。

【剂型规格】散剂:①每瓶装1.5g;②每瓶装3g。

胶囊:每粒装0.5g。

243. 消 痛 贴 膏

【药物组成】本品系藏族验方,由独一味、姜黄等药味加工而成。

【功能主治】活血化瘀,消肿止痛。用于急慢性扭挫伤、跌打瘀痛、骨质增生、风湿及类风湿疼痛、落枕、肩周炎、腰肌劳损和陈旧性伤痛。

【临床应用】

1. 跌打损伤　因外伤、扭挫、气血凝滞所致,症见局部肿胀疼痛,皮肤青紫,活动受限,舌质紫暗,脉细涩;急慢性扭挫伤见上述证候者。

2. 骨痹　因肝肾不足，瘀血阻络所致，症见肢体关节疼痛肿胀，活动受限，舌质紫暗，脉细涩；骨质增生见上述证候者。

3. 痹病　因外感风湿，痹阻经络所致，症见关节疼痛，屈伸不利，或见晨僵；风湿及类风湿性疼痛、肩周炎见上述证候者。

4. 落枕　因睡姿不良，颈盘受挫，或风湿侵袭，气血凝滞，筋脉不舒所致，症见颈肩疼痛，转输不利，局部僵硬重浊。

5. 腰痛　因长期劳损，伤及腰脊，气血阻滞所致，症见腰部酸胀疼痛或刺痛，活动受限，遇劳则发；腰肌劳损、陈旧性伤痛见上述证候者。

【药理作用】本品有抗炎、镇痛、改善血液流变性、促进创伤骨骼愈合的作用。

【不良反应】过敏性体质患者可能有胶布过敏或药物接触性瘙痒反应，甚至出现红肿、水疱等。

【禁忌】

1. 对本品过敏者禁用。

2. 开放性创伤禁用。

【注意事项】

1. 孕妇慎用。

2. 若出现过敏反应，应立即停药，并在医生指导下处理。

3. 过敏体质慎用。

4. 皮肤破伤处不宜使用。

【用法用量】外用。将小袋内湿润剂均匀涂于药芯袋表面，润湿后直接敷于患处或穴位。每贴敷24小时。

【剂型规格】贴膏剂：每贴装1.0g、1.2g。

244. 独一味胶囊（片）

【药物组成】独一味。

【功能主治】活血止痛，化瘀止血。用于多种外科手术后的刀口疼痛、出血，外伤骨折，筋骨扭伤，风湿痹痛以及崩漏、痛经、牙龈肿痛、出血。

【方解】本方为独一味草地上部分入药的单方制剂。独一味，甘、苦，平，归肝经，功能活血消肿，化瘀止血，祛风止痛，续筋接骨。用于多种外科手术后的刀口疼痛、出血，外伤骨折，筋骨扭伤，风湿痹痛以及崩漏、痛经、牙龈肿痛、出血。

【临床应用】

1. 外科术后　因手术后出现的刀口处疼痛、出血。

2. 骨折筋伤　因外伤扭挫导致的骨折筋伤，症见骨折或筋伤错位，伤处青红紫斑，肿胀疼痛，不敢触碰，活动受限。

3. 风湿痹痛　因外感风湿，痹阻经络所致，症见关节疼痛、肿胀、屈伸不利。

4. 崩漏　因瘀血阻络，冲任不固所致，症见经血非时而下，量多或淋漓不尽，经血紫暗有瘀块。

5. 痛经　因瘀血阻络，冲任失调所致，症见经行腹痛，刺痛，经血紫暗有瘀块。

6. 牙龈出血　因瘀血阻络，血不归经所致，症见牙龈肿痛，出血，血色紫暗。

【药理作用】本品具有抗炎、镇痛、止血以及促进皮肤损伤愈合等作用。

【不良反应】消化系统：胃（脘）不适、腹痛、腹胀、腹泻、恶心、呕吐、口干等，有肝生化指标异常病例报告。全身性反应：疼痛、水肿、乏力、潮红、过敏反应等。皮肤：皮疹、瘙痒等。神经系统：头晕、头痛等。心血管系统：心悸、胸闷等。其他：有鼻衄、黑便、紫癜病例报告。

【禁忌】

1. 对本品过敏或有严重不良反应病史者禁用。

2. 孕妇禁用。

【注意事项】

1. 严格按照药品说明书规定的功能主治及用法用量使用。

2. 目前尚无儿童应用本品的系统研究资料，不建议儿童使用。

3. 用药后一旦出现潮红、皮疹、瘙痒、心悸、胸闷、憋气、血压下降等可能与严重不良反应有关的症状时，应立即停药并就医。

【用法用量】胶囊：口服。一次3粒，一日3次。7日为一个疗程；或必要时服。

片剂：规格①、②、③口服。一次3片，一日3次。7日为一个疗程；或必要时服。

【剂型规格】胶囊：每粒装0.3g。

片剂：①每片重0.28g；②薄膜衣片每片重0.28g；③糖衣片片芯重0.26g。

三、活血通络

245. 颈舒颗粒

【药物组成】三七、当归、川芎、红花、肉桂、天麻、人工牛黄。

【功能主治】活血化瘀，温经通窍止痛。用于神经根型颈椎病瘀血阻络证，症见颈肩部僵硬、疼痛，患侧上肢窜痛等。

【方解】方中三七活血化瘀,通络止痛;当归补血活血,温经止痛,共为君药。川芎活血祛风,通痹止痛;红花活血化瘀,通络止痛,合为臣药。肉桂温经散寒,活血止痛;天麻祛风通痹,息风止痉;人工牛黄清心开窍,凉肝息风,为佐使药。诸药合用,共奏活血化瘀,温经通窍止痛之功。

【临床应用】骨痹 因瘀血阻络所致,症见头晕,颈项僵硬,肩背酸痛,患侧上肢窜痛,手臂麻木;神经根型颈椎病见上述证候者。

【不良反应】服用本品后偶见轻度恶心。

【禁忌】

1. 对本品过敏者禁用。
2. 孕妇禁用。

【注意事项】

1. 过敏体质者慎用。
2. 服药期间忌生冷、油腻食物。

【用法用量】温开水冲服。一次 6g,一日 3 次。1 个月为一个疗程。

【剂型规格】颗粒剂:每袋装 6g。

246. 颈复康颗粒

【药物组成】羌活、川芎、葛根、秦艽、威灵仙、苍术、丹参、白芍、地龙(酒炙)、红花、乳香(制)、黄芪、党参、地黄、石决明、煅花蕊石、关黄柏、炒王不留行、焯桃仁、没药(制)、土鳖虫(酒炙)。

【功能主治】活血通络,散风止痛。用于风湿瘀阻所致的颈椎病,症见头晕、颈项僵硬、肩背酸痛、手臂麻木。

【方解】方中黄芪、党参、白芍补中益气,养血荣筋,以扶正祛邪;威灵仙、秦艽祛风除湿,舒筋活络,止痛;羌活祛风胜湿,散寒止痛;川芎、丹参、煅花蕊石、炒王不留行、焯桃仁、红花、制乳香、制没药、酒炙地龙、酒炙土鳖虫活血化瘀,通络止痛;苍术燥湿健脾,祛风散寒;石决明平肝潜阳,以治头痛;葛根可除颈项僵痛;生地黄清热养阴,关黄柏清热燥湿,两药苦寒,可佐制诸药辛热之性。诸药合用,共奏活血通络,散风止痛之功。

【临床应用】骨痹 因风寒湿瘀阻所致,症见头晕,颈项僵硬,肩背痛,手臂麻木,日久见关节畸形僵硬,舌质淡白,脉缓;颈椎病见上述证候者。

【药理作用】本品有抗炎、镇痛和改善血液循环作用。

【禁忌】

1. 对本品过敏者禁用。
2. 孕妇禁用。

【注意事项】

1. 本品含乳香、没药，脾胃虚弱者慎用。

2. 消化道溃疡、肾性高血压患者慎服或遵医嘱。

3. 宜饭后服用。

4. 服药期间饮食宜清淡，忌食生冷、油腻食物。

【用法用量】开水冲服。一次1~2袋。一日2次。饭后服用。

【剂型规格】颗粒剂：每袋装5g。

247. 腰痹通胶囊

【药物组成】三七、川芎、延胡索、白芍、牛膝、狗脊、熟大黄、独活。

【功能主治】活血化瘀，祛风除湿，行气止痛。用于血瘀气滞、脉络闭阻所致腰痛，症见腰腿疼痛，痛有定处，痛处拒按，轻者俯仰不便，重者剧痛不能转侧；腰椎间盘突出症见上述证候者。

【方解】方中三七散瘀止血，消肿定痛，祛除在经之瘀血，为君药。川芎活血行气，祛风止痛；延胡索活血、行气、止痛；白芍养血敛阴，柔筋止痛，共为臣药。狗脊补益肝肾，除风湿，健腰膝，利关节；独活祛风，胜湿，散寒，止痛；熟大黄活血化瘀，消肿止痛，共为佐药。牛膝逐瘀通经，补肝肾，强筋骨，引药下行为佐使药。诸药合用，共奏活血化瘀，祛风除湿，行气止痛之功。

【临床应用】腰痛　因跌扑扭伤或长期劳损，经络气血运行不畅所致，症见腰腿疼痛，痛有定处，痛处拒按，轻者仰俯不便，重者则因痛剧而不能转侧，舌暗或有瘀点、瘀斑，脉涩；腰椎间盘突出症见上述证候者。

【药理作用】本品有镇痛、抗炎、调节免疫功能、改善血液流变性、改善微循环、促进组织修复等作用。

【禁忌】孕妇禁用。

【注意事项】

1. 脾虚便溏者慎用。

2. 消化性溃疡患者慎用或遵医嘱。

3. 服药期间饮食宜清淡，忌生冷、油腻食物。

【用法用量】口服。一次3粒，一日3次，宜饭后服用。30日为一个疗程。

【剂型规格】胶囊：每粒装0.42g。

248. 滑膜炎颗粒（片）

【药物组成】夏枯草、女贞子、枸骨叶、黄芪、防己、薏苡仁、土茯苓、丝瓜络、泽兰、丹参、当归、川牛膝、豨莶草。

【功能主治】清热祛湿，活血通络。用于湿热闭阻、瘀血阻络所致的痹病，症见关节肿胀疼痛、痛有定处、屈伸不利；急、慢性滑膜炎及膝关节术后见上述证候者。

【方解】薏苡仁甘淡健脾，渗湿除痹；防己苦寒清热，祛风除湿通络止痛，共为君药。土茯苓、豨莶草解毒利湿，通利关节；当归、丹参补血活血，化瘀止痛，四药合用为臣药。夏枯草辛以散结、苦以泄热，能散湿热郁结；湿热痹日久，耗伤阴液，故加女贞子滋补肝肾，清解虚热；枸骨叶清虚热，祛风湿，益肝肾以益阴培本，清热除湿；泽兰利水消肿，活血通络；丝瓜络祛风通络；黄芪益气行滞通痹，以上六味共为佐药。川牛膝祛风利湿，活血通络，且可引药下行，故为使药。诸药合用，共奏清热祛湿，活血通络之功。

【临床应用】痹病　因湿热闭阻、瘀血阻络所致，症见关节肿胀疼痛、痛有定处、屈伸不利；急、慢性滑膜炎及膝关节术后见上述证候者。

【药理作用】本品有抗炎等作用。

【禁忌】

1. 对本品过敏者禁用。

2. 糖尿病患者禁用。

【注意事项】

1. 孕妇慎用。

2. 本品清热燥湿，故寒湿痹阻、脾胃虚寒者慎用。

3. 服药期间，宜食用清淡易消化之品，忌食辛辣油腻之品，以免助热生湿。

【用法用量】颗粒剂：口服。一次1袋，一日3次。

片剂：规格①、②、③口服。一次3片，一日3次。

【剂型规格】颗粒剂：每1g相当于饮片3g。

片剂：①每片重0.5g；②每片重0.6g；③薄膜衣片每片重0.5g。

四、祛风活络

249. 舒筋活血丸（片）

舒筋活血丸

【药物组成】土鳖虫、红花、桃仁、牛膝、骨碎补、续断、熟地黄、白芷、栀子、赤芍、桂枝、三七、乳香（制）、苏木、自然铜（醋煅）、大黄、儿茶、制马钱子、当归、冰片。

【功能主治】舒筋通络，活血止痛。用于跌打损伤，闪腰岔气，筋断骨折，瘀血作痛。

【方解】方中土鳖虫、红花、桃仁、赤芍、三七、制乳香舒筋活血，散瘀止痛。苏木、醋煅自然铜、儿茶、制马钱子行血祛瘀，通络止痛，散结消肿，接骨疗伤。牛膝、骨碎补、续断补肝肾，强筋骨，续折伤，利关节。熟地黄、当归补血活血。桂枝、白芷温通经脉，除湿止痛。大黄逐瘀通经，栀子、冰片消肿止痛。诸药合用，共奏舒筋通络，活血止痛之功。

【临床应用】

1. 跌打损伤　因外伤引起的肌肉、筋膜、韧带损伤所致，症见局部瘀血肿胀、剧烈疼痛、关节活动不利。

2. 闪腰岔气　因突然遭受间接暴力引起腰肌筋膜、腰部韧带损伤和小关节错缝所致，症见腰部疼痛、压痛、肿胀或屈伸不利。

【药理作用】本品有抗炎、镇痛和改善血液循环作用。

【禁忌】孕妇禁用。

【注意事项】

1. 本品含乳香，脾胃虚弱者慎用。
2. 经期及哺乳期妇女慎用。
3. 本品含马钱子，不宜过量服用。
4. 忌食生冷、油腻之品。
5. 运动员慎用。

【用法用量】黄酒或温开水送服。一次 1 丸，一日 2 次；或遵医嘱。

【剂型规格】丸剂：每丸重 6g。

舒筋活血片

【药物组成】红花、醋香附、烫狗脊、香加皮、络石藤、伸筋草、泽兰、槲寄生、鸡血藤、煅自然铜。

【功能主治】舒筋活络，活血散瘀。用于筋骨疼痛，肢体拘挛，腰背酸痛，跌打损伤。

【方解】方中红花活血通经，散瘀止痛。鸡血藤补血活血，通络止痛。醋香附行气止痛。烫狗脊、槲寄生、香加皮补肝肾，强腰膝，祛风湿，止痹痛。络石藤、伸筋草祛风除湿，舒筋活络。泽兰叶活血化瘀，通经止痛。煅自然铜活血散瘀，接骨疗伤，舒筋止痛。诸药合用，共奏舒筋活络，活血散瘀之功。

【临床应用】

1. 跌打损伤　因外伤引起的肌肉、筋膜、韧带损伤所致，症见局部瘀血肿胀、剧烈疼痛、关节活动不利。

2. 痹病　因风湿瘀血闭阻经络所致，症见筋骨疼痛，肢体拘挛，腰背酸痛。

【禁忌】孕妇禁用。

【注意事项】

1. 经期及哺乳期妇女慎用。

2. 服药期间忌生冷、油腻食物。

【用法用量】口服。一次 5 片,一日 3 次。

【剂型规格】片剂:每片重 0.3g。

250. 狗 皮 膏

【药物组成】生川乌、生草乌、羌活、独活、青风藤、香加皮、防风、铁丝威灵仙、苍术、蛇床子、麻黄、高良姜、小茴香、官桂、当归、赤芍、木瓜、苏木、大黄、油松节、续断、川芎、白芷、乳香、没药、冰片、樟脑、丁香、肉桂。

【功能主治】祛风散寒,活血止痛。用于风寒湿邪、气血瘀滞所致的痹病,症见四肢麻木、腰腿疼痛、筋脉拘挛,或跌打损伤、闪腰岔气、局部肿痛;或寒湿瘀滞所致的脘腹冷痛、行经腹痛、寒湿带下、积聚痞块。

【方解】本品为外用制剂。方中生川乌、生草乌、肉桂、官桂温经散寒止痛;羌活、独活、青风藤、香加皮、防风、铁丝威灵仙、苍术、蛇床子、麻黄、高良姜、小茴香、白芷、丁香、木瓜、油松节祛风除湿,散寒止痛;当归、赤芍、苏木、大黄、续断、川芎、乳香、没药、冰片、樟脑活血散瘀,通络止痛。诸药合用,共奏祛风散寒,活血止痛之功。

【临床应用】

1. 痹病 因风寒湿阻、气血瘀滞所致,症见肢体麻木,肩臂、腰腿疼痛,筋脉拘挛。

2. 跌扑损伤 因外伤扭挫,气血瘀滞所致,症见伤处肿胀,活动受限。

3. 闪腰岔气 因外伤扭挫,经络受损,气血阻遏所致,症见腰胁疼痛不能转侧,或痛连背脊,呼吸受限。

4. 脘腹疼痛 因寒湿瘀滞所致,症见脘腹冷痛,喜暖怕冷,或妇女行经腹痛,舌淡苔白,脉迟缓。

5. 带下 因寒湿下注所致,症见带下色白无臭,面色无华,舌淡苔白,脉迟缓。

【药理作用】本品有抗炎、镇痛、改善血液流变性等作用。

【禁忌】孕妇忌贴腰部和腹部。

【注意事项】

1. 风湿热痹,局部红肿热痛者不宜用。

2. 经期及哺乳期妇女慎用。

3. 忌生冷、油腻食物。

4. 本品不宜长期或大面积使用，用药后皮肤过敏如出现瘙痒、皮疹等现象时，应停止使用。

5. 运动员慎用。

【用法用量】外用。用生姜擦净患处皮肤，将膏药加温软化，贴于患处或穴位。

【剂型规格】膏药：每张净重12g、15g、24g、30g。

251. 骨痛灵酊

【药物组成】雪上一枝蒿、干姜、龙血竭、乳香、没药、冰片。

【功能主治】温经散寒，祛风活血，通络止痛。用于腰、颈椎骨质增生，骨性关节炎，肩周炎，风湿性关节炎。

【方解】方中雪上一枝蒿祛风除湿，活血止痛，干姜温经散寒止痛，为君药。龙血竭、乳香、没药活血消肿，散寒止痛，为臣药。冰片辛香走窜，消肿止痛，为佐药。诸药合用，共奏温经散寒，祛风活血，通络止痛之功。

【临床应用】

1. 骨痹　因风寒湿邪痹阻，筋骨失养而致，症见颈腰腿部疼痛，痛有定处，肢重步艰，遇寒湿之邪后颈腰腿疼痛加重，自觉肢端冷痛，得温热则痛轻，多有下肢麻木刺痛感，苔白腻，脉沉而迟缓；腰、颈椎骨质增生、骨性关节炎见上述证候者。

2. 痹病　因外感风寒湿邪，经络瘀阻而致，症见关节酸痛，酸多痛少，不肿或肿胀而不红热，遇寒加重，得热症减，不发热或微热，小便清长，舌质淡白或白腻，脉弦紧或浮紧；风湿性关节炎、肩周炎见上述证候者。

【不良反应】本品可能引起瘙痒、刺痛、皮疹（如红斑、丘疹、水疱）等。患者局部出现灼热感，连续多次使用时部分患者在用药部位可能会产生皮疹或局部痒感，停止用药后即可消失。每次用药后可涂少量润肤膏，可减轻和防止此不良反应。

【禁忌】

1. 孕妇禁用。

2. 婴幼儿禁用。

3. 皮肤破溃、皮损或感染处禁用。

4. 对本品及酒精过敏者禁用。

5. 类风湿患者关节红肿热痛时禁用。

【注意事项】

1. 本品为外用药，禁止内服。

2. 切勿接触眼睛、口腔等黏膜处，使用后即洗手。

3. 忌食生冷、油腻食物。

4. 有出血倾向者慎用。

5. 糖尿病严重者慎用，以防止使用不当引起皮肤损伤。

6. 经期及哺乳期妇女慎用。儿童、年老体弱者应在医师指导下使用。高血压患者用于颈椎应慎用。

7. 用药后3小时内用药部位不得吹风，不得接触冷水。

8. 本品为局部疼痛的对症用药，治疗风湿性关节炎应去医院就诊。

9. 本品含雪上一枝蒿，不宜长期或大面积使用。自行用药宜在7日以内，如用药超过7日，应向医师咨询。

10. 用药后局部皮肤如出现瘙痒、刺痛、皮疹时，应立即取下，停止使用，症状严重者应及时就医。如出现皮肤以外的全身不适，应立即停用，严重者应及时就医。

11. 患者可视病症及敷贴浸药液情况调整每次使用量（5~10ml）。

12. 本品放置后稍有混浊或沉淀，不影响疗效，摇匀后使用。

13. 过敏体质者慎用。

【用法用量】外用。一次10ml，一日1次。将药液浸于敷带上贴敷患处30~60分钟；20日为一个疗程。

【剂型规格】酊剂：每袋装10ml，每瓶装30ml、60ml、100ml、250ml。

252. 通络祛痛膏

【药物组成】当归、川芎、红花、山柰、花椒、胡椒、丁香、肉桂、荜茇、干姜、大黄、樟脑、冰片、薄荷脑。

【功能主治】活血通络，散寒除湿，消肿止痛。用于腰部、膝部骨性关节病瘀血停滞、寒湿阻络证，症见关节刺痛或钝痛，关节僵硬，屈伸不利，畏寒肢冷。用于颈椎病（神经根型）瘀血阻滞、寒湿阻络证，症见颈项疼痛、肩臂疼痛、颈项活动不利、肢体麻木、畏寒肢冷、肢体困重等。

【方解】方中当归补血活血，通脉止痛；川芎活血行气，祛风止痛；红花活血通经，祛瘀止痛，三药合用，活血通络，消肿止痛，共为君药。山柰温中除湿，行气止痛；花椒、胡椒温中散寒，下气止痛；丁香温中暖肾，行气止痛；肉桂散寒止痛，补火壮阳，温经止痛；干姜温中逐寒，回阳通脉；荜茇温中散寒止痛，合以辅助君药温经散寒，通络止痛，以祛经脉筋骨之寒湿邪气，共为臣药。大黄逐瘀通经，凉血消肿，兼可佐制辛热温燥之品耗伤阴津；薄荷脑祛风止痛；冰片开散郁火，消肿止痛；樟脑消肿止痛，三药走窜外达肌表，内透筋骨，为佐使药。诸药合用，共奏活血通络，散寒除湿，消肿止痛之功。

【临床应用】骨痹　因外感风寒湿邪，瘀阻脉络，筋骨失养所致，症见腰腿疼痛有定处，重着而痛，肢重步艰，遇寒湿之邪后腰腿疼痛加重，自觉肢端冷痛，得热则痛轻，多有下肢麻木刺痛感，苔白腻，脉沉而迟缓；腰部、膝部骨性关节病见上述证候者；或症见颈项疼痛、肩臂疼痛、颈项活动不利、肢体麻木、畏寒肢冷、肢体困重等；颈椎病（神经根型）见上述证候者。

【药理作用】本品有抗炎、镇痛作用。

【不良反应】偶见贴敷处皮肤瘙痒、潮红、红疹，过敏性皮炎。

【禁忌】

1. 对本品过敏者禁用。
2. 孕妇禁用。
3. 皮肤破损处禁用。

【注意事项】

1. 关节红肿热痛者慎用。
2. 对橡胶膏剂过敏者慎用。
3. 每次贴敷不宜超过12小时，防止贴敷处过敏。

【用法用量】外用，贴患处。腰部、膝部骨性关节病，一次1~2贴，一日1次。15日为一个疗程；用于颈椎病（神经根型），一次2贴，一日1次，21日为一个疗程。

【剂型规格】贴膏剂：7cm × 10cm。

253. 复方南星止痛膏

【药物组成】生天南星、生川乌、丁香、肉桂、白芷、细辛、川芎、徐长卿、乳香（制）、没药（制）、樟脑、冰片。

【功能主治】散寒除湿，活血止痛。用于骨性关节炎属寒湿瘀阻证，症见关节疼痛、肿胀、功能障碍，遇寒加重，舌质暗淡或有瘀斑。

【方解】方中用生天南星辛散苦燥，祛风燥湿；生川乌辛苦性温，祛风除湿，散寒止痛，共为君药。丁香、肉桂、细辛、白芷辛香性温，散寒止痛，共为臣药。川芎、制乳香、制没药活血散滞，行气止痛；徐长卿祛风通络，活血止痛，四药均为佐药。樟脑、冰片芳香走窜，通络止痛，为使药。诸药合用，共奏散寒除湿，活血止痛之功。

【临床应用】骨痹　因寒湿瘀阻脉络，筋骨失养所致，症见关节疼痛、肿胀、屈伸不利、遇寒加重，舌质暗或有瘀斑；骨性关节炎见上述证候者。

【药理作用】本品有镇痛、局部麻醉、抗炎和改善微循环作用。

【不良反应】本品可能引起瘙痒、刺痛、皮疹（如红斑、丘疹、水疱）等，个别患者贴药处局部皮肤发红发痒，出现小水疱。极个别有全身不适。

【禁忌】

1. 孕妇禁用。

2. 婴幼儿禁用。

3. 皮肤病者禁用。皮肤破溃、皮损或感染处禁用。

4. 对本品及所含成分（包括辅料）过敏者禁用。

5. 对橡胶膏过敏者禁用。

【注意事项】

1. 本品为外用药。

2. 切勿接触眼睛、口腔等黏膜处，使用后即洗手。

3. 忌食生冷、油腻食物。

4. 有出血倾向者慎用。

5. 糖尿病严重者慎用，以防止使用不当引起皮肤损伤。

6. 经期及哺乳期妇女慎用。儿童、年老体弱者应在医师指导下使用。

7. 本品含有毒性成分生天南星、生川乌，不宜长期或大面积使用。自行用药宜在7日以内，如用药超过7日，应向医师咨询。

8. 用药后局部皮肤如出现瘙痒、刺痛、皮疹时，应立即取下，停止使用，症状严重者应及时就医。如出现皮肤以外的全身不适，应立即停用，严重者应及时就医。

9. 用药3日症状无缓解，应去医院就诊。

【用法用量】外贴。选最痛部位，最多贴3个部位，贴24小时，隔日1次，共贴3次。

【剂型规格】贴膏剂：10cm×13cm。

254. 麝香追风止痛膏

【药物组成】麝香追风止痛流浸膏、樟脑、冰片、水杨酸甲酯、薄荷脑、芸香浸膏、颠茄流浸膏。

【功能主治】祛风除湿，散寒止痛。用于寒湿痹阻所致关节、肌肉疼痛，扭伤疼痛。

【方解】方中重用麝香追风止痛流浸膏祛风散寒，温经止痛除湿；芸香浸膏祛风镇痛，舒筋活血；樟脑、冰片、薄荷脑透皮通络，西药水杨酸甲酯消炎止痛，颠茄流浸膏解痉止痛。中西合璧，共奏祛风除湿，散寒止痛之功。

【临床应用】

1. 痹病　因风寒湿邪痹阻脉络，筋脉不通所致，症见关节、肌肉疼痛，遇寒湿加重。

2. 跌打损伤　因外伤扭挫，血离其经，瘀血阻络所致，症见局部肿胀疼痛，皮肤青紫，活动受限，舌质紫暗，脉弦涩。

【药理作用】本品有抗炎、镇痛和改善局部微循环等作用。

【不良反应】本品可能引起瘙痒、刺痛、皮疹（如红斑、丘疹、水疱）等。

【禁忌】

1. 孕妇禁用。
2. 儿童禁用。
3. 皮肤破溃、皮损或感染处禁用。
4. 对本品及所含成分（包括辅料）过敏者禁用。
5. 对橡胶膏过敏者禁用。

【注意事项】

1. 本品为外用药。
2. 切勿接触眼睛、口腔等黏膜处，使用后即洗手。
3. 忌食生冷、油腻食物。
4. 有出血倾向者慎用。
5. 糖尿病严重者慎用，以防止使用不当引起皮肤损伤。
6. 运动员慎用，且应在医师指导下使用。
7. 青光眼、前列腺肥大患者应在医师指导下使用。
8. 经期及哺乳期妇女慎用。老年人应在医师指导下使用。
9. 本品含生草乌、生川乌、生马钱子，不宜长期或大面积使用。自行用药宜在 7 日以内，如用药超过 7 日，应向医师咨询。
10. 用药后局部皮肤如有明显灼热感或瘙痒、局部红肿等情况（或出现瘙痒、刺痛、皮疹时），应立即取下，停止使用，症状严重者应及时就医。如出现皮肤以外的全身不适，应立即停用，严重者应及时就医。
11. 过敏体质者慎用。

【用法用量】外用，一次 1 贴，一日 1 次。

【剂型规格】橡胶膏剂：7cm × 10cm。

五、补肾壮骨

255. 仙灵骨葆胶囊（片）

【药物组成】淫羊藿、续断、丹参、知母、补骨脂、地黄。

【功能主治】滋补肝肾，接骨续筋，强身健骨。用于骨质疏松和骨质疏松症，骨折，骨关节炎，骨无菌性坏死等。

【方解】方中淫羊藿辛、甘；性温，补肾阳，益精血，强筋骨；续断补肝肾，强筋骨，续折伤，共为君药。补骨脂温补肾阳，通痹止痛；丹参活血化瘀，通络止痛，共为臣药。地黄、知母滋肾阴，补精血，可佐助君药补益精血，强筋壮骨之能，且药性寒凉，益阴清热，佐制君药温肾助阳，燥烈伤阴之弊，使补而不燥，共为佐使药。诸药合用，共奏滋补肝肾，接骨续筋，强身健骨之功。

【临床应用】

1. 骨痿　因肝肾不足，瘀血阻络，筋骨失养所致，症见腰脊疼痛，足膝酸软，乏力困倦，骨脆易折；骨质疏松症见上述证候者。

2. 骨痹　因肝肾不足，瘀血阻络，筋骨失养所致，症见关节肿痛，屈伸不利，腰膝酸软；骨关节炎见上述证候者。

3. 骨蚀　因肝肾不足，瘀血阻络，筋骨失养所致，症见髋部疼痛，动则痛甚，肢节屈伸无力，腰膝酸胀；骨无菌性坏死见上述证候者。

4. 骨折　因肝肾不足，外力撞击所致，症见伤处疼痛肿胀，关节屈伸不利，腰膝酸软。

【药理作用】本品有抗骨质疏松和促进骨骼愈合等作用。

【不良反应】本品可能引起以下不良反应。过敏反应：皮疹、瘙痒等。消化系统：恶心、呕吐、纳差、胃部不适、腹痛、腹泻、便秘等。肝脏：谷丙转氨酶、谷草转氨酶、胆红素等升高，严重者可出现肝衰竭。全身症状：乏力、外周水肿、尿色加深等。

【禁忌】

1. 对本品过敏者禁用。

2. 孕妇禁用。

3. 有肝病史或肝生化指标异常者禁用。

【注意事项】

1. 重症感冒期间不宜服用。

2. 脾胃虚弱及过敏体质者慎用。

3. 服药期间忌生冷、油腻食物。

4. 用药期间应定期监测肝生化指标。

5. 出现肝生化指标异常或全身乏力、食欲不振、厌油、恶心、上腹胀痛、尿黄、目黄、皮肤黄染等可能与肝损伤有关的临床表现时，应立即停药并到医院就诊。

6. 本品应避免与有肝毒性的药物联合应用。

【用法用量】胶囊：口服。一次 3 粒，一日 2 次；4~6 周为一个疗程，或遵医嘱。

片剂：口服。一次3片，一日2次；4~6周为一个疗程，或遵医嘱。

【剂型规格】胶囊：每粒装0.5g。

片剂：每片重0.3g。

第七章

儿 科 用 药

第一节 解 表 剂

一、辛 温 解 表

256. 小儿柴桂退热颗粒(口服液)

【药物组成】柴胡、桂枝、葛根、浮萍、黄芩、白芍、蝉蜕。

【功能主治】发汗解表,清里退热。用于小儿外感发热。症见发热,头身痛,流涕,口渴,咽红,溲黄,便干。

【方解】方中柴胡味苦、性微寒,疏散退热;桂枝味辛、性温,发汗解肌,共为君药,以发汗散邪。葛根味甘辛,性凉,发表解肌,解热生津;黄芩苦寒,长于清热解毒,善泻肺火;二者助君药解肌发表,清泄里热,共为臣药。浮萍解表发汗,蝉蜕疏散风热,宣肺利咽;白芍苦酸、微寒,养血敛阴,以防发散太过或苦寒燥烈损伤阴液,使祛邪而不伤正,共为佐药。诸药合用,共奏发汗解表,清里退热之功。

【临床应用】小儿外感发热　因风热外袭,邪犯肺卫,表里俱热所致,症见发热,头身痛,流涕,口渴,咽痛,小便发黄,大便干燥,舌苔薄黄,脉浮数。

【药理作用】本品有解热、抗炎、抗病原微生物和抗惊厥等作用。

【不良反应】本品有腹泻、皮疹、瘙痒、恶心、呕吐等不良反应报告。

【禁忌】对本品及所含成分过敏者禁用。。

【注意事项】

1. 本品适用于小儿外感引起的发热性疾病,对积食等引起的内伤性发热不宜用。

2. 服药期间,忌食辛辣、生冷、油腻食品。

3. 不宜在服药期间同时服用滋补性中药。

4. 婴儿应在医师指导下服用。

5. 糖尿病患儿、脾虚易腹泻者应在医师指导下服用。

6. 发热体温超过 38.5℃的患者,应去医院就诊。

【用法用量】颗粒剂:

规格①开水冲服。周岁以内,一次 1 袋;1~3 岁,一次 2 袋;4~6 岁,一次 3 袋;7~14 岁,一次 4 袋;一日 4 次,3 日为一个疗程。

规格②、③开水冲服。周岁以内,一次 0.5 袋;1~3 岁,一次 1 袋;4~6 岁,一次 1.5 袋;7~14 岁,一次 2 袋;一日 4 次,3 日为一个疗程。

合剂:口服。周岁以内,一次 5ml;1~3 岁,一次 10ml;4~6 岁,一次 15ml;7~14 岁,一次 20ml;一日 4 次,3 日为一个疗程。

【剂型规格】颗粒剂:①每袋装 2.5g(每 1g 相当于饮片 1.0g);②每袋装 5g(相当于饮片 5g);③每袋装 4g。

合剂:每支装 10ml。

二、辛凉解表

257. 小儿金翘颗粒

【药物组成】金银花、连翘、葛根、大青叶、山豆根、柴胡、甘草。

【功能主治】疏风清热,解毒利咽,消肿止痛。用于风热袭肺所致乳蛾,症见恶寒发热,咽部红肿疼痛,吞咽时加剧,咽干灼热,喉核红肿;小儿急性扁桃体炎见上述证候者。

【方解】方中金银花甘寒,其气清芬,宣散平和,长于疏解肺卫温热之邪,既能辛凉解表,又可清热解毒;连翘苦微寒,疏散风热,清热解毒,消肿散结,共为君药。葛根解肌透邪退热,生津止渴;大青叶清热解毒,凉血利咽,二药合用,助君药增强疏散风热,凉血解毒之效,用为臣药。山豆根清热解毒,利咽消肿;柴胡疏散退热,共为佐药。甘草清咽解毒,调和药性为佐使药。诸药合用,共奏疏风清热,解毒利咽,消肿止痛之功。

【临床应用】乳蛾 因外感风邪,肺卫蕴热,邪客喉核所致,症见咽部肿痛,吞咽不便,咽喉干燥,有灼热感,喉核红肿,伴有发热恶寒,头痛鼻塞,咳嗽有痰;小儿急性扁桃体炎见上述证候者。

【药理作用】本品有抗炎、镇痛、解热作用。

【不良反应】偶见腹痛,便稀。

【禁忌】对本品过敏者禁用。

【注意事项】

1. 脾胃虚寒者慎用。

2. 服药期间忌生冷、刺激性食物。

【用法用量】规格①、②开水冲服，5~7 岁，一次 7.5g，一日 3 次；8~10 岁，一次 7.5g，一日 4 次；11~14 岁，一次 10g，一日 3 次。5 岁以下小儿遵医嘱。

【剂型规格】颗粒剂：①每袋装 5g；②每袋装 7.5g。

258. 小儿宝泰康颗粒

【药物组成】连翘、地黄、滇柴胡、玄参、桑叶、浙贝母、蒲公英、南板蓝根、滇紫草、桔梗、莱菔子、甘草。

【功能主治】解表清热，止咳化痰。用于小儿风热外感，症见发热、流涕、咳嗽、脉浮。

【方解】方中连翘清热解毒，凉散上焦风热，为君药。滇柴胡、桑叶辛凉解表、疏风清热；蒲公英、南板蓝根清热凉血，解毒利咽，为臣药。地黄、玄参、滇紫草滋阴清热凉血，解毒散结；桔梗、浙贝母宣肺止咳、清热化痰；莱菔子既能降气化痰，止咳平喘，亦可消食导滞，兼顾脾胃，共为佐药。甘草调和诸药，兼以清热为使药。诸药合用，共奏解表清热，止咳化痰之功。

【临床应用】感冒　因风热外感，邪郁肺卫，肺失宣降所致，症见发热、鼻塞流涕、咳嗽、咽部红肿、脉浮。

【药理作用】本品具有解热、抗病原微生物（金黄色葡萄球菌等）、镇咳、调节机体免疫功能等作用。

【禁忌】

1. 对本品过敏者禁用。
2. 糖尿病患儿禁服。

【注意事项】

1. 本品用于风热感冒，风寒感冒不适用。
2. 脾虚易腹泻者慎用。
3. 服药期间，忌食辛辣、生冷、油腻食物。

【用法用量】规格①、②、③温开水冲服。周岁以内一次 2.6g，1~3 岁一次 4g，3~12 岁一次 8g，一日 3 次。

【剂型规格】颗粒剂：①每袋装 2.6g；②每袋装 4g；③每袋装 8g。

259. 小儿热速清口服液（颗粒）

【药物组成】柴胡、黄芩、板蓝根、葛根、金银花、水牛角、连翘、大黄。

【功能主治】清热解毒，泻火利咽。用于小儿外感风热所致的感冒，症见高热、头痛、咽喉肿痛、鼻塞流涕、咳嗽、大便干结。

【方解】方中柴胡善于透表解热，黄芩主清肺火，除上焦实热，两药表里双解,共为君药。金银花、连翘清热解毒,轻宣外邪;葛根清热解肌,生津止渴;板蓝根、水牛角清热凉血解毒,利咽消肿,共为臣药。另入大黄泄热通便,导热下行,为佐药。诸药合用,共奏清热解毒,泻火利咽之功。

【临床应用】感冒 因风热之邪犯肺,肺失清肃,气机不利所致,症见高热,头痛,咳嗽,流涕,咽喉肿痛,大便干结。

【药理作用】本品有抗病毒(流感病毒等)、解热、抗炎、镇咳、祛痰、增强机体免疫功能等作用。

【禁忌】对本品过敏者禁用。

【注意事项】

1. 感冒风寒、大便次数多者不宜用。
2. 服药期间忌食生冷、油腻、辛辣食品。
3. 如病情较重或服药24小时后疗效不明显者,可酌情增加剂量。若高热持续不退者应去医院就诊。

【用法用量】合剂:口服。周岁以内,一次2.5~5ml,1~3岁,一次5~10ml;3~7岁,一次10~15ml;7~12岁,一次15~20ml;一日3~4次。

颗粒剂:

规格①口服。周岁以内,一次0.5~1g;1~3岁,一次1~2g;3~7岁,一次2~3g;7~12岁,一次3~4g;一日3~4次。

规格②口服。周岁以内,一次1.5~3g;1~3岁,一次3~6g;3~7岁,一次6~9g;7~12岁,一次9~12g;一日3~4次。

【剂型规格】合剂:每支装10ml。

颗粒剂:①每袋装2g;②每袋装6g。

第二节 清 热 剂

清脏腑热

260. 小儿泻速停颗粒

【药物组成】地锦草、儿茶、乌梅、焦山楂、茯苓、白芍、甘草。

【功能主治】清热利湿,健脾止泻,缓急止痛。用于小儿湿热壅遏大肠所致的泄泻,症见大便稀薄如水样、腹痛、纳差;小儿秋季腹泻及迁延性、慢性腹泻见上述证候者。

【方解】方中地锦草辛平,功善清热利湿而止泻,为君药。茯苓甘淡,健脾渗湿止泻,为臣药。儿茶、乌梅酸涩止泻,与君药相合,收涩而不敛邪;以焦山楂消食导滞，取白芍、甘草缓急止痛，共为佐药。甘草调和诸药，兼为使药。诸药合用，共奏清热利湿，健脾止泻，缓急止痛之功。

【临床应用】泄泻　因湿热蕴结脾胃，运化失职，升降失调所致，症见大便稀溏，或便下不爽，气味秽臭，腹痛，纳差，或肛门灼热；小儿秋季腹泻及迁延性、慢性腹泻见上述证候者。

【药理作用】本品有抑制肠运动、改善肠功能、镇痛等作用。

【禁忌】对本品过敏者禁用。

【注意事项】

1. 虚寒泄泻者不宜使用。
2. 如病情较重，或服用1~2日后疗效不佳者，可酌情增加剂量。
3. 腹泻严重，有较明显脱水表现者应及时就医。
4. 饮食宜清淡，忌生冷、油腻、辛辣食物。
5. 服药期间，腹泻病情加重时，应到医院诊治。

【用法用量】规格①、②、③口服。6个月以下，一次1.5~3g；6个月~1岁以内，一次3~6g；1~3岁，一次6~9g；3~7岁，一次10~15g；7~12岁，一次15~20g；一日3~4次，或遵医嘱。

【剂型规格】颗粒剂：①每袋装3g；②每袋装5g；③每袋装10g。

第三节　止　咳　剂

一、清 化 热 痰

261. 小儿肺热咳喘颗粒（口服液）

小儿肺热咳喘颗粒

【药物组成】麻黄、苦杏仁、生石膏、甘草、金银花、连翘、知母、黄芩、板蓝根、麦冬、鱼腥草。

【功能主治】清热解毒，宣肺止咳，化痰平喘。用于感冒，支气管炎，喘息性支气管炎，支气管肺炎属痰热壅肺证者。

【方解】方中麻黄辛温，宣肺平喘，发汗散邪；生石膏辛甘大寒，清泻肺热，用量倍于麻黄，相制为用，使宣肺而不助热，清肺而不留邪，肺气肃降有权，喘急可平；苦杏仁宣降肺气，止咳平喘，三味同用，辛凉宣泄，清肺平喘，共为君药。黄芩、鱼腥草清肺泻火，祛痰止咳；知母、麦冬既能清泻肺热，又能养阴润燥，共为臣药。金银花、连翘、板蓝根三者合用，加强清热解毒，散结利咽之功，共为佐药。甘草清热解毒，化痰止咳，并调和诸药，为佐使药。诸药同用，共奏清热解毒，宣肺止咳，化痰平喘之功。

【临床应用】

1. 感冒 因外感风热，邪犯肺卫，肺失宣降所致，症见发热、汗出、微恶风寒、咳嗽、痰黄，或兼喘息、口干而渴，咽喉肿痛。

2. 咳嗽 因表邪入里化热，痰热壅肺，肺失宣降所致，症见咳嗽，气喘，痰多，黏稠色黄，咽痛，鼻流浊涕，或伴发热口渴，小便短赤，大便干结；支气管炎、喘息性支气管炎、支气管肺炎见上述证候者。

【药理作用】本品有解热、止咳、平喘等作用。

【禁忌】对本品过敏者禁用。

【注意事项】

1. 风寒闭肺、内伤久咳者慎用。

2. 不宜在服药期间同时服用滋补性中药。

3. 服药期间忌辛辣、生冷、油腻食物。

4. 大剂量服用本品，可能有轻度胃肠不适反应。

【用法用量】颗粒剂：规格①、②开水冲服，3岁以下一次3g，一日3次；3岁以上一次3g，一日4次；7岁以上一次6g，一日3次。

【剂型规格】颗粒剂：①每袋装4g（相当于饮片10.6g）；②每袋装3g。

小儿肺热咳喘口服液

【药物组成】麻黄、苦杏仁、石膏、甘草、金银花、连翘、知母、黄芩、板蓝根、麦冬、鱼腥草。

【功能主治】清热解毒，宣肺化痰。用于热邪犯于肺卫所致发热、汗出、微恶风寒、咳嗽、痰黄，或兼喘息、口干而渴。

【方解】方中麻黄辛温，宣肺平喘，发汗散邪；石膏辛甘大寒，清泻肺热，用量倍于麻黄，相制为用，使宣肺而不助热，清肺而不留邪，肺气肃降有权，喘急可平；苦杏仁宣降肺气，止咳平喘，三味同用，辛凉宣泄，清肺平喘，共为君药。黄芩、鱼腥草清肺泻火，祛痰止咳；知母、麦冬既能清泻肺热，又能养阴润燥，共为臣药。金银花、连翘、板蓝根三者合用，加强清热解毒，散结利咽之功，共为佐药。甘草清热解毒，化痰止咳，调和诸药，为佐使药。诸药同用，共奏清热解毒，宣肺化痰之功。

【临床应用】

1. 感冒 因外感风热，邪犯肺卫，肺失宣降所致，症见发热、汗出、微恶风寒、咳嗽、痰黄，或兼喘息、口干而渴、咽喉肿痛。

2. 咳嗽 因表邪入里化热，痰热壅肺，肺失宣降所致，症见咳嗽，气喘，痰多，黏稠色黄，咽痛，鼻流浊涕，或伴发热口渴，小便短赤，大便干结。

【药理作用】本品具有解热、止咳、平喘等作用。

【禁忌】对本品过敏者禁用。

【注意事项】

1. 风寒闭肺、内伤久咳者慎用。

2. 不宜在服药期间同时服用滋补性中药。

3. 服药期间忌辛辣、生冷、油腻食物。

4. 大剂量服用本品,可能有轻度胃肠不适反应。

【用法用量】口服。1~3岁一次10ml,一日3次;4~7岁一次10ml,一日4次;8~12岁一次20ml,一日3次,或遵医嘱。

【剂型规格】合剂:每支装10ml。

262. 金振口服液

【药物组成】山羊角、平贝母、大黄、黄芩、青礞石、石膏、人工牛黄、甘草。

【功能主治】清热解毒,祛痰止咳。用于小儿痰热蕴肺所致的发热、咳嗽、咳吐黄痰、咳吐不爽、舌质红、苔黄腻;小儿急性支气管炎见上述证候者。

【方解】方中山羊角性味咸寒,清热解毒,清肺凉肝止咳;平贝母味苦甘,性微寒,长于清热止咳,化痰散结,共为君药。黄芩性味苦寒,善清泻肺火及上焦实热;大黄性味苦寒沉降,功善清火解毒,通腑泄热,泻降痰浊,与黄芩相伍,一为清上,一为通下,使热毒外泄,邪有出路;青礞石性味咸平,长于坠痰下气,平肝镇惊,同为臣药。石膏性味辛甘大寒,清热泻火,除烦止渴;人工牛黄性味苦凉,长于清热解毒,化痰开窍,共助君药达清热化痰,泻火解毒之效,为佐药。甘草既可清热解毒,化痰止咳,又可调和诸药,为佐使药。诸药配伍,共奏清热解毒,祛痰止咳之功。

【临床应用】咳嗽 因痰热蕴肺所致,症见发热、咳嗽、咳吐黄痰、咳吐不爽、舌质红、苔黄腻;小儿急性支气管炎见上述证候者。

【药理作用】本品有镇咳、祛痰、平喘、抗炎、解热、抗肺损伤、抗病原微生物(合胞病毒、SARS病毒、甲型H_1N_1流感病毒、手足口EV71病毒、柯萨奇病毒、支原体)等作用。

【不良反应】偶见用药后便溏,停药后即可复常。

【禁忌】对本品过敏者禁用。

【注意事项】

1. 风寒咳嗽或体虚久咳者忌服

2. 服药期间忌辛辣、生冷、油腻食物。

3. 不宜在服药期间同时服用滋补性中药。

4. 脾胃虚弱,大便稀溏者慎用。

5. 婴儿及糖尿病患儿应在医师指导下服用。

【用法用量】口服。6个月~1岁,一次5ml,一日3次;2~3岁,一次10ml,一日2次;4~7岁,一次10ml,一日3次;8~14岁,一次15ml,一日3次。疗程5~7日,或遵医嘱。

【剂型规格】合剂:每支装10ml。

二、消积化痰

263. 小儿消积止咳口服液

【药物组成】炒山楂、槟榔、枳实、蜜枇杷叶、瓜蒌、炒莱菔子、炒葶苈子、桔梗、连翘、蝉蜕。

【功能主治】清热肃肺,消积止咳。用于小儿饮食积滞、痰热蕴肺所致的咳嗽、夜间加重、喉间痰鸣、腹胀、口臭。

【方解】方中连翘清热解毒,疏散风热;蜜枇杷叶清热肃肺,化痰止咳,共为君药。瓜蒌、炒葶苈子、桔梗清化热痰,宣降肺气,止咳平喘,为臣药。炒山楂、炒莱菔子、槟榔、枳实消食导滞,化痰除痞;蝉蜕开宣肺气,疏风利咽,为佐药,诸药合用,共奏清热肃肺,消积止咳之功。

【临床应用】咳嗽 由乳食停滞,脾失健运,化热生痰,兼感风邪,肺失清肃所致,症见咳嗽痰鸣,痰黏黄稠,腹胀,口臭。

【药理作用】本品具有镇咳、祛痰、抗炎、促进胃肠蠕动等作用。

【注意事项】

1. 体质虚弱、肺气不足、肺虚久咳、大便溏薄者慎用。
2. 3个月以下婴儿不宜用。
3. 服药期间饮食宜清淡,忌生冷、辛辣、油腻食品。

【用法用量】口服。周岁以内一次5ml,1~2岁一次10ml,3~4岁一次15ml,5岁以上一次20ml,一日3次;5日为一个疗程。

【剂型规格】合剂:每支装10ml。

三、健脾止咳

264. 小儿肺咳颗粒

【药物组成】人参、茯苓、白术、陈皮、鸡内金、酒大黄、鳖甲、地骨皮、北沙参、炙甘草、青蒿、麦冬、桂枝、干姜、淡附片、瓜蒌、款冬花、紫菀、桑白皮、胆南星、黄芪、枸杞子。

【功能主治】健脾益肺,止咳平喘。用于肺脾不足,痰湿内壅所致咳嗽或痰多稠黄,咳吐不爽,气短,喘促,动辄汗出,食少纳呆,周身乏力,舌红苔厚;小儿支气管炎见以上证候者。

【方解】方中人参补脾益肺，黄芪补脾益肺，实卫固表，令脾气壮，以除生痰之源，肺气足，以使气道通畅，扶正固本，故为君药。白术益气健脾，燥湿化痰；茯苓健脾渗湿，化痰除饮；陈皮理气健脾，燥湿化痰；桂枝、干姜温运脾阳，助阳化气；淡附片温肾运脾，五药合用，辅助君药增强健脾益肾，助阳化气，化痰涤饮的作用，故为臣药。地骨皮、桑白皮能清泻肺热，除肺中伏火；瓜蒌、胆南星，清热化痰，宽胸理气，宣畅气机，以除痰热阻肺；酒大黄上清肺火以化痰实，下走大肠以泄火热，五药合用，辅助君药增强清肺泻火，肃降肺气，清化痰热，止咳平喘的功效，故同为臣药。方中以紫菀、款冬花润肺下气，止咳化痰；麦冬、北沙参养阴生津、润肺化燥；枸杞子滋补肺肾，润肺止咳；鳖甲、青蒿既可清热除蒸，以除痰热化火，四药合用佐助君药增强滋阴润燥，止咳化痰之效，又可防止干姜、淡附片助阳化气，燥烈伤阴之弊；鸡内金健运脾胃，消化积滞，均显佐制佐助之能，故为佐药。炙甘草健脾益肺，润肺止咳，调和药性，以为使药。诸药合用，共奏补脾益肺，止咳平喘之功。使痰湿祛，痰火清，温阳化饮而不燥烈伤阴，清热化痰而不寒凝伤阳，寒热并调，攻补兼施，则痰湿咳嗽、痰热喘咳悉证得解。

【临床应用】

1. 痰湿咳嗽　因小儿脾肺气虚，脾失运化，肺失宣降，痰湿蕴肺所致，症见痰多壅盛，色白而稀，痰声辘辘，胸闷纳呆，神乏困倦，舌淡红，苔白腻，脉滑；小儿支气管炎见上述证候者。

2. 痰热咳嗽　因小儿脾肺气虚，气不化津，痰湿内蕴，易从阳化热，造成痰热壅肺，肺失清肃，症见咳嗽痰多，色黄黏稠，难以咯出，甚则喉间痰鸣，发热口渴，烦躁不宁，尿少色黄，大便干结，兼见喘促多汗，食少倦怠，舌质红，苔黄腻，脉滑数或指纹紫；小儿支气管炎见上述证候者。

【药理作用】本品有祛痰、止咳、平喘、镇静、解热等作用。

【禁忌】对本品过敏者禁用。

【注意事项】

1. 高热咳嗽慎用。

2. 服药期间饮食宜清淡，忌辛辣、生冷、油腻食品。

【用法用量】规格①、②、③开水冲服。周岁以内一次 2g；1~4 岁一次 3g；5~8 岁一次 6g；一日 3 次。

【剂型规格】颗粒剂：①每袋装 2g；②每袋装 3g；③每袋装 6g。

第四节 扶正剂

健脾益气

265. 健儿消食口服液

【药物组成】黄芪、炒白术、陈皮、麦冬、黄芩、炒山楂、炒莱菔子。

【功能主治】健脾益胃,理气消食。用于小儿饮食不节损伤脾胃引起的纳呆食少,脘胀腹满,手足心热,自汗乏力,大便不调,以至厌食、恶食。

【方解】方中黄芪甘温补脾升阳,益气固表,以资化源,故为君药。炒白术补气健脾,固表止汗,为臣药。陈皮气香性温,能行能降,理气运;炒莱菔子下气消食,长于消谷面之积;炒山楂酸甘,功擅助脾健胃,尤擅消肉食油腻之积;脾虚食积易于化热,故以苦寒之黄芩、甘寒之麦冬清湿热,益胃阴,共为佐药。诸药配伍,共奏健脾益胃,理气消食之功。

【临床应用】厌食 因脾胃虚弱,运化失调所致,症见纳呆食少,面色萎黄,脘腹胀满,容易出汗,舌苔薄白,脉弱无力。

【药理作用】本品具有调节胃肠道功能、促进消化液分泌等作用。

【禁忌】对本品过敏者禁用。

【注意事项】

1. 胃阴不足者慎用。

2. 服药期间应调节饮食,纠正不良饮食习惯,忌食油腻不易消化的食物。

【用法用量】口服。3 岁以内一次 5~10ml,3 岁以上一次 10~20ml;一日 2 次,用时摇匀。

【剂型规格】合剂:每支装 10ml。

266. 醒脾养儿颗粒

【药物组成】一点红、毛大丁草、山栀茶、蜘蛛香。

【功能主治】醒脾开胃,养血安神,固肠止泻。用于脾气虚所致的儿童厌食,腹泻便溏,烦燥盗汗,遗尿夜啼。

【方解】方中毛大丁草苦辛性凉,《植物名实图考》谓其"治小儿食积",《闽东本草》谓其"去湿,行气,利水",《中药大辞典》载其"主治胃脘胀痛,泄泻,痢疾",故具有醒脾开胃,消食化滞,行气祛湿,利水止泻的功能,针对脾胃失和,厌食纳呆,腹泻便溏所设,为本方之君药。蜘蛛香性味辛微苦温,《贵州民间方药集》谓其"镇静,顺气,消食。治腹胀痛,胃气痛。又治惊风。"《云南中草药》谓其“治消化不良”“疳积”,故有理气和中,散寒除湿,安神镇静的功能,辅助君药增强治疗脘腹胀痛,呕吐泄泻,烦躁夜啼等症,以为臣药。一点红性味苦凉,《岭南采药录》谓其“利小儿积虫,治五疳,开胃进食,解鱼毒”,《江西草药手册》单用其治疗慢性胃肠炎,《中药大辞典》载其主治痢疾腹泻,具有清热解毒,利水止泻的功能,佐助君药增强开胃进食,消积导滞,利水止泻之效,故为佐药。山栀茶味苦微温,《福建药物志》谓其“清热利湿,宁心益肾”,佐助君药增强治疗小儿心神不安,烦躁夜啼,有宁心除烦,镇静安神之效,亦为佐药。诸药合用,药少力专,标本兼治;共奏醒脾开胃,养血安神,固肠止泻之功。

【临床应用】

1. 厌食　因脾胃气虚,升降失司所致,症见不思进食,食而不化,大便溏薄夹不消化食物,面色少华,形体偏瘦,肢体倦怠乏力,舌质淡,苔薄白,脉缓无力。

2. 泄泻　因脾胃虚弱,乳食不节所致,症见倦怠乏力,纳呆食少,大便稀溏,色淡不臭,多于食后作泻,时轻时重,面色萎黄,形体消瘦,神疲倦怠;或大便稀溏,夹有乳凝块或食物残渣,气味酸臭,脘腹胀痛,或呕吐泛酸,不思乳食,夜卧不安。

3. 遗尿　因脾肾亏虚,气化不足,水道失约所致,症见神疲乏力,面色无华,食欲不振,夜间遗尿,大便溏薄,舌质淡,苔薄白,脉沉无力。

4. 夜啼　因脾胃虚寒,气机不通,腹痛致啼,症见胃纳欠佳,脘腹隐痛,夜间尤甚,至夜啼哭,时发时止,兼见烦躁不安者。

【药理作用】本品具有抑制小肠运动,抗应激及增强机体免疫功能的作用。

【禁忌】

1. 对本品过敏者禁用。

2. 糖尿病患儿禁服。

【注意事项】

1. 湿热泄泻者慎用。

2. 服药期间忌食生冷油腻及不易消化食物。

【用法用量】温开水冲服。1 岁以内一次 2g,一日 2 次;1~2 岁一次 4g,一日 2 次;3~6 岁一次 4g,一日 3 次;7~14 岁一次 6~8g,一日 2 次。

【剂型规格】颗粒剂:每袋装 2g。

第五节　安　神　剂

安 神 定 志

267. 小儿黄龙颗粒

【药物组成】熟地黄、白芍、麦冬、知母、五味子、煅龙骨、煅牡蛎、党参、石菖蒲、远志、桔梗。

【功能主治】滋阴潜阳，安神定志。用于注意缺陷多动障碍中医辨证属阴虚阳亢证者，症见多动不宁，神思涣散，性急易怒，多言多语，盗汗，口干咽燥，手足心热等。

【方解】方中熟地黄养血滋阴，填精益髓；白芍养血敛阴，平抑肝阳，二药合用，滋补肝肾，滋水涵木，用治阴虚阳亢、躁动不宁之主证，故为君药。麦冬、知母养阴润燥，清火安神，煅龙骨、煅牡蛎重镇安神，平抑肝阳，镇痉息风，共奏滋阴潜阳，镇痉安神之功，用为臣药。石菖蒲、远志、五味子祛痰开窍，交通心肾，宁心安神，治儿童多动症之心窍闭阻，神志不宁之症；加以党参益气健脾，开气血生化之源，并顾护中州，共为佐药。桔梗为使药，开宣肺气，载诸药力达于脑。诸药同用，共奏滋阴潜阳，安神定志之功。

【临床应用】注意缺陷多动障碍　因阴虚阳亢所致，症见多动不宁、神思涣散、多言多语、性急易怒，盗汗、口干咽燥、手足心热、失眠多梦。

【药理作用】本品具有改善多动异常行为、促进学习记忆功能、调节脑内单胺类神经递质水平等作用。

【不良反应】个别患儿用药后出现呕吐或腹泻等。

【禁忌】对本品过敏者禁用。

【注意事项】

1. 少数患儿用药后出现血小板升高，与药物的关系尚无法确定。

2. 本品的临床试验仅支持使用6周的安全性，用药超过6周的安全性和有效性尚不明确，连续用药不宜超过6周。

【用法用量】温开水冲服。6~9岁，一次1袋，一日2次；10~14岁一次2袋，一日2次。疗程为6周。

【剂型规格】颗粒剂：每袋装5g。

第六节　消　导　剂

消 食 导 滞

268. 小儿化食丸(口服液)

【药物组成】六神曲(炒焦)、焦山楂、焦麦芽、焦槟榔、醋莪术、三棱(制)、牵牛子(炒焦)、大黄。

【功能主治】消食化滞,泻火通便。用于食滞化热所致的积滞,症见厌食、烦躁、恶心呕吐、口渴、脘腹胀满、大便干燥。

【方解】方中焦山楂消一切饮食积滞,尤善消肉食油腻,故为君药。焦六神曲消食健脾,和胃;焦麦芽消食和中,善消米面之积;焦槟榔行气消积,导滞通便,共助山楂消食化滞,为臣药。醋莪术、制三棱行气消积,焦牵牛子、大黄攻积导滞,泄热通便,共为佐药。诸药共奏消食化滞,泻火通便之功。

【临床应用】积滞　因乳食不节,损伤脾胃,以致宿食久停,郁滞化热所致,症见厌食,恶心呕吐,烦躁,口渴,脘腹胀满,大便干燥。

【药理作用】本品具有促进胃肠道运动等功能。

【注意事项】

1. 脾虚夹积者慎用。

2. 服药期间应纠正不良饮食习惯,忌辛辣肥腻食物。

3. 本品中病即止,不宜长期服用。

【用法用量】丸剂:口服。周岁以内一次 1 丸,周岁以上一次 2 丸,一日 2 次。

合剂:口服。3 岁以上每次 10ml,一日 2 次。

【剂型规格】丸剂:每丸重 1.5g。

合剂:每支装 10ml。

笔画索引

一画

二画

三画

四画

五画

六画

七画

八画

九画

十画

十一画

十二画

十三画及以上

拼音索引

Y

Z